国家出版基金项目
NATIONAL PUBLICATION FOUNDATION

Academic Research Series of Famous
Doctors of Traditional Chinese
Medicine through the Ages

"十三五"国家重点图书出版规划项目

中医历代名家学术研究丛书

主编 潘桂娟

钱会南 编著

李时珍

U0334491

全国百佳图书出版单位
中国中医药出版社
·北 京·

图书在版编目（CIP）数据

中医历代名家学术研究丛书.李时珍／潘桂娟主编；
钱会南编著.—北京：中国中医药出版社，2022.6
ISBN 978-7-5132-6712-0

Ⅰ.①中… Ⅱ.①潘…②钱… Ⅲ.①中医临床—
经验—中国—明代 Ⅳ.① R249.1

中国版本图书馆 CIP 数据核字（2021）第 007728 号

中国中医药出版社出版

北京经济技术开发区科创十三街 31 号院二区 8 号楼
邮政编码　100176
传真　010-64405721
河北品睿印刷有限公司印刷
各地新华书店经销

开本 880×1230　1/32　印张 10　字数 257 千字
2022 年 6 月第 1 版　2022 年 6 月第 1 次印刷
书号　ISBN 978-7-5132-6712-0

定价　69.00 元
网址　www.cptcm.com

服务热线　010-64405510
购书热线　010-89535836
维权打假　010-64405753

微信服务号　zgzyycbs
微商城网址　https://kdt.im/LIdUGr
官方微博　http://e.weibo.com/cptcm
天猫旗舰店网址　https://zgzyycbs.tmall.com

如有印装质量问题请与本社出版部联系（010-64405510）
版权专有　侵权必究

2005 年国家重点基础研究发展计划（973 计划）课题"中医学理论体系框架结构与内涵研究"（编号：2005CB532503）

2009 年科技部基础性工作专项重点项目"中医药古籍与方志的文献整理"（编号：2009FY120300）子课题"古代医家学术思想与诊疗经验研究"

2013 年国家重点基础研究发展计划（973 计划）项目"中医理论体系框架结构研究"（编号：2013CB532000）

国家中医药管理局重点研究室"中医理论体系结构与内涵研究室"建设规划

"十三五"国家重点图书、音像、电子出版物出版规划（医药卫生）

2021 年度国家出版基金资助项目

项目来源及国家重点图书出版计划

前言

　　中医理论肇始于《黄帝内经》《难经》，本草学探源于《神农本草经》，辨证论治及方剂学发轫于《伤寒杂病论》。在此基础上，历代医家结合自身的思考与实践，提出独具特色的真知灼见，不断革故鼎新，充实完善，使得中医药学具有系统的知识体系结构、丰富的原创理论内涵、显著的临床诊治疗效、深邃的中国哲学背景和特有的话语表达方式。历代医家本身就是"活"的学术载体，他们刻意研精，探微索隐，华叶递荣，日新其用。因此，中医药学发展的历史进程，始终呈现出一派继承不泥古、发扬不离宗的繁荣景象。

　　中国中医科学院中医基础理论研究所，自2008年起相继依托2005年国家重点基础研究发展计划（973计划）课题"中医学理论体系框架结构与内涵研究"、2009年科技部基础性工作专项重点项目"中医药古籍与方志的文献整理"子课题"古代医家学术思想与诊疗经验研究"、2013年国家重点基础研究发展计划（973计划）项目"中医理论体系框架结构研究"，以及国家中医药管理局重点研究室（中医理论体系结构与内涵研究室）建设规划，联合北京中医药大学等16所高等院校及科研和医疗机构的专家、学者，选取历代具有代表性或学术特色突出的医家，系统地阐释与解析其学术思想和诊疗经验，旨在发掘与传承、丰富与完善中医理论，为提升中医师临床实践能力和水平提供参考和借鉴。本套丛书即是由此系列研究阶段性成果总结而成。

　　综观历史，凡能称之为"大医"者，大都博览群书，学问淹博赅洽，集百家之言，成一家之长。因此，我们以每位医家的内容独立成书，尽可能尊重原著，进行总结、提炼和阐发。本丛书的另一个特点是，将医家特色学术观点与临床实践相印证，尽可能选择一些典型医案，用以说明理论的实践价值，便于临床施用。本丛书列选"'十三五'国家重点图书、音像、电子出版物出版规划""医药卫生"类项目，收载民国及以前共102名医家。第一批61个分册，已于2017年出版。第二批41个分册，申报2021年国家出版基金项目已获批准，出版在即。

丛书各分册作者，有中医基础和临床学科的资深专家、国家及行业重点学科带头人，也有中青年骨干教师、科研人员和临床医师中的学术骨干，来自全国高等中医药院校、科研机构和临床单位。从学科分布来看，涉及中医基础理论、中医各家学说、中医医史文献、中医经典及中医临床基础、中医临床各学科。全体作者以对中医药事业的拳拳之心，共同努力和无私奉献，历经数年完成了这份艰巨的工作，以实际行动切实履行了"继承好、发展好、利用好"中医药的重大使命。

在完成上述科研项目及丛书撰写、统稿与审订的过程中，研究团队暨编委会和审订委员会全体成员精益求精之心始终如一。在上述科研项目负责人、丛书总主编、中国中医科学院中医基础理论研究所潘桂娟研究员主持下，由常务副主编陈曦副研究员、张宇鹏副研究员及各分题负责人——翟双庆教授、钱会南教授、刘桂荣教授、郑洪新教授、邢玉瑞教授、马淑然教授、文颖娟教授、陆翔教授、杨卫彬研究员、崔为教授、江泳教授、柳亚平副教授、王静波副教授等，以及医史文献专家张效霞教授，分别承担或参与了团队的组织和协调，课题任务书和丛书编写体例的起草、修订和具体组织实施，各单位课题研究任务的落实和分册文稿编写、审订等工作。编委会多次组织工作会议和继续教育项目培训，推进编撰工作进度，确保书稿撰写规范，并组织有关专家对初稿进行审订；最终，由总主编与常务副主编对丛书各分册进行复审、修订和统稿，并与全体作者充分交流，对各分册内容加以补充完善，而始得告成。

2016年2月，国家中医药管理局颁布《关于加强中医理论传承创新的若干意见》，指出要"加强对传承脉络清晰、理论特色鲜明的古代医家的学术思想研究"。2016年2月，国务院颁布《中医药发展战略规划纲要（2016—2030年）》，强调"全面系统继承历代各家学术理论、流派及学说"。上述项目研究及丛书的编写，是研究团队对国家层面"遵循中医药发展规律，传承精华，守正创新"号召的积极响应，体现了当代中医人敢于担当的勇气和矢志不渝的追求！通过此项全国协作的系统工程，凝聚了中医医史、文献、理论、临床研究的专门人才，培育了一支专业化的学术队伍。

在此衷心感谢中国中医科学院及其所属中医基础理论研究所、中医药信息研究所、研究生院，以及北京中医药大学、陕西中医药大学、山东中医药大学、云南中医药大学、安徽中医药大学、辽宁中医药大学、浙江中医药大学、成都中医药大学、湖南中医药大学、长春中医药大学、黑龙江中医药大学、南京中医药大学、河北中医学院、贵州中医药大学、中日友好医院16家科研、教学和医疗单位对此项工作的大力支持！衷心感谢中国中医科学院余瀛鳌研究员、姚乃礼主任医师、曹洪欣教授与北京中医药大学严季澜教授在项目实施和本丛书出版过程中给予的悉心指导与支持！衷心感谢中国中医药出版社有关领导及华中健编辑、芮立新编辑、伊丽萦编辑、鄢洁编辑及丛书编校人员的辛勤付出！

在本丛书即将付梓之际，全体作者感慨万千！希望广大读者透过本丛书，能够概要纵览中医药学术发展之历史脉络，撷取中医理论之精华，承绪千载临床之经验，为中医药学术的振兴和人类卫生保健事业做出应有的贡献！

由于种种原因，书中难免有疏漏之处，敬请读者不吝批评指正，以促进本丛书的不断修订和完善，共同推进中医历代名家学术的继承与发扬！

《中医历代名家学术研究丛书》编委会

2021 年 3 月

凡例

一、本套丛书选取的医家，为历代具有代表性或特色思想与临床经验者，包括汉代至晋唐医家 6 名，宋金元医家 19 名，明代医家 24 名，清代医家 46 名，民国医家 7 名，总计 102 名。每位医家独立成册，旨在对医家学术思想与诊疗经验等内容进行较为详尽的总结阐发，并进行精要论述。

二、丛书的编写，本着历史、文献、理论研究有机结合的原则，全面解读、系统梳理和深入研究医家原著，适当参考古今有关该医家的各类文献资料，对医家学术思想和诊疗经验加以发掘、梳理、提炼、升华、概括，将其中具有理论意义、实践价值的独特内容阐发出来。

三、丛书在总体框架上，要求结构合理、层次清晰；在内容阐述上，要求概念正确，表述规范，持论公允，论证充分，观点明确，言之有据；在分册体量上，鉴于每个医家的具体情况不同，总体要求控制在 10 万～ 20 万字。

四、丛书的每一分册的正文结构，分为"生平概述""著作简介""学术思想""临证经验"与"后世影响"五个独立的内容范畴。各分册将拟论述的内容按照逻辑与次序，分门别类地纳入以上五个内容范畴之中。

五、"生平概述"部分，主要包括医家姓名字号、生卒年代、籍贯等基本信息，时代背景、从医经历以及相关问题的考辨等。

六、"著作简介"部分，逐一介绍医家的著作名称（包括现存、已经亡佚又经后人辑复的著作）、卷数、成书年代、主要内容、学术价值等。

七、"学术思想"部分，分为"学术渊源"与"学术特色"两部分进行论述。前者重在阐述医家之家传、师承、私淑（中医经典或前代医家思想对其影响）关系，重点发掘医家学术思想的历史传承与学术渊源；后者主要从独特学术见解、学术成就、学术特点等方面，总结医家的主要学术思想特色。

八、"临证经验"部分，重点考察和论述医家学术著作中的医案、医论、医话，并有选择地收集历代杂文笔记、地方志等材料，从中提炼整理医家临床诊疗的思路与特色，发掘、总结其独到的诊治方法。此外，还根据医家不同情况，以适当方式选录部分反映医家学术思想与临证特色的医案。

九、"后世影响"部分，主要包括"学术影响与历代评价""学派传承（学术传承）""后世发挥"和"国外流传"等内容。其中，对医家的总体评价，重视和体现学术界共识和主流观点，在此基础上，有理有据地阐明新见解。

十、附以"参考文献"，标示引用著作名称及版本。同时，分册编写过程中涉及的期刊与学位论文，以及未经引用但能体现一定研究水准的期刊与学位论文也一并列出，以充分体现对该医家研究的整体状况。

十一、附以丛书全部医家名录，依照时间先后排列，以便查验。

十二、丛书正文标点符号使用，依据中华人民共和国国家标准《标点符号用法》（GB/T 15834—2011）。医家原书中出现的俗字、异体字等一律改为简化正体字，个别不能对应简化字的繁体字酌予保留。

《中医历代名家学术研究丛书》编委会

2021 年 3 月

内容提要

李时珍（1518—1593），字东璧，晚年自号濒湖山人，明代蕲州（今湖北省黄冈市蕲春县蕲州镇）人。其现存著作有《本草纲目》《濒湖脉学》《奇经八脉考》《脉诀考证》，其中《本草纲目》是其最具代表性的著作。该书的编撰以部为"纲"，以类为"目"，分为水、火、土、金石、草、谷、菜、果、木、服器、虫、鳞、介、禽、兽、人，共16部，52卷。全书各药的编写涵盖释名、集解、修治、气味、主治、正误、发明、附方、附录等。《本草纲目》汲取历代本草之精华，且对药物之四气五味、升降浮沉、七方、十剂等中药理论，以及药物的临床应用进行阐发，为本草学集大成之杰作。该书刊行之后，流传日本、朝鲜等国，先后翻译成日、朝、拉丁、英、法、德、俄等文字。2010年3月，《本草纲目》入选《世界记忆亚太地区名录》。本书内容包括李时珍的生平概述、著作简介、学术思想、临证经验、后世影响等。

　　李时珍（1518—1593），字东璧，晚年自号濒湖山人，明代蕲州（今湖北省黄冈市蕲春县蕲州镇）人。其现存著作有《本草纲目》《濒湖脉学》《奇经八脉考》《脉诀考证》，其中《本草纲目》是其最具代表性的著作。该书汲取历代本草之精华，纠正前人之错误，补充其不足。在药物理论、药物主治、组方遣用等方面，既有前人临床经验的汇集，更有李时珍在理论上及临床用药经验的阐发。《本草纲目》在国内外产生了广泛而深远的影响，并在 2010 年 3 月入选《世界记忆亚太地区名录》。

　　本次整理研究以"李时珍""本草纲目"为检索词，在中国知网（CNKI）检索 1951—2018 年刊出的期刊论文 1000 余篇、学位论文 28 篇。研究内容主要涉及以下 4 个方面：①李时珍的生平、成长背景、治学之道、生卒年考证。②李时珍与《本草纲目》、名物训诂、版本流传等。③药物释名、药物分类、药物炮制等理论。④《本草纲目》对临床的贡献，以及《濒湖脉学》的成就等。此外，有研究专著 10 余部，涉及李时珍的生平家世、成才之路、学术成就、药学理论等。上述文献为本次整理研究提供了有益的参考。但笔者基于文献调研认为，对于《本草纲目》内容的整理研究，尚需系统展开与全面深化，尤其对于药物的临床应用，更需要进一步深入挖掘和总结阐明。

　　本次整理研究，深入研读李时珍的代表作《本草纲目》，梳理和提炼其学术思想特点、药学理论和临床诊疗经验，同时查阅研讨有关李时珍的现代研究文献，作为整理研究参考，主要从以下 3 个方面展开研究。

（1）分析李时珍生活的时代背景，考察其生平概况；梳理《本草纲目》等著作的编写脉络和内容特点；陈述有关李时珍及《本草纲目》的古今评价；调研其学术传承情况，论述其对后世的影响和主要学术贡献。

（2）基于上述研究，深入探讨李时珍的学术渊源。阐述其治学受古代哲学思想的影响，注重汲取道家养生理论的合理内核，善于从中国语言文字中获取养分，以及渔猎群书收罗百家之说的特点。剖析其阐发药物四气五味、升降浮沉、七方、十剂、采药时月、辨药真伪，以及《本草纲目》16部52卷之体例框架，分述药物的释名、集解、修治、气味、主治、正误、发明、附方，以振纲区目的学术特色。

（3）在阐发其药学理论的基础上，有鉴于之前对于药物的临床应用研究阐发较少的现状，重点梳理其所述药物的运用与临证经验。首先，从该书所列百病主治药中，本次整理研究选择具有代表性的17种病证的主治药，依据《本草纲目》所述，从病证分类、药物作用特点、临床常用药物介绍等方面进行阐释，以挖掘探究其病证论治用药的特色。其次，汇集和解析分散于《本草纲目》各卷的医案，选择临床各科的典型医案11种，在医案之后以"按语"进行解读分析，阐发李时珍的临证治疗用药经验。

本次整理研究参考的《本草纲目》版本为王育杰整理（1999年人民卫生出版社出版），本书所引用的原文出处，均依据该版本。此外，还参阅以下版本：李时珍.本草纲目［M］.钱超尘，温长路，赵怀舟，等校.上海：上海科学技术出版社，2008；李时珍.明清名医全书大成——李时珍医学全书［M］.北京：中国中医药出版社，1996。此外，还参考了相关史料与现代研究论文等。凡本书直接引用参考文献之处，以标引形式直接注明，其他相关参考文献亦一并整理列出，附录于书后。

在李时珍诞辰500周年之际，终于完成本书的编写，笔者深感荣幸，亦藉此表达对李时珍的崇敬与缅怀之情。在此衷心感谢潘桂娟研究员对本书编写给予的指导与帮助！同时，衷心感谢所引参考文献的作者以及支持本书编写的各位同仁！

北京中医药大学　钱会南

2019 年 6 月

目录

李时珍

生平概述

　　李时珍（1518—1593），字东璧，晚年自号濒湖山人，明代蕲州（今湖北省黄冈市蕲春县）人。李时珍一生著述 10 余种，现存著作有《本草纲目》《濒湖脉学》《奇经八脉考》《脉诀考证》，其中《本草纲目》是其最具代表性的著作，该书汲取历代本草著作之精华，并阐述了李时珍对药物所做的考察、验证及见解。该书内容涉及药物分类、药物释名、药物产地、入药部位、形态与鉴别、采收及药物炮制、药物性味及功效、主治用药、附方，并结合前人之论述，阐发了自己对药物的认识与临床应用经验。

一、时代背景

　　李时珍生于明武宗正德十三年（1518 年），卒于明神宗万历二十二年（1593 年），先后经历正德、嘉靖、隆庆、万历四代帝王的统治。其撰写《本草纲目》《濒湖脉学》等著作，在药学、医学及博物学等方面做出了杰出贡献，其成就与中国当时的社会文化背景、经济和科技发展有关，又与其所处蕲州之得天独厚的医药环境等因素有关。

　　明代（1368—1644）是中国封建历史上最后一个由汉族建立的大一统王朝。明代初期，在较短的时间里，完成了手工业从官营到私营的转变。明代中后期，农业生产在手工业的推动下得到发展，农产品呈现出生产的专业化与商业化趋势。该时期商品经济空前发展，资本主义萌芽出现，江南地区出现"机户出资，机工出力"的资本主义经营模式。尤其是嘉靖、万历时期，建立在农业、手工业基础上的商品经济进一步发展。其间，城镇兴起，市民阶层出现，同时商人阶层所采用的商业经营模式又促进了文化产业的发展。

早在明代建立之初，有识之士向朱元璋提出普及基础教育的建议，并被其采纳。在文化教育和科技方面，明代的基础教育逐渐完善，社会识字率较高，科举制度使读书人考取功名以求入仕，而大批落榜人士，或成为私塾老师，或卖画为生，或以笔墨度日，成为文化的传播者。当时印刷技术的成熟，使文化的传播得到技术上的支持，促进了通俗文化的发展与繁荣。李时珍生活的时期属于明代中后期，社会政治形势相对稳定，呈现繁荣昌盛之景象，人民生活平稳安定。尤其是明代初期至中后期，《三国演义》《西游记》《水浒传》《牡丹亭》等著名文学著作相继问世。明代中后期，外国传教士进入中国，开始早期的西学东渐活动，亦对文化的发展产生了一定的影响。

蕲州是当时的上等州府，是朱元璋嫡系子嗣的王府"荆王府"（1445—1643）之所在地。蕲州物产丰富，是中原沿江一带的政治、经济、文化中心，如楚剧、汉剧、京剧、黄梅戏"四戏"，皆同源于此，形成了独特的文化景观。佛教禅宗四祖、五祖，亦在此传佛建寺，成为中国佛教禅宗的重要发源地。由于蕲州特殊的地理环境条件，荆楚文化与吴越文化在此交汇，中原文化与南方文化在此融合，延续2000多年的封建传统文化与新生的资本主义萌芽亦在此激荡，且科技相对发达。可以说，该时期独特的社会文化背景是李时珍成长与《本草纲目》成书的基础。

李时珍世居蕲州（今湖北省蕲春县）。蕲州之蕲，《吕氏春秋》记载："楚地有蕲州、蕲春。"亦云："地多产芹，蕲亦音芹。"郭璞注《尔雅》，书中亦有"蕲茝"之药名记录。蕲茝即中药蘼芜，表明自东周之始，蕲州之蕲即与中药之名有关，蕲春亦是因药物而得名，其为"药物昌盛"之意。《本草纲目·草部·第十四卷》蘼芜有记载："一作蘼芜，其茎叶靡弱而繁芜，故以名之。当归名蕲，白芷名蓠。其叶似当归，其香似白芷，故有蕲茝、江蓠之名。"可见，李时珍对蘼芜进行了释名，介绍其异名为蕲茝、江蓠，以及该药物的叶似当归，而香味似白芷，表述了蘼芜形状、性味的独特之处。唐代（618—907），蕲春为上州、上县的所在地，当时州、县设有医药机构，注重立教兴医；同时，朝廷的达官权贵十分注重蕲药，将其作为必进之贡品。至宋代，蕲州的医药活动日趋鼎盛，成为长江中游一带的药材贸易集散中心。当时，蕲州药肆林立，药物品种齐全，可谓市场繁华，生意兴隆。南宋诗人陆游曾游历至此，挥笔写下"千门万户悬菖艾，出城十里闻药香"之绝妙诗句。关于蕲艾，《本草纲目·草部·第十五卷》记载："艾叶，本草不著土产。"又言："自成化以来，则以蕲州者为胜，用充方物，天下重之，谓之蕲艾，相传他处艾灸酒坛不能透，蕲艾一灸直透彻，为异也。"从蕲艾受到重视，及其气味浓郁、穿透力较强的特色描述，可见李时珍对蕲州药物之熟识与喜爱，亦可感知其受蕲州医药文化之深刻影响。

明代中后期，社会生产力得以发展，城镇工商业日趋繁荣，航海事业蓬勃发展，中外文化交流频繁，国内外贸易昌盛。中国的药物学亦有很大发展，尤其是随着中外文化交流的频繁，外来药物不断增加，但均未载入本草书中，所以有必要在历代本草著作的基础上进行修改和补充。从经济上来看，虽然仍以自然经济为主，但商品经济在江南地区有了显著发展，不仅手工业相当繁荣，而且冶炼、制造、纺织等都达到了空前的规模，为科学技术与文化的发展提供了物质基础。尤其是印刷业已成为当时较为发达的行业之一，无论雕版印刷还是活字印刷，均达到较高水平。在《本草纲目》写成之时，南京正是明代出版业的中心，书商经营的规模很大，刻本技术较高，为篇幅较长、体制较大的书籍出版和大量印刷创造了条件。此外，西方医学传入我国，当时的医学家经过大量实践和理论探讨，延续医家学术争鸣的风气，而且继承中有所创新，发展中渐趋于规范，使奠基于秦汉，繁荣于唐宋的医学，在明代形成比较完整的理论体系。

李时珍在长期行医过程中，包括在楚王府主管"良医所事"，以及在太医院任职的经历，广阅前贤医药典籍，博览史经子集，其发现被历代奉为本草经典的《神农本草经》亦有错讹。诚如王世贞在《本草纲目》序中所引李时珍之言："古有《本草》一书，自炎黄及汉、梁、唐、宋，下迨国朝，注解群氏旧矣。第其中舛谬差讹遗漏，不可枚数。"李时珍通过阅览古书了解到，即使唐代官修之《新修本草》(又称《唐本草》)，宋代官修之《证类本草》亦"疵瑕不少"，如有"当析而混者"，或有"当并而析者"，更有草木不分、种类不辨者。亦如进《本草纲目》疏云："伏念《本草》一书，关系颇重，注解群氏，谬误亦多。"故李时珍"乃敢奋编摩之志，僭纂述之权"(《本草纲目》序)，坚定了编修本草的决心和勇气。

此外，李时珍的家庭文化背景亦是《本草纲目》成书的又一保障。《本草纲目》"始于嘉靖壬子，终于万历戊寅，稿凡三易"，其包含李时珍近30年的心血，记录了李时珍艰辛的考证、研究及编撰、修改的历程。后来又在其学生、儿子、孙子的帮助下，使《本草纲目》的编写更加完善，内容更加丰富。如金陵本《本草纲目》"辑书姓氏"记载了"生员孙李树宗、李树声、李树勋次卷，荆府引礼生孙李树本楷书"和"州学生孙李树宗校"等，将其参与写作的经历记录在案。在《本草纲目》编撰过程中，李建中与李建元对全书的文字校对进行把关，而李建木与李建方主要对《本草纲目》重新审核订正。由此可见，李时珍的4个儿子全部参与了《本草纲目》的编著。在李时珍的儿孙中，不仅儒学文化造诣较高，而且还有绘画、书法天赋。如《本草纲目》附图上、下两卷，共1109幅药图，全部出自李时珍儿孙之手，其中由李建中辑录，李建元描绘，李树宗、李树声分别校正；全书190多万字，均由李树本手书而成。明万历二十四年（1596年），《本草纲目》在南京正式刊行，世称"金陵版"。金陵版《本草纲目》由李时珍之子李建中、李建元校正，也是迄今为止唯一一个由李时珍家族编撰的版本。正是李时珍家族浓厚的文化氛围，扎实的文化功底，独特的文学才华，为《本草纲目》的编撰提供了可靠的保障。

二、生平纪略

李时珍，字东璧，晚年自号濒湖山人，明代蕲州（今湖北省黄冈市蕲春县）人，生于明武宗正德十三年（1518年），卒于明神宗万历二十二年（1593年）。李时珍一生著述10余种，现存《本草纲目》《濒湖脉学》《奇经八脉考》《脉诀考证》等，其中以《本草纲目》的贡献最为突出。

（一）饱读经史子集，文学造诣精深

李时珍出身于世医之家，其祖父和父亲均以医为业。李时珍的父亲李言闻，亦饱读诗书，曾担任太医院吏目，有较高的才华和医学成就，其与蕲州顾、冯、李、郝四大家族，维持着较好的关系。四大家族经常收容门客，李言闻与其交情甚深。李时珍从小受到家庭的熏陶和严格的教育，潜移默化地受到影响。在幼年的学习生活中，李时珍所涉猎的范围十分广泛，且在读书时已注意到医学与其他学科的关系，并对医学产生了浓厚的兴趣，将其所读经史子集等书中与医学有关的内容摘录下来，写成几百万字的读书笔记。诚如其自叙所云："凡子史经传，声韵农圃，医卜星相，乐府诸家，稍有得处，辄著数言。"通过长期学习，李时珍的诗文水平大进，经书知识丰富，领悟能力亦大大提高。后拜顾日岩为师，其文学造诣精深，知识渊博，深得其教授。故而，李时珍熟练掌握文学的各种修辞方法，将引用、比喻、推理、拟人化等修辞方法运用自如。诚如王世贞《本草纲目》序言所说："上自坟典，下及传奇，凡有相关，靡不备采。"可见，李时珍刻苦钻研学习，博览群书，早期熟读经史子集，具备了精深的文学造诣，为《本草纲目》的撰写奠定了文学基础。

（二）三次赴考落榜，转而潜心医学

李时珍的祖父是游走江湖之铃医，常年奔走于乡间，妙术施治，屡化沉病恶疾，深受乡民之信赖。李时珍的父亲李言闻，继承其父衣钵，亦为当地的名医。然而，当时民间医生的地位很低，故而李时珍的父亲希望他弃医从文，以便一朝功成，出人头地。可以说，李时珍最初的人生目标是在仕途上大展宏图，而且凭着他的聪敏好学，14 岁时便考取秀才，此时李时珍信心倍增，踌躇满志。然而，在此后的 3 次乡试中，李时珍均是榜上无名。连续 3 次乡试失败，使李时珍对科举考试极度失望，亦对仕途失去希望与兴趣，于是向父亲表明心意："身如逆流船，心比铁石坚。望父全儿志，至死不怕难。"经过冷静思考，李时珍的父亲最终同意儿子专心学医。可见，李时珍仕途不顺，曾 3 次赴武昌参加乡试而未果，或许是由于读书分心造成的后果，亦可能是其坚定信念成为医生的前因。

（三）立志编撰《本草纲目》，穷究物理采访四方

李时珍在研读本草著作中发现，被历代奉为本草之经典者瑕疵不少，如宋·寇宗奭所著《本草衍义》以"兰花为兰草，卷丹为百合"。梁·陶弘景所著《名医别录》中有"谓黄精即钩吻，旋花即山姜"。再如，宋·掌禹锡所著《嘉祐补注神农本草》中有"酸浆、苦耽、草菜重出"。而且历代本草书籍"似此之类，不可枚数"。于是，李时珍决心"考古证今，奋发编摩，苦志辨疑订误，留心纂述诸书"。

为了编修《本草纲目》，李时珍首先搜集了古代大量书籍作为参考资料。有鉴于朱熹和其门人将繁杂的史事按大纲细目记载，编写《通鉴纲

目》，成为当时文人必读的史书。李时珍借用《通鉴纲目》之分类方法，对本草进行分类整理，故而将其所编写的书命名为《本草纲目》。李时珍编撰《本草纲目》，打破自《神农本草经》以来沿用已久的三品分类法，建立了三界十六部分类法，使分类体系更为科学化。其还在陶弘景主治药分类法的基础上，建立了更完善的百病主治药分类，创立了药物归经分类法等。李时珍对于每味药物，总是先参考历代本草，考核诸家之异同，再结合自己的观察与实践，加以参考论证，其对药物的阐发有释名、集解、辨疑、正误、修治、气味、主治、发明、附方等。虽然各项内容并不是每味药都有，但亦体现出对每味药物既有系统分析，又有概括和综合研究的思路。

此外，李时珍身体力行，"采访四方"，进行了详细地考察和验证。其足迹踏遍了湖北、湖南、河南、河北、江西、安徽、广东、江苏等地，行程不下万里。其走遍大江南北，"穷究物理"，搜求民间验方，观察和收集药物标本，将其"一一采视，颇得其真""罗列诸品，反复谛视"。例如曼陀罗花，在寻访山农时得知曼陀罗的俗名为山茄子，武当山上就有生长，李时珍亲自爬上陡峭的山崖，终于找到曼陀罗花，并亲自尝试，从而得出花"并入麻药"的结论。李时珍通过直接观察并亲手解剖，证实了陶弘景关于"穿山甲是食蚁兽，两栖动物"的说法，并纠正陶弘景所言穿山甲的食蚁方法，不是"诱蚁入甲"食之，而是"吐舌诱蚁食之"。又如，在实践中，李时珍了解到南星、虎掌本是同一种药物，《证类本草》却将其说成两种不同的药物。李时珍指出，前人之长期讹误不得纠正，其主要原因在于"惟居纸上猜度而已"。

再者，李时珍很重视民间药物。《本草纲目》增补的新药中，如淡竹叶、半边莲、紫花地丁、三七等药物，皆来自民间，至今仍是临床常用的药物。李时珍曾经路过江淮，了解到"今淮扬人二月二日犹采野茵陈苗，和粉面作茵陈饼食之"，其编写《本草纲目》辨别茵陈品种时，在《本草纲目·草部·第十五卷》介绍茵陈蒿，结合所见所闻，真实记录了茵陈蒿的采用时间和民间的食用方法。又如，李时珍辞去太医院职务，在返回故里途中，遇车夫得知民间对旋花（鼓子花）的用法，故而在编写旋花的功效、主治时，根据这次采访所知而进行说明，在《本草纲目·草部·第十八卷》中归纳旋花的作用，增加了"补劳损、益精气"的功效，并将其所见所闻进行详细记载："时珍曰：凡藤蔓之属，象人之筋，所以多治筋病……时珍自京师还，见北土车夫每载之，云暮归煎汤饮，可补损伤，则益气续筋之说，尤可征矣。"在此介绍藤蔓药材善治筋病之特点，并描述车夫煎汤可以补益续筋之经验。可见，其资料来源于实地考察，故而可信。为了完成《本草纲目》的写作，李时珍通过亲自采药和走访，获得大量的一手资料，包括与药物有关的实物，以及民间流传的经方、验方等。

从明嘉靖二十五年（1546年）开始，李时珍立志编撰《本草纲目》，又经过5年的准备，在其35岁（1552年）时开始《本草纲目》的写作，"岁历三十稔""功始成就"，其中"稿凡三易"。诚如李时珍之子李建元在进《本草纲目》疏所云："行年三十，力肆校雠；历岁七旬，功始成就。"其撰著之艰辛，成书之不易，由此可见一斑。

《本草纲目》完稿后，李时珍希望早日出版。其先到离蕲州较近的黄州、武昌，希望通过官府或出版商支持出版，但遭到拒绝。无奈之下，李时珍决定到当时全国最大的刻印中心——南京，寻找出版之路。当时南京官办、民营出版机构林立街头，无论是雕版印刷，还是活字印刷，都具有相当高的水平。明万历七年（1579年），李时珍带着《本草纲目》书稿直赴南京。虽然李时珍在家乡已为名医，但是在全国的知名度并不高，故无人对出版《本草纲目》感兴趣。明万历八年（1580年）九月，李时珍从南京来到江苏太仓弇山园，拜会王世贞，恳请王世贞为书稿赐序，王世贞接待李时珍并"留饮数日"。因王世贞是明代著名的文学家、史学家，其以诗文闻名于世，乃明代"后七子"之领袖人物，其作为当时的社会名流、文坛领袖，在知识分子中有相当的知名度。因而，王世贞亲自为其书作序，为后来《本草纲目》得到朝廷认可及出版，起到了积极的推动作用。李时珍因《本草纲目》的刊行而著称于世，《本草纲目》则因王世贞作序更添异彩，二者相得益彰。有了王世贞作序推荐，南京书商胡承龙承印《本草纲目》。从明万历十八年（1590年）至二十一年（1593年），《本草纲目》终于雕刻完成，但李时珍已经离开人世。明万历二十四年（1596年），《本草纲目》在南京正式刊印，世称"金陵版"，当年11月，李时珍之子李建元带着《本草纲目》和其父生前留下的遗表，进见神宗皇帝，神宗亲批"书留览，礼部知道，钦此"圣旨。至此，《本草纲目》的流传已为水到渠成之势。

三、从医经历

李时珍从24岁开始随父学医，其博览群书，刻苦钻研医药典籍，父亲的精心传授，加上自己的刻苦钻研，在实践中掌握了临床诊疗技术。明嘉靖十六年（1537年），蕲州发生水灾，传染病流行，前来就诊的患者络绎不绝，李时珍夜以继日全力救治患者，深受患者欢迎。

李时珍在行医过程中，能全面运用辨证施治方法，注重脉证合参。其十分重视民间经验，随时随地搜集民间的医方验方，并擅长用单方治病。如用使君子、百部等药治愈一幼儿嗜食灯花的疾患。李时珍医术精湛，治病不守俗套，灵活运用前人之经验，临床处方尚有创新，临床辨证用药常独辟蹊径，而疗效显著。如用巴豆止泻，一般医生不敢使用，但李时珍精于辨证，以巴豆丸治愈泻痢、积滞等病近百人。如老妇患腹痛、溏泄5年之久，诸医遣用调脾升提或收涩之品，其泄泻反而更甚，后请李时珍诊治，认为病机是脾胃之伤，冷积凝滞，即以巴豆丸与服之，用药后竟收桴鼓之效。在本书的医案研究里，将有详细介绍。

李时珍医德高尚，行医不辞劳苦，不计报酬，对贫困之家时常登门免费医治。如《蕲州志》有其"千里就医于门，立活不取值"的记载。李时珍医术高超，闻名遐迩。封藩在武昌的楚恭王朱英㷿对其十分赞赏，聘请李时珍任王府的奉祠并兼管良医所的事务，后因治愈其世子暴疾，又被推荐到朝廷做太医院判。浩瀚的皇家藏书不仅开阔了李时珍的学术视野，亦为其日后编撰《本草纲目》奠定了基础。但李时珍淡泊名利，厌恶官场腐败，在太医院任职仅一年多，便辞职返乡。

李时珍还联系用药的切身体会，分析介绍药物的功能与主治作用，彰显理论联系临床实践的治学风范。例如，对于黄芩的功能，李时珍结合自身经验记述：其20岁时，准备科举考试，日夜苦读学习，患感冒咳嗽。自恃年轻体壮，没有在意，日久出现骨蒸发热，皮肤灼热，犹如火烧火燎，咳嗽痰涎。直至炎夏，发热口渴，寝食难安。其父李言闻遍查医书，偶见李东垣治肺热如火燎的记载，领悟到烦躁引饮而热盛，治疗宜用一味黄芩汤，以泄肺经气分之热，用之获效。李时珍结合自己的实际运用，归纳黄芩的作用特点：苦入心，寒胜热，泻心火，有治脾之湿热、清肺热之功能。

再如，关于胡椒的性味、作用及使用宜忌。《本草纲目》对胡椒进行了详细叙述，指出胡椒为纯阳之品，具有大辛大热之特性，适用于胃肠寒湿之病证；相反，若是热病者食之，则会伤气伤阴而动火，从而产生疾患。李时珍结合自己曾患眼病的体会，回忆自少年时便喜食胡椒，联想到年轻时曾患眼病，但未能找出原因，随后逐渐发现其眼病的复发竟然与其平时喜好食用胡椒有关。因此，李时珍痛下决心，不再吃胡椒，眼病居然痊愈，不再复发。其后，李时珍解释胡椒辛走气、热助火的作用，补充了前人没有尝试和关注过的内容。李时珍告诫提示，因胡椒气味浓郁，故患口齿疾病之人，宜注意使用禁忌。并参考当时医者使用胡椒时常与寒凉的绿豆同用，取绿豆之寒以制约胡椒之热，使得药物之寒热相合，阴阳配合适宜，故而取得良效。李时珍在此介绍了药物合理搭配，协调阴阳之思路，记载真实可靠，亦是理论联系实践，发前人未发之创新实例。现在解读分析，亦令人耳目一新，不乏启迪之意。

综上所述，李时珍在药学、医学及博物学方面，均有杰出的贡献。其饱读经史子集，具有深厚的文学造诣，面对诸家本草存在的谬误需纠正之现状，编撰《本草纲目》，在治学上涉猎百氏之言，在实践中身体力行，深入民间采访调研，前后历时 30 年，完成《本草纲目》的编撰。此外，李时珍临床治病时不守俗套，尤其是辨证用药处方，常独辟蹊径，而且医德高尚，不计报酬，深受患者欢迎。李时珍还结合自身的用药体会，介绍药物的功能与主治功效，其所论药学理论联系临床实践，为后世留下了宝贵的学术经验。

李时珍年谱

明正德十三年（1518 年）　李时珍出生于蕲州。

明嘉靖十年（1531 年）　14 岁，李时珍考中秀才。

明嘉靖十三年（1534 年）　17 岁，李时珍第一次赴武昌乡试，名落孙山。

明嘉靖十六年（1537 年）　20 岁，李时珍再次赴武昌乡试，仍旧没有中选。此时患骨蒸，由其父治愈，其有医案记载关于黄芩使用之经历。

明嘉靖十九年（1540 年）　23 岁，李时珍第三次赴武昌乡试，依然落选。

明嘉靖二十年（1541 年）　24 岁，李时珍随父学医。其博览群书，刻苦精研医药典籍，在实践中掌握诊疗技术。

明嘉靖三十年（1551 年）　34 岁，因李时珍医术精深，被楚王府聘为奉祠，掌管良医所事。后来被推荐入朝，授太医院判。不到一年，李时珍辞官回到蕲州。

明嘉靖三十一年（1552 年） 35 岁，李时珍开始集中精力编写《本草纲目》。

明嘉靖四十年（1561 年） 44 岁，李时珍自号"濒湖山人"。

明嘉靖四十八年（1564 年） 47 岁，李时珍著《濒湖脉学》完稿并写序。

明隆庆元年（1567 年） 50 岁，李时珍继续编撰《本草纲目》。

明隆庆六年（1572 年） 55 岁，李时珍完成《奇经八脉考》。

明万历五年（1577 年） 60 岁，李时珍请顾日岩为《奇经八脉考》作序。

明万历六年（1578 年） 61 岁，李时珍经历 27 年的艰辛努力，《本草纲目》编撰完成。

明万历八年（1580 年） 63 岁，李时珍赴太仓拜访王世贞，恳请其为《本草纲目》作序。

明万历十八年（1590 年） 73 岁，李时珍"岁历三十稔"，三易其稿，修订《本草纲目》，王世贞为该书作序，南京书商胡承龙承印《本草纲目》。

明万历二十一年（1593 年） 76 岁，李时珍卒，葬于蕲州东门外竹林湖畔。

明万历二十一年（1593 年） 《本草纲目》雕刻完成。

明万历二十四年（1596 年） 《本草纲目》首次在南京出版（金陵版），由胡承龙刊印。

明万历二十四年（1596 年） 李时珍之子李建元献《本草纲目》及遗表。

李时珍

著作简介

一、《本草纲目》

《本草纲目》共计 52 卷，分为 16 部，约 190 万字。全书收载药物 1892 种（收载历代本草所记载的药物 1518 种，增收药物 374 种），附药物形态图 1109 幅，辑录古代医方 11096 首。李时珍借鉴朱熹的《通鉴纲目》之名，定其书名为《本草纲目》，意在目随纲举，故以"纲目"名书。李时珍于明嘉靖三十一年（1552 年），着手编撰《本草纲目》，至明万历六年（1578 年），前后历时 27 年，完成该书的初稿。其后，三易其稿而成书。明万历二十五年（1596 年），即李时珍逝世后的第 3 年，《本草纲目》在金陵（今南京）正式刊行。

《本草纲目》全书以部为"纲"，以类为"目"，分为水、火、土、金石、草、谷、菜、果、木、服器、虫、鳞、介、禽、兽、人，共计 16 部。各部编排按照"从微至巨""从贱至贵"的顺序，既便于检索，又体现了生物进化发展的规律。每部再分为 60 类，各类之中将同科属药物依次列出。各药"标名为纲，列事为目"，即在药名之下再列具体项目。其首创按药物自然属性逐级分类的纲目体系，每药标其正名为纲，纲之下列目，使其纲目清晰。正文包括释名、集解、修治、气味、主治、正误、发明、附方、附录等项。此书吸收历代本草著作之精华，纠正前人之错误，并补充其不足。譬如"释名"，列举药物之异名，解释其命名意义；"集解"，结合本草诸家之言，介绍药物产地、入药部位、形态、鉴别、采收季节等；"辨疑"或"正误"，集本草诸家之说，参合自己的见解和体会，辨析、纠正药物之疑误；"修治"，讲解药物的炮制方法，以及相关注意事宜；"气味""主治"，阐述药物的性味及功效，说明用药之要点；"发明"，阐发自己对药物的考察、验证、见解与临床应用;"附方",以相关疾病为主题,附列治疗方剂;"校正",对于之前的本草书籍记载重复等错误,予以分类迁移等纠正;"附录",陈述前人论述,以及李时珍对药物的相关认识。该书叙述翔实,内容丰富,并有诸多重要发现和突破,为本草学集大成之杰作。

版本概况:《本草纲目》于明万历六年(1578年)编撰完成,又经过3次反复修改后最终定稿。明万历二十四年(1596年),《本草纲目》在南京出版,世称金陵版。金陵版本被公认为是《本草纲目》后世各种版本的祖本(或称母本)。其后的摄元堂本、制锦堂本都是金陵版的重印版本。明万历三十一年(1603年),江西巡抚夏良心依据金陵本原版重刻印行,即江西本,此版本基本保持了金陵本的原貌,为明末清初各版本的底本。明崇祯十三年(1640年),杭州本由钱蔚起刻于杭州六有堂,此本是对江西本校勘刻印而成。清光绪十一年(1885年),合肥张氏味古斋木刻本由张绍棠主持刊行,主要依据江西本和杭州本。由此可见,《本草纲目》的版本众多,基本上可分为"一祖三系",以金陵本为祖本,江西、杭州、合肥三个版本为母系统,或云由此三个版本派生而来。明代的版本大都以江西本为底本,清代的版本大都以杭州本为底本,清代后期的版本大都以合肥本为底本。需要指出的是,作为母系统的这三个版本,虽各有所长,但除江西本与金陵本比较接近外,其他两个版本都与原著有较大差异。作为《本草纲目》最原始刻本的金陵本,最能体现李时珍的原意。《本草纲目》刊行之后,流传到日本、朝鲜等国,先后被译成日、朝、拉丁、英、法、德、俄等文字。《本草纲目》被誉为东方医药巨典,2010年3月,金陵版《本草纲目》入选《世界记忆亚太地区名录》。

二、《濒湖脉学》

《濒湖脉学》共计1卷,李时珍编撰于明嘉靖四十三年(1564年)。因李时珍晚号濒湖老人，而此书撰于晚年，故而以其号来命书名。全书分为《七言诀》与《四言诀》两个部分。其中，《七言诀》介绍浮、沉、迟、数、滑、涩、虚、实、长、短、洪、微、紧、缓、芤、弦、革、牢、濡、弱、散、细、伏、动、促、结、代27种脉象、主病及相似脉鉴别；《四言诀》阐述经脉与脉气、部位与诊法、五脏平脉、辨脉提纲、诸脉形态、诸脉主病、妇儿脉法、奇经八脉诊法等。此书以韵文歌赋形式撰著，语言简明扼要，论脉清晰易懂，朗朗上口，便于诵记，内容切合临床实际，因此得到医家推崇，流传甚广，为初学脉学者入门必读之书。

三、《奇经八脉考》

《奇经八脉考》共计1卷，刊于明万历六年（1578年）。该书为研究和阐释奇经八脉的专论。李时珍参考历代有关文献资料，对十二正经以外的阴维脉、阳维脉、阴跷脉、阳跷脉、任脉、督脉、带脉、冲脉，即奇经八脉之循行路线及主治病证进行整理研究，详加说明，且附己见。该书对奇经理论的阐发为临床从奇经论治疾病提供了依据，亦对气功的研究和临床诊治有一定的指导作用。该书较全面地考述了奇经八脉，亦是对经络学说的发展。

四、《脉诀考证》

《脉诀考证》共计1卷。此书主要介绍脉之阴阳表里、脏腑脉诊、男女脉位等。该书以《王叔和脉诀》为主要探讨对象，李时珍总结了各家观点，并提出自己的见解和认识。

李时珍

学术思想

一、学术渊源

（一）古代哲学思想的深刻影响

宋明理学为两宋至明代的儒学，其同时借鉴道家、玄学，甚至道教和佛学的思想。宋明时期儒学的发展，是儒、释、道三教长期争论和融合的结果。宋明理学对李时珍有深刻的影响，《本草纲目·序例》介绍引据古今经史百家书目440家，如序例书目所列《易经注疏》《诗经注疏》《尔雅注疏》《尚书注疏》《春秋左传注疏》《孔子家语》《礼记注疏》《周礼注疏》《列子》《庄子》《荀子》《吕氏春秋》《抱朴子》《史记》《汉书》《后汉书》《晋书》《宋书》《梁史》《北史》《隋书》《唐书》等，李时珍还引用《皇极经世书》《性理大全》《五经大全》《通鉴纲目》《程氏遗书》《朱子大全》《方舆要览》《参同契》《离骚辨证》等。从《本草纲目》所引据的书目可以看出李时珍从宋明理学吸收学术之养分，尤其是朱熹"格物穷理"的思想，对李时珍的影响比较深刻。

法象药理是阐释中药药效的一种理论，其前提是经过实践而得到中药的药效，用法象药理来解释、记忆中药药效，即将药物的基本性能、功效应用与其气味厚薄、阴阳寒热、采收时月、质地色泽、入药部位，以及药材生熟等相联系，认为物从其类，同性相趋，同气相求，以阐释药物功效。法象药理始于宋，盛于金元，到明清成为主流，其标志是李时珍的《本草纲目》。法象药理认为，药物的功用是由其形、色、味、体、质、所生之地、所成之时等自然特征所决定，因此可根据药物的相关"象数"，推理药物的效用。《本草纲目》中，论及经验用药、法象用药、实验用药，故以法象药理为主。其哲学渊源主要有三：一是朱熹的"格物穷理"思想；二是张载、王廷相的气本论和认识论；三是邵雍的象数之学。进而追溯、探究其影响之轨迹。其一，《本草纲目》的编撰是在"格物穷理"思想的指导下完成的。诚如《本草纲目》凡例所云："虽曰医家药品，其考释性理，实吾儒格物之学，可裨《尔雅》《诗疏》之缺。"体现了李时珍编撰《本草纲目》和治学的指导思想。但是李时珍所云"格物穷理"，与理学家所说的"格物穷理"，在内容、方法、对象、目的上有所不同。李时珍认为格物，主要是为研究药物之理，必须外证、外求或者内外兼修。然而理学家、医药学家都在"明理""穷其理"上面下功夫。理学家认为格物，穷的是道德之理；医药学家认为格物，穷的则是医理、药理、生理、病理之理，此乃两者之不同。可见，李时珍在理学"格物穷理"思想的指导下，摆脱此前经验用药的局限，提升了中药药理的研究水平，推进了中药药理学理论的发展。其二，在本体论上，《本草纲目》发挥了张载、王廷相等人的气本论思想，认为气是宇宙万物的本体，即万物都是由气而生，根据气以及气变化的不同，形成了宇宙万物。李时珍在气本论思想的主导下，将气本论思想移植到中药学中，联系药物理论阐发中药的药理作用，并将气本论的哲学思想引进中医药理论体系。其三，李时珍将象数之学中的取象比类思维进行发挥，借鉴邵雍的象数之学，以象数为药理研究的工具，以取象比类明理为基本方法，形成《本草纲目》的法象药理，用于药物及主治的推测，以及认知新药功效。如《本草纲目·禽部·第四十八卷》记载黄雌鸡肉："时珍曰：黄者土色，雌者坤象，味甘归脾，气温益胃，故所治皆脾胃之病也。"李时珍根据其色黄、味甘、气温之物象特点，色味于五行均归于土，与脾脏五行归属相同，推演出"所治皆脾胃之病"的药理作用。而且《本草纲目》在运用象数思维时，并非仅取物象，亦取意象，或者将物象与意象综合比类之后，推断其药理作用。如《本草纲目·水部·第五卷》记载："立春节雨水，其性始是春升生发之气，故可以煮中气不足、清气不升之药。古方妇人无子，是日夫妇各饮一杯，还房有孕，亦取其资始发育万物之义也。"因此，李时珍根据春季万物"资始发育"之意象，或者依据立春节气的"数理"，推演饮用立春节气之雨水，可使人易于受孕。象数之学与气本论成为李时珍《本草纲目》法象药理的哲学渊源之体现。象思维作为中医药理论立论和发展的基石，在《本草纲目》中的出现是必然的，对中药理论的发展和《本草纲目》的成书都起到了巨大的推动作用。

《黄帝内经》以中国古代哲学思想为基础，将阴阳五行学说引入医学领域，用以阐释生命现象、病因病机、疾病的诊治等。李时珍继承《黄帝内经》理论，并进行了拓展与创新。其运用阴阳五行学说，阐述自然变化、人体生理功能消长、疾病治疗原则、药物配伍原则及药性理论。首先，李时珍将阴阳的互根互用、互相转化原理，与药物的五气、五色、五味、五性、五用结合。如《本草纲目·序例·第一卷》记载有"采药分六气岁物"，药物有"气味阴阳""标本阴阳""升降浮沉""四时用药例""五运六淫用药例""六腑六脏用药气味补泻""五脏五味补泻""脏腑虚实标本用药式"等，均是以阴阳五行学说作为理论依据对中药进行阐述。再者，李时珍对儒家经典熟记于心，在其编撰《本草纲目》时常作为阐释引述。如《本草纲目·土部·第七卷》记载："是以《禹贡》辨九州之土色，《周官》辨十有二壤之土性。盖其为德，至柔而刚，至静有常，兼五行生万物而不与其能，坤之德其至矣哉。在人则脾胃应之，故诸土入药，皆取其裨助戊己之功。"作为土部的开篇导论，李时珍在此援引儒家对于土之特点的论述，阐释脾胃属土，具有土之特性，因而诸土入药，具有裨益脾胃之功。李时珍参考儒家经典如《易传·系辞传》《尚书·禹贡》《尚书·周书》等，其言："盖其为德，至柔而刚，至静有常，兼五行生万物而不与其能，坤之德其至矣哉。"在此亦引用了儒家著作关于土德之大意，如《周易·文言传》言："坤至柔而动也刚，至静而德方，后得主而有常，含万物而化光。"《易经·说卦传》言："坤也者，地也，万物皆致养焉。"《易经·彖传》言："至哉坤元，万物资生。"《易传·系辞传》言："夫坤，其静也翕，其动也辟，是以广生焉。"此外，《本草纲目》之谷部、虫部、土部、金石部等，都引用了儒家经典，或者直接写出儒家十三经的名称，或者写出经书的篇名。如《周礼》中的《冬官考工记》，《礼记》中的《月令》和《曲礼》，《尚书》中的《禹贡》等。有时虽未写出儒家经典的名称，但实际引用的就是儒家经典的内容。由此可见，儒家思想对李时珍的深刻影响。此外，李时珍讲究"中和"。"中"，即恰到好处，合乎于度；"和"，即适中、平衡，以和为美，是中国传统文化中的最高哲学思想境界，而"中和"的思想在《本草纲目》中体现得尤为突出。如《本草纲目·序例》记载，言及药食因素之"五味偏胜"，故而阐释"五味宜忌"，治疗宜"病去即止"，防其太过伤人正气；治疗法则注重"有余泻之""不足补之"，对于寒热治疗，宜遵循"本热寒之""标热发之""火实泻之"等用药法则。从病位及虚实而言，论及"高者抑之，下者举之，有余折之，不足补之"等。究其原理在于，"一物之中，有根升梢降，生升熟降，是升降在物亦在人"，亦阐发论述了"服药食忌""妊娠禁忌""饮食禁忌"等相关问题。李时珍强调，天地万物通过一定方法可以在"中和"状态下探寻到应有的位置，以达到中和为美之态，关键在于人所用之法适当。这种以"中和"为美的思想，充分展现了儒家"和为贵"的境界。

（二）汲取道家养生理论的合理内核

《本草纲目》引据的医书中，不乏道教医学著作。如《本草纲目·序例》引据古今经史百家书目，其中亦有道家之书，如《抱朴子》《三茅真君传》《青霞子丹台录》《太清草木记》《登真隐诀》《真诰》《太白经注》等。李时珍批判了道教养生中一些夸大其词，甚至荒诞不经之方术，但其在

《本草纲目》中也吸收了道教的养生方法。道教养生术包括内修与外养，而服食是其外养的重要内容。服食主要是选用矿物、植物、少量动物类药和食物，经过加工、配伍、炮制成丹药或方剂，以内服为主要摄入途径，从而达到轻身益气、延年之目的。《本草纲目》收录了许多来源于道教服食的药物，记载了一些服食的方法，如服食云母法、服石英法、服丹砂法等。此外，《本草纲目》有时亦借鉴道教的术语，用之帮助解释药名。如草部药黄精，李时珍在释名时指出："黄精为服食要药，故别录列于草部之首，仙家以为芝草之类，以其得坤土之精粹，故谓之黄精。"《五符经》云："黄精获天地之淳精，故名为戊己芝，是此义也。"因黄精得天地之精华而命名，亦采用《五符经》的道教术语将其功效进行描述和解释，并凸显黄精之作用特点，说明黄精为服食要药，故而《名医别录》将其列于草部之首，属于芝草之类。李时珍撰写《本草纲目》，亦汲取了道家养生思想中的合理部分。如《本草纲目》药方中，有390多条条目记载轻身、抗衰老之方药，并记载有服食长寿的医案。《本草纲目·兽部·第五十卷》有："青羊肝，薄切水浸，吞之极效。"记载使用补肝的食物治疗肝虚目赤病证；治疗血热目赤病证，则用"清热凉血的生地浸泡粳米，以粳米粥治疗"。李时珍阐释调摄饮食起居时，认为"大抵养生求安乐亦无深远难知之事，不过寝食之间耳"（《本草纲目·谷部·第二十五卷》）；论调摄情志，认为"四皓采芝而心逸，夷齐采蕨而心忧其寿其夭"（《本草纲目·菜部·第二十七卷》），示人寿夭之关键在于"心逸""心忧"。言及保养脾胃，《本草纲目·草部·第十二卷》记载黄精："土者万物之母，母得其养，则水火既济，木金交合而诸邪自去，百病不生矣。"倡导保养肾与命门，《本草纲目·果部·第三十卷》记载胡桃："命门气与肾通，藏精血而恶燥；若肾命不燥，精气内充，则饮食自健，肌肤光泽，脏腑润而血脉通。"可见，李时珍对于药物养生理论之阐发，与道家"顺应自然，养心节欲，练行洁身，防微杜渐"的养生思想一脉相承。

（三）从中国语言文字中获取养分

李时珍撰写《本草纲目》，传承了中国特色的语言文字。可以说，李时珍既是一位伟大的医药学家，也是一位杰出的语言文字学家。其一，从单汉字的使用看，《本草纲目》全书用了单汉字 5690 个，而《红楼梦》《三国演义》《西游记》《水浒传》所用的单汉字，均未超过 5000 个。可以说，《本草纲目》是我国历史上现存古籍中所用单汉字最多的著作。由此可见，《本草纲目》中单汉字使用之丰富与广泛。其二，从《本草纲目》"释名"的内容看，李时珍深厚的语言文字功底表现得尤为突出。如《本草纲目·果部·第二十九卷》对枣的记载："时珍曰：按陆佃《埤雅》云：大曰枣，小曰棘。棘，酸枣也。枣性高，故重；棘性低，故并。音次。枣、棘皆有刺针，会意也。"可见，李时珍根据陆佃《埤雅》记录，运用语言文字，从形状之大小、读音之不同，以及有针刺之会意，重点从形、音、义3 个方面对枣的形状、特征进行阐释。又如《本草纲目·草部·第十二卷》记载肉苁蓉："此物补而不峻，故有从容之号，从容，和缓之貌。"将肉苁蓉补而不峻猛、作用和缓之特点，加以生动地表述。其三，叠音词的应用。《本草纲目》是中医本草类典籍中使用叠音词（重言）较为集中的著作。叠音词的运用分布于各卷药物的释名、集解等条目下，或用其状物，或用其拟声，或用其言情，或用其强调，或用其加强语言文字的表现力。例如，《本草纲目·草部·第十七卷》对凤仙释名曰："凤仙，其花头翅尾足，俱翘翘然如凤状，故以名之。"又如，《本草纲目·草部·第二十九卷》记载桃之桃仁附方，言："沉沉默默，不知所苦而无处不恶。""喜睡愦愦不知痛痒处。"不同形式的重言，在《本草纲目》书中出现 1500 多次，共计 256个不同的重言，使其修饰更加贴切恰当，将原本专业的药物记述表达更加形象。其四，古今语言及方言了解。李时珍对古今语言的变化以及方言的差异，亦有深入研究，并将其运用于《本草纲目》的编写中。如《本草纲目·草部·第十五卷》对豨莶的记载："时珍曰：韵书楚人呼猪为豨，呼草之气味辛毒为莶。此草气臭如猪而味莶螫，故谓之豨莶……火杴当作虎莶，俗音讹尔，近人复讹豨莶为希仙矣。"李时珍参考古今语言的变化，对照古今读音结合其性味，对豨莶之名的由来进行阐述，并指出因俗音之讹传，而误认为希仙。其五，民间谚语的应用。在《本草纲目》的编写中，李时珍十分注重民间谚语的搜集与应用。如《本草纲目·鳞部·第四十三卷》对鲮鲤的记载："谚曰：穿山甲，王不留，妇人食了乳长流。亦言其迅速也。"采用民间谚语，将穿山甲通经下乳、作用迅速的特性进行了生动阐释。又如，《本草纲目·草部·第十七卷》对蚤休的记载："俗谚云：七叶一枝花，深山是我家，痈疽如遇者，一似手拈拿，是也。"利用俗语将蚤休的俗名、生长特点及善治痈疽的功效进行了描述。由此可见，李时珍在熟读古籍之时，亦重视民间文学知识的收集和整理，并将其与医药知识进行融合、灵活应用，对药物的功能及作用描述得栩栩如生，阅读时朗朗上口，便于理解记忆。李时珍编著《本草纲目》的因素是多方面的，其善于从中国语言文字中汲取养分，传承中国特色的语言文字，具有精深的文学造诣是重要因素之一。

（四）渔猎群书收罗百家之说

李时珍编撰《本草纲目》，可谓渔猎群书，收集征引历代文献，参考资料丰富多样。其参考的书籍可归纳为三大部分：一是历代诸家本草；二是引据古今医家著作；三是古今经史百家之书。其中，历代诸家本草就有41种；古今医家旧本84种，新本277种；古今经史百家旧本151种，新本440种。另据不完全统计，其尚未收录其中的引用书籍有130种左右。如北魏·崔鸿所著《十六国春秋》、东晋·杨羲所著《上清九真中经黄老秘言》、明·刘党所著《不自秘方》等。李时珍在《本草纲目》中实际引用的古籍文献超过了 1120 种。面对如此丰富而博杂的资料，李时珍分门别类地进行浏览和解析。

李时珍引据历代诸家本草，广搜博引相关文献资料，汇集前贤之论述，保留了大量的古代文献资料。尽管有的已经亡佚，但是通过《本草纲目》的记载，相关书籍的名目与内容得以保存。在《本草纲目》各部导论以及药物介绍中多次出现的本草著作，如我国现存最早的药学专著《神农本草经》、梁·陶弘景《名医别录》《本草经集注》、魏·李当之《李氏药录》、魏·吴普《吴普本草》(又称《吴氏本草》)、蜀·韩保升《蜀本草》、南北朝·雷敩《雷公炮炙论》、唐·苏恭《新修本草》、唐·陈藏器《本草拾遗》、唐·孟诜《食疗本草》、唐·李珣《海药本草》、唐·萧炳《四声本草》、南唐·陈士良《食性本草》、宋·马志《开宝本草》、宋·掌禹锡《嘉祐本草》、宋·苏颂《图经本草》(又称《本草图经》)、宋·陈承《本草别说》、宋·寇宗奭《本草衍义》、宋·掌禹锡考《日华子诸家本草》(简称《日华子本草》，又称《日华本草》《大明本草》)、金·张元素《洁古珍珠囊》、元·王好古《汤液本草》、元·李杲《用药法象》、元·朱震亨《本草衍义补遗》、明·朱橚《救荒本草》、明·汪机《本草会编》、明·陈嘉谟《本草蒙筌》等。

明代以前的本草著作或按三品分类，或按药物的特点平铺直叙。《本草纲目》则是按照部排列，其下再有分类，故而分门别类，纲举目张，广罗博采，又相互衔接，使古代文献得以保存，对保留古代文献具有重要的作用。同时，其引用又与纯粹抄录不同。如《神农本草经》的内容基本全部保留，虽然《神农本草经》后来失传，但在明清时期却有不少辑录的版本。如卢复、孙星衍、顾观光、王运、姜国伊等版本，均是以《经史证类备急本草》(简称《证类本草》)和《本草纲目》为底本辑录而成。且当今所见《神农本草经》辑本，即是《证类本草》和《本草纲目》两书的贡献。现存的辑录本还有《本草经集注》《吴普本草》《新修本草》《食疗本草》等，上述本草著作均与《本草纲目》的记载存世有关。

《本草纲目》充分吸收了《神农本草经》的学术思想及相关内容，可以说《神农本草经》是李时珍药物学成就的源头。对于《本草纲目》中《神农本草经》的引文考辨，如著名本草文献学家尚志钧考证《本草纲目》引用《神农本草经》的内容，辨析认为《本草纲目》以《神农本草经》进行标识的内容，是李时珍认为源于《神农本草经》的原始资料，而相关资料都是摘自《证类本草》"白文"，发现《本草纲目》摘引《证类本草》的白文内容，不像诸家辑录本之全文抄录，而是根据《本草纲目》所载药物内容，按照释名、气味、主治、修治、附方等项分别摘录。《吴普本草》以前的本草著作录药数量不同，直至陶弘景定为365种，故而以《神农本草经》为本草之宗，陶弘景所著的《本草经集注》得以流行。唐代成书的《新修本草》是中国第一部官修本草，其依据《本草经集注》而成。北宋末年，唐慎微集合之前的各家本草编著成《证类本草》，是《本草纲目》编写的蓝本。

李时珍的《本草纲目》，"虽命医书，实该物理"。从现存文献看，《本草经集注》出现以前的本草著作，多拘泥于药名、性味和简单主治，很少谈到药物的形状，遇到名异物同、名同物异，或南北异物、今古殊形，则难以辨别。自从陶弘景编写《本草经集注》后，才有关于药物的形状表述。唐代、宋代新修或重修本草，都是根据陶弘景的朱墨分书来修的。如唐代《新修本草》是在《本草经集注》的基础上编撰而成，曾"普顺天下，营求药物"。但从现存的残本来看，对各药的描写还是比较简单，而且时有错误。唐·陈藏器所著《本草拾遗》，其所收录药物超过官修本草3倍以上，其辨别品物亦极为精审，成为后世重修本草的基础。

从诸多本草书籍的编撰而言，其编写体例都拘泥于上、中、下三品之旧式，而在实物描写方面，不免多有疏漏不全。李时珍编写《本草纲目》则与之不同，其对于药物形状的表述，较为丰富而切合实际。自唐慎微编著的《证类本草》，方有药物形状的描述，而且唐慎微收集各家本草，又广泛汇集记载单方，此编写方法与内容呈现对李时珍《本草纲目》的编撰具有启发意义。诚如《本草纲目·序例》所言，其附方的价值在于"有体有用"。由此可见，从陈藏器编撰《本草拾遗》，唐慎微编撰《证类本草》，至李时珍编撰《本草纲目》，其重修本草之深意，可谓一脉相承。

李时珍集历代本草医籍文献之大成，总结16世纪以前我国在药学上积累的丰富知识，将相关的药学知识加以搜集整理，并与自己的实践经验相结合，融汇于《本草纲目》中。其编撰的《本草纲目》，可谓上承《神农本草经》之精粹，中以《证类本草》为基础，博采百家经史资料于一炉，近则汇集金、元、明诸家本草之成就。

同时，李时珍广泛汲取医籍，特别是方书中的医药学知识，并引用经史百家涉医涉药之记载，参考道家、佛家有关医药之论述，综合运用于药物之"释名"，或"集解"，或"修治"，或"主治"，或"附方"等项下，而且结合实践考察，于"发明"项下阐发对相关药物的精辟见解。根据有关目录学著作记载，《本草纲目》所引书目中，有不少著作早在明代前已亡佚，李时珍所引内容可能是从丛书、类书或其他文献中转引的第二手资料。尽管如此，引用的大量古籍文献资料同样是珍贵的文献，李时珍将其从其他书籍中引入《本草纲目》，使相关书的内容得以部分保留至今，具有重要的文献价值与实践参考意义。

总之，李时珍渔猎群书，参引历代诸家本草，引据古今医家之著作，以及参考古今经史百家之书，为《本草纲目》的编撰积累了翔实的文献资料，奠定了雄厚的基础。

二、学术特色

（一）阐发药物性味，明晰运用原理

《本草纲目·序例》首先陈述了其书编撰引据资料的概况，即引述历代诸家本草，引据古今医家书目，引据古今经史百家书目，介绍采集诸家本草药品总数，进而阐发相关中药理论。本次研究以《本草纲目·序例·第一卷·神农本经名例》记载为据，依次从阐释药物之三品及君臣佐使，解说三品药性及作用机制，分析三品分类存在问题的关键所在，阐释不采用三品分类，而另行拟定编写纲目之用意。继而，阐释药有君臣佐使，以及制方之义；解析药之四气五味，升降浮沉，有毒无毒；论述药物之七情、七方及十剂；强调疗寒以热药，疗热以寒药；结合四时用药，阐释必先岁气，毋伐天和；阐述药性有宜丸者、宜散者，制药贵在适中；服药各有法度，有先食后服之宜；介绍药有阴阳之配伍，入药有根茎花实之不同；关注道地药材，辨药材之真伪陈新等。现将相关理论阐发如下。

1. 药物之三品及君臣佐使

（1）药物三品之论

《本草纲目·序例·第一卷·神农本经名例》记载："上药一百二十种为君，主养命以应天，无毒，多服久服不伤人。欲轻身益气，不老延年者，本上经。中药一百二十种为臣，主养性以应人，无毒有毒，斟酌其宜。欲遏病补虚羸者，本中经。下药一百二十五种为佐使，主治病以应地，多毒，不可久服。欲除寒热邪气，破积聚愈疾者，本下经。三品合三百六十五种，法三百六十五度，一度应一日，以成一岁。倍其数，合七百三十名也……〔时珍曰〕神农本草，药分三品。陶氏别录，倍增药品，始分部类。唐、宋诸家大加增补，兼或退出。虽有朱、墨之别，三品之名而实已紊矣。或一药而分数条，或二物而同一处；或木居草部，或虫入木部；水土共居，虫鱼杂处；淄渑罔辨，玉珷不分；名已难寻，实何由觅。今则通合古今诸家之药，析为十六部。当分者分，当并者并，当移者移，当增者增。不分三品，惟逐各部，物以类从，目随纲举。每药标一总名，正大纲也；大书气味、主治，正小纲也；分注释名、集解、发明，详其目也；而辨疑、正误、附录附之，备其体也；单方又附于其末，详其用也。大纲之下，明注本草及三品，所以原始也；小纲之下，明注各家之名，所以注实也；分注则各书人名，一则古今之出处不没，一则各家之是非有归。虽旧章似乎剖析，而支脉更觉分明。非敢僭越，实便讨寻尔。"

关于药物三品，李时珍从以下 3 个方面进行阐发。

其一，介绍《神农本草经》的药物三品分类。上品药 120 种为君药，主养命以应天。此类药无毒，多服久服无害。欲轻身益气，不老延年，根据《神农本草经》之上经用药。中品药 120 种为臣药，主养性以应人。此类药无毒，或有的有毒，宜斟酌使用。欲阻止疾病，补益虚弱，参照《神农本草经》之中经用药。下品药 125 种为佐使药，主治病以应地。此类药多有毒性，不可久服。欲祛除寒热邪气，破积聚治愈疾病，依据《神农本草经》之下经用药。三品药合而为 365 种，其意在于取法于一年 365 度，以成一年之数。若加倍其数，共合为 730 种。

其二，解说三品药性及作用机制。如参考陶弘景所云，按上品药之性能，亦能治病祛邪，但此类药作用气势浑厚，不易迅速取效。按岁月推移而常服，必将获取大效。因疾病既愈，生命兼得稳固，此乃天道仁育，故曰应天。上品 120 种药，与寅、卯、辰、巳之月相应，法万物生发欣欣向荣。其中品药性，治疗疾病的作用较大，而轻身补益作用稍弱，祛病迅速，延年益寿作用较缓。在天、地、人三才之中，而人怀性情，故曰应人。中品 120 种药，当应午、未、申、酉之月，法万物成熟即将收获。其下品药性，专主攻击病邪，其毒烈之气峻猛，稍有偏差则损害人体中和之气，不可常服，病愈即宜停用，以地体主于肃杀收藏，故曰应地。下品125种药，当应戌、亥、子、丑之月，法万物枯萎蛰藏，兼主闰年之月数。若单服或配伍使用，可随其病患，参合行之，不必偏执。

其三，另拟定其编写纲目之创意。李时珍解析问题的关键所在，阐释不采用三品分类，而另行拟定编写纲目之用意。从《神农本草经》药物分三品，陶弘景《名医别录》倍增其药品，开始分部划类。至唐宋诸家本草大加增补，有的药有名无实或退出本草。虽其书写有朱、墨之别，然其药物分三品实则已乱，或一种药而分为数条，或两种药同归于一处，或木类居于草部，或虫类入木部。有的水土共居、虫鱼杂处，其名已难寻，其内容无从查找。故收集古今诸家之药，分为16部。当分者分，当并者并，当移者移，当增者增，故不再分三品，而划分为各部，划分的原则是"物以类从，目随纲举"。每味药标一总名，为"正大纲"，以大字书写其气味、主治，则为"正小纲"。其下再分注为释名、集解、发明，用以"详其目"，而后列辨疑、正误、附录，用以备其大体，单方附其后，为详其应用。大纲之下，注明药物所出的本草书，以及《神农本草经》所列之三品归类，乃为考其原始之由来。小纲之下，注明各家本草之名称，使内容注释具体。而分别注明各本草书与撰著者姓名。一是使古今之记载出处不被埋没；二是使各家意见之是非有归，亦可由后人判别。虽古本草的章节似被肢解，然脉络则更加分明。同时以便于寻找查用为目的。

（2）君臣佐使，制方之要

《本草纲目·序例·第一卷·神农本经名例》记载："药有君臣佐使，以相宣摄。合和宜一君、二臣、三佐、五使，又可一君、三臣、九佐使也。〔弘景曰〕用药犹如立人之制，若多君少臣，多臣少佐，则气力不周也。然检仙经世俗诸方，亦不必皆尔。大抵养命之药多君，养性之药多臣，疗病之药多佐，犹依本性所主，而复斟酌之。上品君中，复有贵贱；臣佐之中，亦复如之。所以门冬、远志，别有君臣；甘草国老，大黄将军，明其优劣，皆不同秩也。〔岐伯曰〕方制君臣者，主病之谓君，佐君之谓臣，应臣之谓使，非上、中、下三品之谓也。所以明善恶之殊贯也。〔张元素曰〕为君者最多，为臣者次之，佐者又次之。药之于证，所主同者，则各等分。或云力大者为君。〔李杲曰〕凡药之所用，皆以气味为主。补泻在味，随时换气。主病为君，假令治风，防风为君；治寒，附子为君；治湿，防己为君；治上焦热，黄芩为君；中焦热，黄连为君。兼见何证，以佐使药分治之，此制方之要也。本草上品为君之说，各从其宜尔。"

关于药有君臣佐使及制方之论，举例说明君臣佐使的作用，即君药对主症起主要治疗作用；臣药则辅助君药治疗主症，或主要治疗兼症；佐药配合君臣药治疗兼症，或抑制君臣药之毒性，或反佐；使药引导诸药直达病位，或调和诸药。用药分君药、臣药、佐药，以及引经报使之药，即药物各有其作用，又相互配合，概括了遣药组方之原则。其配伍组合，宜一君、二臣、三佐、五使，又可采用一君、三臣、九佐使。其解说药物的配伍依据、使用原则，参照陶弘景之论，用药犹用人之制度；若多君少臣，多臣少佐，则药力不能发挥。

然查验经书与世俗诸方，则不必都是如此用药。大致养命之药多为君，养性之药多为臣，治疗疾病之药多为佐。依据其药性与主治，再斟酌配伍。上品君药之中，有贵贱之分；臣佐药之中，亦是如之。阐发君臣佐使与三品的区别，以及君臣佐使的用药特点。首先，参照岐伯所论，君臣佐使制方要义，其主病者为君，佐君之为臣，应臣之为使，并非《神农本草经》所论上、中、下三品之概念，亦不是以药物善恶不同划分。继而，参考张元素之说，作为君者使用最多，作为臣者次之，作为佐者又次之。或以药力大者为君。其后，参考李东垣之论，但凡药之所用，皆以其气味为主。

治疗主病之药为君，如治风，以防风为君；治寒，以附子为君；治湿病，以防己为君；治上焦之热，以黄芩为君；治中焦之热，以黄连为君。兼见其他病证，则以佐使药分治，此乃制方之要点。而《神农本草经》所谓上品为君之说，不可拘泥，选择用药，应各从其宜。

2. 四气五味，升降浮沉，有毒无毒

（1）论药物之四气五味

《本草纲目·序例·第一卷·神农本经名例》记载："药有酸、咸、甘、苦、辛五味，又有寒、热、温、凉四气。〔宗奭曰〕凡称气者，是香臭之气。其寒、热、温、凉，是药之性。且如白鹅脂性冷，不可言气冷也。四气则是香、臭、腥、臊。如蒜、阿魏、鲍鱼、汗袜，则其气臭；鸡、鱼、鸭、蛇，则其气腥；狐狸、白马茎、人中白，则其气臊；沉、檀、龙、麝，则其气香是也。则气字当改为性字，于义方允。〔时珍曰〕寇氏言寒、热、温、凉是性，香、臭、腥、臊是气，其说与《礼记》文合。但自《素问》以来，只以气味言，卒难改易，姑从旧尔。〔好古曰〕味有五，气有四。五味之中，各有四气。如辛则有石膏之寒，桂、附之热，半夏之温，薄荷之凉是也。气者天也，味者地也。温热者天之阳，寒凉者天之阴；辛甘者地之阳，咸苦者地之阴。本草五味不言淡，四气不言凉，只言温、大温、热、大热、寒、大寒、微寒、平、小毒、大毒、有毒、无毒，何也？淡附于甘，微寒即凉也。"

论及药物四气五味，内容可分为两个方面。其一，解释药物四气五味的概念。药物具有酸、咸、甘、苦、辛五味，又有寒、热、温、凉四气。参照寇宗奭所言，认为但凡称气，乃是指香臭之气。而寒、热、温、凉，是药之性。四气是指香、臭、腥、臊。故"气字当改为性字，于义方允"。其二，介绍药物四气五味之沿革。论及五味不言淡，四气不言凉之原因。李时珍阐释指出，参照寇宗奭之论，寒、热、温、凉是性；香、臭、腥、

臊是气，其论与《礼记》的记载相符。但是自《素问》以来，仅言气味，卒难改易，姑且从旧。药之味有五，气有四。而五味之中，各有四气。如辛味有石膏之辛寒，官桂、附子之辛热，半夏之辛温，薄荷之辛凉。气属阳，应天，味属阴，应地。温热者为天之阳，寒凉者则为天之阴；辛甘者为地之阳，咸苦者则为地之阴。然以往本草著作五味不言淡，四气不言凉，只言温、大温、热、大热、寒、大寒、微寒、平、小毒、大毒、有毒、无毒。因不单列淡味，故而将淡味附于甘味之中；不单列凉气，而微寒即凉之意。

（2）论药物之升降浮沉

《本草纲目·序例·第一卷·升降浮沉》记载："〔李杲曰〕药有升、降、浮、沉、化，生、长、收、藏、成，以配四时。春升夏浮秋收冬藏，土居中化。是以味薄者升而生，气薄者降而收，气厚者浮而长，味厚者沉而藏，气味平者化而成。但言补之以辛、甘、温、热及气味之薄者，即助春夏之升浮，便是泻秋冬收藏之药也。在人之身，肝心是矣。但言补之以酸、苦、咸、寒及气味之厚者，即助秋冬之降沉，便是泻春夏生长之药也。在人之身，肺肾是矣。淡味之药，渗即为升，泄即为降，佐使诸药者也。用药者，循此则生，逆此则死，纵令不死，亦危困矣。〔王好古曰〕升而使之降，须知抑也；沉而使之浮，须知载也。辛散也，而行之也横；甘缓也，而行之也上；苦泄也，而行之也下；酸收也，其性缩；咸软也，其性舒，其不同如此。鼓掌成声，沃火成沸，二物相合，象在其间矣。五味相制，四气相和，其变可轻用哉。本草不言淡味、凉气，亦缺文也。味薄者升，甘平、辛平、辛微温、微苦平之药是也。气薄者降，甘寒、甘凉、甘淡寒凉、酸温、酸平、咸平之药是也。气厚者浮，甘热、辛热之药是也。味厚者沉，苦寒、咸寒之药是也。气味平者，兼四气四味，甘平、甘温、甘凉、甘辛平、甘微苦平之药是也。〔李时珍曰〕酸咸无升，甘辛无降，寒无浮，热无沉，其性然也。而升者引之以咸寒，则沉而直达下焦；沉者引之以酒，则浮而上至颠顶。此非窥天地之奥而达造化之权者，不能至此。一物之中，有根升、梢降，生升、熟降，是升降在物亦在人也。"

关于药物的升降浮沉，其核心观点体现在 3 个方面。其一，阐释药物的升降浮沉与季节及脏腑的作用。参考李东垣所云，认为药物在人体有升、降、浮、沉之变化，在自然界则有生、长、收、藏、成之过程，以此配四时节气之转换。春升、夏浮、秋收、冬藏，而土居中主化。因而，味薄具有上升而生发的作用，气薄具有下降而收敛的功效；气厚则上浮而生长，味厚则下沉而收藏，气味平乃化生而成。但言补之以辛、甘、温、热，其气味淡薄，即是助长春夏季药物的升浮之性，亦是泻其秋冬季节的收藏之性。在人体而言，则助长肝、心用药之性。但言补之以酸、苦、咸、寒及气味之厚，即是助秋冬季节药物之沉降，便是泻春夏生长之药性。在人体而言，则是助长肺、肾之用药之性。淡味之药，渗即为升，泄即为降，可佐使诸药。临床用药，循此原理则生，逆此则疗效不佳。其二，论述升降浮沉与药物性味及相互关系。结合王好古之说，认为用升浮之药，配以下降之药为使药，须知抑制之理；用沉降之药，配以升浮之药为使药，须知承载之理。辛味发散，其行之也可横逆；甘缓之药，而行之也可上走；苦泄之药，而行之可下降；酸收之药，其性收缩；咸软之药，其性舒散，其作用各有不同。二物相合，其法象即在其间。五味相制，四气相和，其变化岂可轻用。本草不言淡味、凉气，亦是缺乏文字记载之缘故。味薄之药，有升浮之功，如甘平、辛平、辛微温、微苦平之药。气薄之药，有下降作用，如甘寒、甘凉、甘淡寒凉、酸温、酸平、咸平之药。气厚之药，有升浮之功，如甘热、辛热之药。味厚之药，多有沉降作用，如苦寒、咸寒之药。气味平的药物，兼具四气四味，如甘平、甘温、甘凉、甘辛平、甘微苦平之药。其三，解析药物的性味与引药，以及药用部位与升降浮沉。李时珍阐发指出，酸咸药无上升，甘辛药无沉降，寒药无升浮，热药无沉降，此乃药性使然。然升浮之药，若配合咸寒为引药，则可使药性下沉而直达下焦；沉降之药，若以酒为引，则可使药性浮而上至颠顶。在一种植物中，亦有根部升浮、梢部沉降，生用升浮、熟用沉降，说明升降不仅指药物，人体气机之变化规律亦然。

（3）论药物之有毒无毒

《本草纲目·序例·第一卷·神农本经名例》记载："及有毒无毒。〔岐伯曰〕病有久新，方有大小，有毒无毒，固宜常制。大毒治病，十去其六；常毒治病，十去其七；小毒治病，十去其八；无毒治病，十去其九。谷、肉、果、菜，食养尽之，无使过之，伤其正也。又曰：耐毒者以厚药，不胜毒者以薄药。〔王冰云〕药气有偏胜，则脏气有偏绝，故十分去其六、七、八、九而止也……若用毒药疗病，先起如黍粟，病去即止，不去倍之，不去十之，取去为度。〔弘景曰〕今药中单行一两种有毒，只如巴豆、甘遂、将军，不可便令尽剂。如经所云：一物一毒，服一丸如细麻；二物一毒，服二丸如大麻；三物一毒，服三丸如胡豆；四物一毒，服四丸如小豆；五物一毒，服五丸如大豆；六物一毒，服六丸如梧子；从此至十，皆以梧子为数。其中又有轻重，且如狼毒、钩吻，岂如附子、芫花辈耶？此类皆须量宜。〔宗奭曰〕虽有此例，更合论人老少虚实，病之新久，药之多毒少毒，斟量之，不可执为定法。"

论及药物之有毒无毒及用毒药疗病，主要有3个方面内容。其一，阐发常规用药之法度。参照岐伯之说，认为病有久新，制方有大小，药物有毒无毒，使用宜遵循用药的常规法度。大毒的药物治病，其病十去其六即可；一般毒性药物治病，其病十去其七即可；小毒的药物治病，其病十去其八即可；没有毒性的药物治病，其病十去其九即可。尽量食用谷物、肉类、果类、蔬菜类调养。但是，药食宜适当，无使过之，伤其正气。此外，耐毒者，可使用气味浑厚之药；不胜毒者，则使用气味淡薄之药。参考王冰所言，认为药物之气有偏胜，使用不当，易致脏腑之气偏绝。故十分病，宜去其六、七、八、九而止，即适可而止。其二，言及用毒药疗病之要点。初次用药，剂量宜小，病去即停药；若病不去，再加倍用；如病仍不去，可继续增量，以病去为度。其三，用药尚需考虑年龄与疾病等因素。参考寇宗奭所论，虽有此类用药的范例，但更宜结合患者的具体情况，如年龄之状况、体质的虚实、疾病之新久、用药之毒性，斟酌用量，不可拘泥而执为定法。

3. 药物之七情、七方及十剂

（1）论药物之七情

《本草纲目·序例·第一卷·神农本经名例》记载："有单行者，有相须者，有相使者，有相畏者，有相恶者，有相反者，有相杀者。凡此七情，合和视之。当用相须相使者良，勿用相恶相反者。若有毒宜制，可用相畏相杀者；不尔，勿合用也。〔保升曰〕本经三百六十五种中，单行者七十一种；相须者十二种；相使者九十种；相畏者七十八种；相恶者六十种；相反者十八种；相杀者三十六种。凡此七情，合和视之。〔弘景曰〕凡检旧方用药，亦有相恶相反者。如仙方甘草丸有防己、细辛；俗方玉石散用栝楼、干姜之类，服之乃不为害。或有制持之者，譬如寇、贾辅汉，程、周佐吴，大体既正，不得以私情为害。虽尔，不如不用尤良。半夏有毒，须用生姜，取其相畏相制也。〔宗奭曰〕相反为害深于相恶者，谓彼虽恶我，我无忿心，犹如牛黄恶龙骨，而龙骨得牛黄更良，此有以制伏故也。相反者，则彼我交仇，必不和合。今画家用雌黄、胡粉相近，便自黯妒，可证矣。〔时珍曰〕药有七情：独行者，单方不用辅也。相须者，同类不可离也，如人参、甘草，黄柏、知母之类。相使者，我之佐使也。相恶者，夺我之能也。相畏者，受彼之制也。相反者，两不相合也。相杀者，制彼之毒也。古方多有用相恶相反者。盖相须相使同用者，帝道也；相畏相杀同用者，王道也；相恶相反同用者，霸道也。有经有权，在用者识悟尔。"

　　解析药物之七情。首先，阐明其概念，将单味药的应用以及药物的配伍关系归纳为 7 种情况。如单行，使用单味药；相须，同类功效药物配合使用；相使，配合使用药物以加强其疗效；相畏，配合使用药物以制约其毒性；相恶，配合使用药物以相互牵制；相反，配合使用药物后其作用相反；相杀，配合使用药物后可灭杀药物的毒性。故而凡此七情，需结合分析运用。当用相须、相使者良，则勿用相恶、相反。若药物有毒宜制，则可用相畏、相杀等。其次，阐释七情应用的相关记载。参考韩保升所言，在《神农本草经》365 种药中，单行药有 71 种，相须药有 12 种，相使药有 90 种，相畏药有 78 种，相恶药有 60 种，相反药有 18 种，相杀药有 36 种，认为但凡此七情配伍，需综合运用。然而参考陶弘景之论，查阅古人的旧方用药，亦有使用相恶、相反配伍者，服用后并未发生危害，有时还有相互制约的作用。尽管如此，还是不宜使用相恶、相反者。再者，关于七情配伍的运用及趋利避害。参照寇宗奭之论，相反用药的危害比相恶大，相恶谓彼方虽厌恶，但只是单方面，犹如牛黄恶龙骨，而龙骨得牛黄配伍更增良效，此因有一方制伏另一方。此外，李时珍进一步阐发指出，药亦有七情。如独行，是单方单药而不用辅药；相须，是同类药物配合而不可分离；相使，是一类药配伍作为另一方的佐使；相恶，是在配伍中一方夺另一方之所能；相畏，是一方受另一方之制约；相反，是两种或两种以上药完全不相合；相杀，是一种药物制约另一种药物之毒性。古方多有用相恶、相反配伍者。综上所述，李时珍认为相须、相使药物同用配伍，是用药的"帝道"；而相畏、相杀药物同用配伍，则是用药的"王道"；相恶、相反药物同用配伍，则是用药的"霸道"。既要遵守医经用药规则，又要权中有变，此乃在于用者识悟之性。

（2）关于七方之论

《本草纲目·序例·第一卷·七方》记载："〔岐伯曰〕气有多少，形有盛衰，治有缓急，方有大小。又曰：病有远近，证有中外，治有轻重。近者奇之，远者偶之。汗不以奇，下不以偶。补上治上制以缓，补下治下制以急。近而偶奇，制小其服；远而奇偶，制大其服。大则数少，小则数多。多则九之，少则二之。奇之不去则偶之，偶之不去则反佐以取之，所谓寒热温凉，反从其病也。〔王冰曰〕脏位有高下，腑气有远近，病证有表里，药用有轻重。单方为奇，复方为偶。心肺为近，肝肾为远，脾胃居中。肠膻胞胆，亦有远近。识见高远，权以合宜。方奇而分两偶，方偶而分两奇。近而偶制，多数服之；远而奇制，少数服之。则肺服九，心服七，脾服五，肝服三，肾服一，为常制也。方与其重也宁轻；与其毒也宁善；与其大也宁小。是以奇方不去，偶方主之；偶方不去，则反佐以同病之气而取之。夫微小之热，折之以寒；微小之冷，消之以热。甚大寒热，则必能与异气相格。声不同不相应，气不同不相合。是以反其佐以同其气，复令寒热参合，使其始同终异也。〔时珍曰〕逆者正治，从者反治。反佐，即从治也。谓热在下而上有寒邪拒格，则寒药中入热药为佐，下膈之后，热气既散，寒性随发也。寒在下而上有浮火拒格，则热药中入寒药为佐，下膈之后，寒气既消，热性随发也。此寒因热用、热因寒用之妙也。温凉仿此。〔完素曰〕流变在乎病，主病在乎方，制方在乎人。方有七，大、小、缓、急、奇、偶、复也。制方之体，本于气味，寒、热、温、凉，四气生于天；酸、苦、辛、咸、甘、淡，六味成于地。是以有形为味，无形为气。气为阳，味为阴。辛甘发散为阳，酸苦涌泄为阴；咸味涌泄为阴，淡味渗泄为阳。或收或散，或缓或急，或燥或润，或软或坚，各随脏腑之证，而施药之品味，乃分七方之制也。故奇、偶、复者，三方也。大、小、缓、急者，四制之法也。故曰：治有缓急，方有大小。"

关于七方之论述，主要有以下 4 个方面内容。其一，七方之组方与病位病势。参照岐伯所言，气有多少之不同，人之形体有盛衰之异，故治病有缓急，方之组成有大小。又因病变有远近，病证有中外，故治有轻重。治疗近者用奇方，治疗远者用偶方。发汗不以奇方，泻下不以偶方。上部的补益和治疗用缓方，下部的补益和治疗可用急方。治近处的病证，用偶方或奇方，其服用剂量宜小；治远处的病证，用奇方或偶方，其服用剂量宜大。用药剂量大则用药数量宜少，用药剂量小则用药数量宜多。用奇方病不去，则用偶方；用偶方病仍不去，则以反佐法取之。其二，脏腑寒热与单方复方应用。参考王冰之说，五脏位置有高下，六腑有远近，病证有表里，用药有轻重。心肺两脏为近，肝肾两脏为远，脾胃居中焦。大小肠、膀胱、女子胞、胆，亦有远近不同，可灵活权变。病位近而用偶制，服药物可用多量；病位远而用奇制，服药物可用少量。用奇方病不去，则用偶方；若用偶方病不去，反佐用与病气相同之药。治微小之热病，采取以寒折其热；治疗微小之冷病，可用热药消除之。大寒大热病，用药必能与其相抗。气不同则药味不相合，故以反佐。其三，用药组方与正治、反治及七方之制。李时珍阐发指出，用药性质逆其病证，为正治；用药性质顺从疾病征象，为反治。反佐，即从治。此乃寒因热用、热因寒用之妙义，温凉亦仿此。参考刘完素之说，方有七类，即大、小、缓、急、奇、偶、复。制方之体用，本于药物之气味，寒、热、温、凉，四气生于天；酸、苦、辛、咸、甘、淡，六味成于地。故有形为味，无形为气。气为阳，味为阴。药物的辛甘发散作用为阳，酸苦涌泄作用为阴；药物咸味涌泄为阴，淡味渗泄则为阳。治疗或收或散，或缓或急，或燥或润，或软或坚，各随脏腑之病证，而施以药物之品味，乃分为七方之制。故而奇、偶、复者，乃为三方。大、小、缓、急者，乃为四制之法。故治病有缓急，制方有大小。其四，该卷继而引述历代医家论述，解说七方之配制，并举隅七方之使用。

①**关于大方**。参照岐伯之论，大方乃用药多少与剂量大小。君一臣二佐九，为制之大者；君一臣三佐五，为制之中者；君一臣二，则为制之小者。病位远者，无论奇方与偶方，用大剂量；病位近者，无论奇方与偶方，用小剂量。大剂量则用药味数少，小剂量则用药味数多。举例，病之表里与方之大小，如小承气汤、调胃承气汤，属奇方之小方；大承气汤、抵当汤，是奇方之大方，因其攻里而用。桂枝汤、麻黄汤，是偶方之小方；葛根汤、青龙汤，是偶方之大方，因其发表而用。故言汗不以奇方，下不以偶方。

②**关于小方**。参考张从正之说，小方有两种。一是君一臣二之小方，疾病无兼症，邪气专一，宜用一二味药治疗；二是药物分量轻，多次频服之小方，宜用于心肺及在上之病。参考刘完素之论，肝肾在下，其病位远，用药味多则气缓，不能速达下部病位，必用大剂量而药味少，取其快速急下。心肺在上，其病位近，用小剂量而药味多，取其易散而上行。

③**关于缓方**。参照岐伯之论，补上治上制以缓，补下治下制以急，补益上焦虚弱，或治疗上焦疾病，用药以缓方。急方气味厚，缓方气味薄，用药适其病变所在。病变部位远，而使用缓方，药之气味中途即减弱，故而服药应适当，不使其食而过之。征引王冰之说，假如病在肾而心气不足，服药宜用急方，使其经过心，不是以药物的气味治心；治肾病之药上凌于心，则心更加虚衰。参考刘完素之说，治上不犯下，治下不犯上，治中则上下俱无犯。参考王好古之说，从药性与脏腑关系而论，治上必妨下，治表必连里。如用黄芩以治肺，必妨脾；用肉苁蓉以治肾，必妨心；服干姜以治中，必伤上；服附子以补火，必损伤阴精。参考张从正之言，认为缓方有5种。一是用甘药以缓之方，治病在胸膈，取其留恋甘缓之意；二是用丸药以缓之方，与汤剂与散剂比较，丸药其行迟慢；三是药品组成众多之缓方，因其药品多，相互制约，抵消牵制；四是药性无毒，治疗和缓之

方，其无毒则药性单纯，功效迟缓；五是药物气味俱薄之缓方，其气味薄则长于补上治上，待其至下焦，则药力已衰。

④**关于急方**。参考刘完素之说，从药物气味及治之标本而论。如药之味厚者属阴，味薄者为阴中之阳，故味厚有下泄之功，味薄则有通气之功。气厚之药属阳，气薄之药为阳中之阴，故气厚则发热，气薄则发汗。征引王好古之说，从病之缓急，治从标本而言。治主病则宜缓，缓则治其本；治邪客宜急，急则治其标。表里汗下，皆有治当缓与当急之分。参照张从正之说，从方而论，急方有 4 种。一是急病急攻之急方，如中风、关格；二是汤散荡涤之急方，其下咽易散而行速；三是毒药之急方，其毒性能上涌下泄以夺病势；四是气味俱厚之急方，其气味俱厚，直趋于下而力不衰。

⑤**关于奇方**。参考张从正之言，认为奇方有两种。一是独用一种药物，病在上而近者宜用；二是药合阳数一、三、五、七、九之奇方，宜下而不宜汗。征引刘完素之说，如小承气汤、调胃承气汤，属奇方之小方；大承气汤、抵当汤，则是奇方之大方。桂枝汤、麻黄汤，属偶方之小方；葛根汤、青龙汤，则是偶方之大方。

⑥**关于偶方**。参考张从正之言，认为偶方有 3 种。一是两味相配之偶方；二是两个古方相合之偶方，古人谓之复方，病在下而远者宜之；三是药合阴数二、四、六、八、十之偶方，用于宜汗不宜下者。参考王冰之说，汗药不以偶，因气不足以外发；下药不以奇，因药毒攻而致过。举例张仲景之方，如桂枝汤类汗药，以五味为奇；大承气汤类下药，以四味为偶，宜灵活加减运用。

⑦**关于复方**。参照岐伯之论，用奇方治疗，若病不去则用偶方，此剂型是谓复方，亦即重方。参考王好古之说，奇方治之病不去，再用偶方，偶方用之病不去，再用奇方，故称之复方。复者，即有再与重之意。又如，伤寒见风脉，伤风见寒脉，脉证不相符，宜以复方主治。参考张从正之言，

提出复方有 3 类。一是二方、三方及数方相合组成，如桂枝二越婢一汤、五积散；二是本方之外别加余药而成复方，如调胃承气汤加连翘、薄荷、黄芩、栀子为凉膈散；三是分量均齐之复方，如胃风汤各等分。

（3）关于十剂之论

《本草纲目·序例·第一卷·十剂》记载："〔徐之才曰〕药有宣、通、补、泄、轻、重、涩、滑、燥、湿十种，是药之大体，而本经不言，后人未述。凡用药者，审而详之，则靡所遗失矣。"

宣剂。〔之才曰〕宣可去壅，生姜、橘皮之属是也。〔杲曰〕外感六淫之邪，欲传入里，三阴实而不受，逆于胸中，天分气分窒塞不通，而或哕或呕，所谓壅也。三阴者，脾也。故必破气药，如姜、橘、藿香、半夏之类，泻其壅塞。〔从正曰〕俚人以宣为泻，又以宣为通，不知十剂之中已有泻与通矣。〔仲景曰〕春病在头，大法宜吐，是宣剂即涌剂也。经曰：高者因而越之，木郁则达之。宣者升而上也，以君召臣曰宣是矣。凡风痫中风，胸中诸实，痰饮寒结，胸中热郁，上而不下，久则嗽喘满胀，水肿之病生焉，非宣剂莫能愈也。吐中有汗，如引涎、追泪、嚏鼻，凡上行者，皆吐法也。〔完素曰〕郁而不散为壅，必宣以散之，如痞满不通之类是矣。攻其里，则宣者上也，泄者下也。涌剂则瓜蒂、栀子之属是矣。发汗通表亦同。〔好古曰〕经有五郁：木郁达之，火郁发之，土郁夺之，金郁泄之，水郁折之，皆宣也。〔敩曰〕宣，扬制曰宣朗，君召臣曰宣唤，臣奉君命宣布上意，皆宣之意也。〔时珍曰〕壅者，塞也；宣者，布也，散也。郁塞之病，不升不降，传化失常，或郁久生病，或病久生郁。必药以宣布敷散之，如承流宣化之意，不独涌越为宣也。是以气郁有余，则香附、抚芎之属以开之，不足则补中益气以运之。火郁微则山栀、青黛以散之，甚则升阳解肌以发之。湿郁则苍术、白芷之属以燥之，甚则风药以胜之。痰郁微则南星、橘皮之属以化之，甚则瓜蒂、藜芦之属以涌之。血郁微则桃仁、红花以行之，甚则或吐或利以遂之。食郁微则山楂、神曲以消之，甚则上涌下利以去之，皆宣剂也。

通剂。〔之才曰〕通可去滞，通草、防己之属是也。〔完素曰〕留而不行，必通以行之，如水病为痰澼之类，以木通、防己之属攻其内，则留者行也，滑石、茯苓、芫花、甘遂、大戟、牵牛之类是也。〔从正曰〕通者，流通也。前后不得溲便，宜木通、海金沙、琥珀、大黄之属通之。痹痛郁滞，经隧不利，亦宜通之。〔时珍曰〕滞，留滞也。湿热之邪留于气分，而为痛痹癃闭者，宜淡味之药上助肺气下降，通其小便，而泄气中之滞，木通、猪苓之类是也。湿热之邪留于血分，而为痹痛肿注、二便不通者，宜苦寒之药下引，通其前后，而泄血中之滞，防己之类是也。经曰味薄者通，故淡味之药谓之通剂。

补剂。〔之才曰〕补可去弱，人参、羊肉之属是也。〔杲曰〕人参甘温，能补气虚；羊肉甘热，能补血虚。羊肉补形，人参补气。凡气味与二药同者皆是也。〔从正曰〕五脏各有补泻，五味各补其脏，有表虚、里虚、上虚、下虚、阴虚、阳虚、气虚、血虚。经曰：精不足者，补之以味，形不足者，补之以气。五谷、五菜、五果、五肉，皆补养之物也。〔时珍曰〕经云：不足者补之。又云：虚则补其母。生姜之辛补肝，炒盐之咸补心，甘草之甘补脾，五味子之酸补肺，黄檗之苦补肾。又如茯神之补心气，生地黄之补心血；人参之补脾气，白芍药之补脾血；黄芪之补肺气，阿胶之补肺血；杜仲之补肾气，熟地黄之补肾血；芎䓖之补肝气，当归之补肝血之类，皆补剂。不特人参、羊肉为补也。

泄剂。〔之才曰〕泄可去闭，葶苈、大黄之属是也。〔杲曰〕葶苈苦寒，气味俱浓，不减大黄，能泄肺中之闭，又泄大肠。大黄走而不守，能泄血闭肠胃渣秽之物。一泄气闭利小便，一泄血闭利大便。凡与二药同者皆然。〔从正曰〕实则泻之。诸痛为实，痛随利减。芒硝、大黄、牵牛、甘遂、巴豆之属，皆泻剂也。其催生下乳，磨积逐水，破经泄气，凡下行者，皆下法也。〔时珍曰〕去闭当作去实。经云：实者泻之，实则泻其子，是矣。五脏五味皆有泻，不独葶苈、大黄也。肝实泻以芍药之酸，心实泻以甘草之甘，脾实泻以黄连之苦，肺实泻以石膏之辛，肾实泻以泽泻之咸，是矣。

轻剂。〔之才曰〕轻可去实，麻黄、葛根之属是也。〔从正曰〕风寒之邪，始客皮肤，头痛身热，宜解其表，《内经》所谓轻而扬之也。痈疮疥癣，俱宜解表，汗以泄之，毒以熏之，皆轻剂也。凡熏洗蒸灸，熨烙刺砭，导引按摩，皆汗法也。〔时珍曰〕当作轻可去闭。有表闭里闭，上闭下闭。表闭者，风寒伤营，腠理闭密，阳气怫郁，不能外出，而为发热、恶寒、头痛、脊强诸病，宜轻扬之剂发其汗，而表自解也。里闭者，火热郁抑，津液不行，皮肤干闭，而为肌热、烦热、头痛、目肿、昏瞀、疮疡诸病，宜轻扬之剂以解其肌，而火自散也。上闭有二：一则外寒内热，上焦气闭，发为咽喉闭痛之证，宜辛凉之剂以扬散之，则闭自开。一则饮食寒冷抑遏阳气在下，发为胸膈痞满闭塞之证，宜扬其清而抑其浊，则痞自泰也。下闭亦有二：有阳气陷下，发为里急后重，数至圊而不行之证，但升其阳而大便自顺，所谓下者举之也。有燥热伤肺，金气膹郁，窍闭于上，而膀胱闭于下，为小便不利之证，以升麻之类探而吐之，上窍通而小便自利矣，所谓病在下取之上也。

重剂。〔之才曰〕重可去怯，磁石、铁粉之属是也。〔从正曰〕重者，镇缒之谓也。怯则气浮，如丧神守，而惊悸气上，朱砂、水银、沉香、黄丹、寒水石之伦，皆体重也。久病咳嗽，涎潮于上，形羸不可攻者，以此缒之。经云：重者，因而减之，贵其渐也。〔时珍曰〕重剂凡四：有惊则气乱，而魂气飞扬、如丧神守者；有怒则气逆，而肝火激烈，病狂善怒者，并铁粉、雄黄之类以平其肝。有神不守舍，而多惊健忘，迷惑不宁者，宜朱砂、紫石英之类以镇其心。有恐则气下，精志失守而畏，如人将捕者，宜磁石、沉香之类以安其肾。大抵重剂压浮火而坠痰涎，不独治怯也。故诸风掉眩及惊痫痰喘之病，吐逆不止及反胃之病，皆浮火痰涎为害，俱宜重剂以坠之。

滑剂。〔之才曰〕滑可去着，冬葵子、榆白皮之属是也。〔完素曰〕涩则气着，必滑剂以利之。滑能养窍，故润利也。〔从正曰〕大便燥结，宜麻仁、郁李之类；小便淋沥，宜葵子、滑石之类。前后不通，两阴俱闭也，名曰三焦约。约者，束也。宜先以滑剂润养其燥，然后攻之。〔时珍曰〕著者，有形之邪，留着于经络脏腑之间也，便尿浊带、痰涎、胞胎、痈肿之类是矣。皆宜滑药以引去其留著之物。此与木通、猪苓，通以去滞相类而不同。木通、猪苓，淡泄之物，去湿热无形之邪；葵子、榆皮，甘滑之类，去湿热有形之邪。故彼曰滞，此曰著也。大便涩者，菠薐、牵牛之属；小便涩者，车前、榆皮之属；精窍涩者，黄柏、葵花之属；胞胎涩者，黄葵子、王不留行之属；引痰涎自小便去者，则半夏、茯苓之属；引疮毒自小便去者，则五叶藤、萱草根之属，皆滑剂也。半夏、南星皆辛而涎滑，能泄湿气、通大便。盖辛能润，能走气，能化液也。或以为燥物，谬矣。湿去则土燥，非二物性燥也。

涩剂。〔之才曰〕涩可去脱，牡蛎、龙骨之属是也。〔完素曰〕滑则气脱，如开肠洞泄，便溺遗失之类，必涩剂以收敛之。〔从正曰〕寝汗不禁，涩以麻黄根、防风；滑泄不已，涩以豆蔻、枯矾、木贼、罂粟壳。喘嗽上奔，涩以乌梅、诃子。凡酸味同乎涩者，收敛之义也。然此种皆宜先攻其本，而后收之可也。〔时珍曰〕脱者，气脱也，血脱也，精脱也，神脱也。脱则散而不收，故用酸涩温平之药，以敛其耗散。汗出亡阳，精滑不禁，泄痢不止，大便不固，小便自遗，久嗽亡津，皆气脱也。下血不已，崩中暴下，诸大亡血，皆血脱也。牡蛎、龙骨、海螵蛸、五倍子、五味子、乌梅、榴皮、诃黎勒、罂粟壳、莲房、棕灰、赤石脂、麻黄根之类，皆涩药也。气脱兼以气药，血脱兼以血药及兼气药，气者血之帅也。脱阳者见鬼，脱阴者目盲，此神脱也，非涩药所能收也。

燥剂。〔之才曰〕燥可去湿，桑白皮、赤小豆之属是也。〔完素曰〕湿气淫胜，肿满脾湿，必燥剂以除之，桑皮之属。湿胜于上，以苦吐之，以淡渗之是也。〔从正曰〕积寒久冷，吐利腥秽，上下所出水液澄彻清冷，此大寒之病，宜姜、附、胡椒辈以燥之。若病湿气，则白术、陈皮、木香、苍术之属除之，亦燥剂也。而黄连、黄柏、栀子、大黄，其味皆苦，苦属火，皆能燥湿，此《内经》之本旨也，岂独姜、附之俦为燥剂乎。〔好古曰〕湿有在上、在中、在下、在经、在皮、在里。〔时珍曰〕湿有外感，有内伤。外感之湿，雨露岚雾地气水湿，袭于皮肉筋骨经络之间；内伤之湿，生于水饮酒食，及脾弱肾强，固不可一例言也。故风药可以胜湿，燥药可以除湿，淡药可以渗湿，泄小便可以引湿，利大便可以逐湿，吐痰涎可以祛湿。湿而有热，苦寒之剂燥之；湿而有寒，辛热之剂燥之；不独桑皮、小豆为燥剂也。湿去则燥，故谓之燥。

润剂。〔之才曰〕湿可去枯，白石英、紫石英之属是也。〔从正曰〕湿者，润湿也，虽与滑类，少有不同。经云辛以润之，辛能走气，能化液故也。盐、硝虽咸，属真阴之水，诚濡枯之上药也。人有枯涸皴揭之病，非独金化，盖有火以乘之，故非湿剂不能愈。〔完素曰〕津耗为枯。五脏痿弱，营卫涸流，必湿剂以润之。〔好古曰〕有减气而枯，有减血而枯。〔时珍曰〕湿剂当作润剂。枯者燥也，阳明燥金之化，秋令也，风热怫甚，则血液枯涸而为燥病。上燥则渴，下燥则结，筋燥则强，皮燥则揭，肉燥则裂，骨燥则枯，肺燥则痿，肾燥则消。凡麻仁、阿胶膏润之属，皆润剂也。养血，则当归、地黄之属；生津则麦门冬、栝楼根之属；益精，则苁蓉、枸杞之属。若但以石英为润药则偏矣，古人以服石为滋补故尔。〔刘完素曰〕制方之体，欲成七方十剂之用者，必本于气味也。寒、热、温、凉，四气生于天；酸、苦、辛、咸、甘、淡，六味成乎地。是以有形为味，无形为气。气为阳，味为阴。

关于十剂之论，参考徐之才之说，将药物的功效分为宣、通、补、泄、轻、重、涩、滑、燥、湿，此乃用药的总原则，但《神农本草经》尚未提及，而后人亦未论述。继而，此卷中关于十剂的解释，参考徐之才之论，并引述历代医家之说加以阐发。

①**关于宣剂**。参照徐之才之说，认为宣可祛壅，用药如生姜、橘皮之属。参考李东垣之说，结合病势，如外感六淫之邪，欲传入里，三阴实而不受，逆于胸中，上部窒塞不通，而哕或呕，即所谓壅。故而必用破气药，如姜、橘皮、藿香、半夏之类，泻其壅塞。参考张从正之说，有将宣剂当作泻剂，又将宣剂当作通剂，殊不知十剂之中已有泻剂与通剂。参考张仲景之说，从病位解释，春病在头，治疗大法宜吐，故而宣剂即涌吐剂。遵循《黄帝内经》之论，高者因而越之，木郁则达之，认为宣者升而上，凡病风痫、中风，胸中诸实，痰饮寒结，胸中热郁，上而不下，久则嗽喘满胀、水肿，故非宣剂不能治。参考刘完素之说，郁而不散为壅，必用宣剂以散之，用于痞满不通。攻其里，则宣其上，泄者下。涌剂如瓜蒂、栀子。发汗通表其理亦同。援引王好古之说，举例言《黄帝内经》有五郁之论，即木郁达之，火郁发之，土郁夺之，金郁泄之，水郁折之，皆可谓宣法。

李时珍进而阐发其义，陈述宣剂之运用。壅者，即塞；宣者，即布、散。郁塞之病，不升不降，传化失常，或郁久而生病，或病久而生郁。必用药以宣布敷散，如承流宣化，不单指涌越为宣。故气郁有余，用香附、川芎之属以开之；气不足，则用补中益气以运脾。火郁微，用栀子、青黛以散火；火郁甚，则用升阳解肌以发之。

②**关于通剂**。参考徐之才之说，通可祛滞。参考刘完素之说，留而不行，必通以行之，如水病为痰之类，以木通、防己之属攻其内，则留者行

之，用药如滑石、茯苓、芫花、甘遂、大戟、牵牛子之类。征引张从正之说，通者，流通之意。如前后不得溲便，用木通、海金沙、琥珀、大黄之属通之。

李时珍进而阐释，从病证与用药相合而言，滞，即留滞，如湿热之邪留于气分，而为痛痹、癃闭，宜用淡味之药，上助肺气下降，通其小便，而泄气中之滞，用木通、猪苓之类。

③**关于补剂。** 参考徐之才之说，补可治虚弱，如人参、羊肉。参考李东垣之言，认为人参甘温，补气虚；羊肉甘热，补血虚；羊肉补形，人参补气。但凡气味与上述二药同者，皆属补剂。援引张从正之说，指出五脏各有补泻，五味各补其脏。病有表虚、里虚、上虚、下虚，阴虚、阳虚，气虚、血虚，遵循《黄帝内经》之论，精不足者，补之以味，形不足者，补之以气。指出五谷、五菜、五果、五肉，皆为补养之物。

李时珍阐释，依据《黄帝内经》之论，不足者补之，虚则补其母。例如，生姜之辛补肝，炒盐之咸补心，甘草之甘补脾，五味子之酸补肺，黄柏之苦补肾等，皆为补剂。不只是人参、羊肉为补。

④**关于泄剂。** 参考徐之才之说，认为泄可祛闭，如葶苈子、大黄之类。引据李东垣之言，认为葶苈子苦寒，气味俱厚，其作用不下于大黄，能泄肺中之闭，又能泄大肠。大黄走而不守，能泄血闭、肠胃渣秽之物。说明葶苈子与大黄二者功效有不同。葶苈子泄气闭，利小便；大黄则是泄血闭，利大便。参考张从正之说，实则泻之。诸痛为实，故痛随泻下通利而减。如芒硝、大黄、牵牛子、甘遂、巴豆之类，皆属泻剂。又能催乳，消积逐水，破血下气，凡下行之用，皆为下法，为泄剂之用。可见，泄剂含泻下之剂。

李时珍进而阐发五脏之泄剂，指出祛除其闭当作祛实之剂。遵循《黄帝内经》之论，实者泻之，实则泻其子。推而广之，认为五脏五味皆有泻法，不仅指葶苈子、大黄。并举例肝实以酸味之芍药泻之，心实以甘味之甘草泻之，脾实以苦味之黄连泻之，肺实以辛味之石膏泻之，肾实以咸味之泽泻泻之。

⑤**关于轻剂**。参考徐之才之说，认为轻可祛实，如麻黄、葛根之属。参考张从正之言，认为风寒之邪，始客于皮肤，头痛身热，宜解其表，即《黄帝内经》所谓轻而扬之。痈疽疥痤，俱宜解表，发汗以泄之，祛除毒邪以熏法，皆属轻剂。但凡熏洗蒸灸，熨烙刺砭，导引按摩，皆属汗法。

李时珍进而阐发指出，当作轻可祛闭。有表闭里闭，上闭下闭。表闭者，因风寒伤营，腠理密闭，阳气怫郁，症见发热、恶寒、头痛、脊强诸病，治宜轻扬之剂发其汗，而表邪自解。里闭者，火热郁抑，津液不行，皮肤干闭，可见肌热、烦热、头痛、目肿、昏瞀、疮疡诸证，治宜轻扬之剂以解其肌，而火自散。上闭有二：一是外寒内热，上焦气闭，发为咽喉闭痛，治宜辛凉之剂以扬散之，则闭自开；二是饮食寒冷，抑遏阳气在下，发为胸膈痞满闭塞，治宜扬其清、抑其浊，则痞自消。下闭亦有二：一是阳气陷下，发为里急后重，数至圊而大便不行，治疗但升其阳而大便自顺畅，所谓下者举之；二是燥热伤肺，金气膹郁，窍闭于上，而膀胱闭于下，为小便不利之证，治以升麻之类探而吐之，上窍通而小便自利，此所谓病在下取之上。

⑥**关于重剂**。征引徐之才之说，认为重可祛怯，如磁石、铁粉之属。参考张从正之说，认为重剂有下沉镇摄之气势。怯则气浮，如丧神守，而惊悸气上，用皆为体重下沉之药，如朱砂、水银、沉香、黄丹、寒水石之类。又如，久病咳嗽，涎潮于上，形羸不可攻，以此重镇治之。

李时珍阐释指出，重剂有四：一是惊则气乱，魂气飞扬，如丧神守；二是怒则气逆，而肝火激烈，病狂善怒，宜铁粉、雄黄之类以平其肝；三是神不守舍，而多惊健忘、迷惑不宁，宜朱砂、紫石英之类以镇其心；四是恐则气下，神志失守而畏，如人将捕之，宜磁石、沉香之类以安其肾。明言重剂镇压浮火而坠痰涎，不仅是治怯之法。故诸风掉眩及惊痫痰喘之病，吐逆不止及反胃之病，由浮火痰涎为害，俱宜重剂以坠之。其言乃拓展而论，旨在阐明重剂之治疗范围不止于祛怯。

⑦**关于滑剂**。参考徐之才之言，认为滑可祛着，用药如冬葵子、榆白皮之类。援引刘完素之说，涩则气着，必用滑剂以利之。参照张从正之说，若大便燥结，治宜麻子仁、郁李仁之类；小便淋沥，治宜冬葵子、滑石之类。

李时珍阐述指出，着者乃有形之邪，留着于经络脏腑之间，如便尿浊带、痰涎、胞胎、痈肿之类，皆宜用滑药以祛其留着之物。明言此与木通、猪苓通以祛滞相类，而作用有不同。故而彼曰滞，而此曰着。大便涩者，用菠菜、牵牛子之属；小便涩者，用车前子、榆白皮之属；精窍涩者，用黄柏、葵花之属；胞胎涩者，用黄葵子、王不留行之属；引痰涎自小便祛者，则用半夏、茯苓之属。

⑧**关于涩剂**。参考徐之才之说，涩可祛脱，如牡蛎、龙骨之类。援引刘完素之说，认为滑则气脱，如开肠洞泄、便溺遗失之类病证，治疗必用涩剂以收敛。参考张从正之论，如寝汗不禁，涩用麻黄根、防风；滑泄不已，涩用豆蔻、枯矾、木贼、罂粟壳；喘嗽上奔，涩用乌梅、诃子。但凡酸味同乎涩，因其收敛之义，故此皆宜先攻其本，而后收之可。

李时珍进而联系脱证的病机分类，阐发涩剂的临床运用。指出脱者，有气脱、血脱、精脱、神脱，因脱则散而不收，故治用酸涩温平之药，以敛其耗散。如汗出亡阳，精滑不禁，泄利不止，大便不固，小便自遗，久嗽亡津，皆属气脱。下血不已，崩中暴下，诸大亡血，属血脱。牡蛎、龙骨、海螵蛸、五倍子、五味子、乌梅、石榴皮、诃黎勒、罂粟壳、莲房、棕灰、赤石脂、麻黄根之类，皆为涩药。故气脱治则兼治以气药，血脱治则兼以血药及气药。此外，李时珍明确指出，若脱阳者见鬼，脱阴者目盲，此乃神脱也，故非涩药所能收。

⑨**关于燥剂**。参考徐之才之说，认为燥可祛湿，如桑白皮、赤小豆之属。参考刘完素之说，认为湿气淫胜，肿满脾湿，必用燥剂以除之，如桑白皮之属；湿胜于上，以苦药吐之，以淡渗之药治之。援引张从正之论，积寒久冷，吐利腥秽，上下所出，水液澄澈清冷，此乃大寒之病，治宜干姜、附子、胡椒类以燥之；若病湿气，则用白术、陈皮、木香、苍术之属除之，亦为燥剂。而黄连、黄柏、栀子、大黄，其味皆苦，苦属火，亦能燥湿，此乃《黄帝内经》之本旨，岂独有姜、附之类为燥剂。参考王好古之说，湿有在上、在中、在下、在经、在皮、在里，说明湿邪有部位之不同。

李时珍进而指出，湿有内外之分，入侵人体有部位之不同，治疗不可一概而论。如湿有外感，有内伤。外感之湿，雨露岚雾地气水湿，袭于皮肉筋骨经络；内伤之湿，则生于水饮酒食，以及脾弱肾强，故而不可一概言之。风药可胜湿，燥药可以除湿，淡药可以渗湿，泄小便可引湿，利大便可逐湿，吐痰涎可祛湿。若湿兼有热，用苦寒之剂燥之；湿兼有寒，宜辛热之剂燥之。而且提示不仅桑白皮、赤小豆为燥剂，因湿祛则燥，故而谓之燥剂。

⑩**关于润剂**。参照徐之才之言，认为湿可祛枯燥，如白石英、紫石英之属。参考张从正之说，认为湿者，润湿也。虽与滑剂类似，然二者稍有不同。遵循《黄帝内经》之论，辛以润之，因辛能行气，能蒸化水液。若有枯涸皱揭之病，不仅肺金化燥，有火邪以乘金，故非湿剂不能治愈。参考刘完素之说，津耗为枯，五脏痿弱，营卫枯涩不行，治必湿剂以润之。参考王好古之说，有气不足而枯，有血虚而枯。

李时珍将病证与用药结合论述，指出湿剂当作润剂，并以纠偏论之。

因枯者即燥，阳明燥金之化；秋季阳明燥金当令，风热过甚，则血液枯涸而为燥病。上燥则渴，下燥则便结，筋燥则筋骨强硬，皮燥则皮肤皲揭枯燥，肉燥则开裂，骨燥则关节干枯，肺燥则肺痿，肾燥则为消渴。但凡麻子仁、阿胶膏润之，皆属润剂。养血，则用当归、地黄之属；生津，则用麦冬、天花粉之属；益精，则用肉苁蓉、枸杞子之属。李时珍指出，若以石英为润药则偏，究其缘由，说明古人服石英为滋补，故而有此类认识。

4. 疗寒以热药，疗热以寒药

《本草纲目·序例·第一卷·神农本经名例》记载："疗寒以热药，疗热以寒药，饮食不消以吐下药，鬼疰蛊毒以毒药，痈肿疮瘤以疮药，风湿以风湿药，各随其所宜。〔弘景曰〕药性一物兼主十余病者，取其偏长为本，复观人之虚实补泻，男女老少，苦乐荣悴，乡壤风俗，并各不同。褚澄疗寡妇尼僧，异乎妻外家，此是达其性怀之所致也。〔时珍曰〕气味有厚薄，性用有躁静，治体有多少，力化有浅深。正者正治，反者反治。用热远热，用寒远寒，用凉远凉，用温远温。发表不远热，攻里不远寒；不远热则热病至，不远寒则寒病至。治热以寒，温而行之；治寒以热，凉而行之；治温以清，冷而行之；治清以温，热而行之。木郁达之，火郁发之，土郁夺之，金郁泄之，水郁折之。气之胜也，微者随之，甚者制之；气之复也，和者平之，暴者夺之。高者抑之，下者举之，有余折之，不足补之，坚者削之，客者除之，劳者温之，结者散之，留者行之，燥者濡之，急者缓之，散者收之，损者益之，逸者行之，惊者平之，吐之、汗之、下之、补之、泻之，久新同法。又曰：逆者正治，从者反治。反治者，热因热用，寒因寒用，塞因塞用，通因通用。必伏其所主，而先其所因。其始则同，其终则异。可使破积，可使溃坚，可使气和，可使必已。又曰：诸寒之而热者取之阴，热之而寒者取之阳，所谓求其属以衰之也。此皆约取《素问》之粹言。"

　　以上论述药物的性味作用与治疗法则。治疗原则乃是治寒病以热药，治热病以寒药；如饮食不消之积滞，治以吐下药；鬼疰蛊毒，治以毒药；痈肿疮瘤，治以疮药；风湿病，治以风湿药。临证应各随其所宜。参考陶弘景之说，治疗用药宜兼顾治疗原则、药性之特长，以及性别、年龄、环境等因素。如一种药物兼治十多种疾病，乃取其偏长为根本。再了解患者虚实之不同，采用补泻有不同。此外，性别、年龄、情志、容颜状况，以及生活环境、风俗习惯等，各有不同，此乃阐发各种因素的相关影响。

　　李时珍进而对药性特点、正治、反治等进行充分阐发。其认为药物之气味有厚薄，药物之性用有躁静，治疗之功效有多少，药物之功力有浅深，应遵循"正者正治，反者反治"。指出用药宜与季节之寒热温凉相避，即"用热远热，用寒远寒，用凉远凉，用温远温"。同时宜注意宜忌，勿过度使用。如过度用热药而致热病，过度用寒药则致寒病。治热病用寒药，当温而服之；治寒病用热药，当凉而服之。治温病用清热药，当冷而服之；治清冷之病，当以温药治疗，热而服之。木郁达之，火郁发之，土郁夺之，金郁泄之，水郁折之。气胜之病，轻微者宜随其性而调理，严重者宜制伏之；气之来复，温和者平之，来势凶猛者夺之。病势趋上者平抑之，病机下陷者托举之，邪气有余折损之，不足则补之，坚实的肿物以削减之，外邪侵袭者祛除之，虚劳者温补之，邪气聚结者消散之，病邪留滞者行散之，燥者濡润之，拘急者舒缓之，耗散者收敛之，虚损者补益之，过逸者以行气活血治之，惊者镇静以安神平之。阐释逆其疾病表现之症状性质而治，为正治；顺其疾病的征象或假象而治为反治。反治者，如用热药治疗热病，用寒药治疗寒病，用补益法治疗因虚而致痞塞不通，用通利法治疗泄泻等。主要是抓住疾病的本质加以制伏，首先掌握疾病发生的原因。以热药治疗假热，以寒药治疗假寒，开始时药性与假象相同，随着治疗作用发挥，假象消失，则药性与病象相反。治疗可破除积聚，可使溃其坚满，可使气调和，可使疾病痊愈。此外，用寒凉药治疗热病，而热势不减，属阴虚发热，治疗宜用补阴法；用热药治之而寒病不减，属阳虚生寒，治疗宜用温阳法。此所谓治病求其根本，而衰减之。最后提示说明，此皆摘自《素问》中精粹之论，亦呈现了李时珍对传承应用经典的重视，对后世的影响意义深远。

5. 必先岁气，毋伐天和

《本草纲目·序例·第一卷·四时用药例》记载："〔李时珍曰〕经云：必先岁气，毋伐天和。又曰：升降浮沉则顺之，寒热温凉则逆之。故春月宜加辛温之药，薄荷、荆芥之类，以顺春升之气；夏月宜加辛热之药，香薷、生姜之类，以顺夏浮之气；长夏宜加甘苦辛温之药，人参、白术、苍术、黄柏之类，以顺化成之气；秋月宜加酸温之药，芍药、乌梅之类，以顺秋降之气；冬月宜加苦寒之药，黄芩、知母之类，以顺冬沉之气，所谓顺时气而养天和也。经又云：春省酸增甘以养脾气，夏省苦增辛以养肺气，长夏省甘增咸以养肾气，秋省辛增酸以养肝气，冬省咸增苦以养心气。此则既不伐天和，而又防其太过，所以体天地之大德也。昧者舍本从标，春用辛凉以伐木，夏用咸寒以抑火，秋用苦温以泄金，冬用辛热以涸水，谓之时药。殊背《素问》逆顺之理，以夏月伏阴，冬月伏阳，推之可知矣。虽然月有四时，日有四时，或春得秋病，夏得冬病，神而明之，机而行之，变通权宜，又不可泥一也。〔王好古曰〕四时总以芍药为脾剂，苍术为胃剂，柴胡为时剂，十一脏皆取决于少阳，为发生之始故也。凡用纯寒纯热之药，及寒热相杂，并宜用甘草以调和之，惟中满者禁用甘尔。"

论及用药与天时的关系，李时珍对此阐发有以下3个方面。其一，遵循《黄帝内经》所论。临床用药宜首先了解岁气变化，勿克伐天地之和气。且言用药顺其升降浮沉，逆其寒热温凉。故春季宜加辛温之药，如薄荷、荆芥之类，以顺应春升之气；夏季宜加辛热之药，如香薷、生姜之类，以顺应夏浮之气；长夏宜加甘苦辛温之药，如人参、白术、苍术、黄柏之类，以顺其化成之气；秋季宜加酸温之药，如芍药、乌梅之类，以顺其秋降之气；冬季宜加苦寒之药，如黄芩、知母之类，以顺其冬沉之气。此乃四时顺天时之气而养天和。其二，参考《黄帝内经》之原理。春季宜少食用酸味，而增食甘味以养脾气；夏季宜少食用苦味，增食辛味以养肺气；长夏宜少食用甘味，增食咸味以养肾气；秋季宜少食用辛味，增食酸味以养肝气；冬季宜少食用咸味，增食苦味以养心气。其三，阐释其法度要义。此则既不伐天和，又防其太过而伤人体正气。若不得此理而舍本从标，春用辛凉以伐木，夏用咸寒以抑火，秋用苦温以泄金，冬用辛热以燥水，认为其为时令用药。殊不知违背《素问》中逆顺之理，使得夏月伏阴，冬月伏阳，推而知之。虽然月有四时，日有四时，或春得秋病，或夏得冬病，宜辨析随机应变，又不可拘泥。其后，参考王好古之说，认为四季以芍药为脾剂，苍术为胃剂，柴胡为时用药。并指出凡用纯寒纯热之药，及寒热相杂使用，宜用甘草以调和诸药，仅有中满者禁用甘味。

6. 药性有宜丸宜散，先食后服

（1）药性有宜丸者宜散者，制药贵在适中

《本草纲目·序例·第一卷·神农本经名例》记载："药性有宜丸者，宜散者，宜水煮者，宜酒渍者，宜膏煎者，亦有一物兼宜者，亦有不可入汤酒者，并随药性，不得违越。〔弘景曰〕又按病有宜服丸、服散、服汤、服酒、服膏煎者，亦兼参用，察病之源，以为其制。〔华佗曰〕病有宜汤者，宜丸者，宜散者，宜下者，宜吐者，宜汗者。汤可以荡涤脏腑，开通经络，调品阴阳。丸可以逐风冷，破坚积，进饮食。散可以去风寒暑湿之邪，散五脏之结伏，开肠利胃。可下而不下，使人心腹胀满烦乱。可汗而不汗，使人毛孔闭塞，闷绝而终。可吐而不吐，使人结胸上喘，水食不入而死。〔杲曰〕汤者，荡也，去大病用之。散者，散也，去急病用之。丸者，缓也，舒缓而治之也。咀者，古制也。古无铁刃，以口咬细，煎汁饮

之，则易升易散而行经络也。凡治至高之病，加酒煎。去湿，以生姜；补元气，以大枣；发散风寒，以葱白；去膈上痰，以蜜。细末者，不循经络，止去胃中及脏腑之积。气味厚者，白汤调；气味薄者，煎之和滓服。去下部之痰，其丸极大而光且圆，治中焦者次之，治上焦者极小。稠面糊取其迟化，直至中下。或酒或醋，取其收散之意也。犯半夏、南星，欲去湿者，丸以姜汁稀糊，取其易化也。水浸宿炊饼，又易化；滴水丸，又易化；炼蜜丸者，取其迟化而气循经络也；蜡丸取其难化而旋旋取效，或毒药不伤脾胃也。〔元素曰〕病在头面及皮肤者，药须酒炒；在咽下脐上者，酒洗之；在下者，生用。寒药须酒浸曝干，恐伤胃也。当归酒浸，助发散之用也。〔嘉谟曰〕制药贵在适中，不及则功效难求，太过则气味反失。火制四：煅、炮、炙、炒也。水制三：渍、泡、洗也。水火共制，蒸、煮二者焉。法造虽多，不离于此。酒制升提，姜制发散，入盐走肾而软坚，用醋注肝而住痛。童便制，除劣性而降下；米泔制，去燥性而和中。乳制润枯生血，蜜制甘缓益元。陈壁土制，窃真气骤补中焦；麦麸皮制，抑酷性勿伤上膈。乌豆汤、甘草汤渍曝，并解毒致令平和。"

论及用药的剂型，主要有以下4种观点。其一，因其药性不同而所取剂型不同。如有的药宜制为丸剂，有的药宜制为散剂，有的药宜水煎，有的药宜酒渍，有的药宜膏煎，亦有一种药物可兼而制成多种剂型，亦有药不可入汤酒。故剂型随药性而斟酌选用。其二，按病选择剂型。参考陶弘景之说，有按病而宜丸、宜散、宜汤、宜酒、宜膏煎，亦有兼而参用，故察病之根源，以为其制剂。参考华佗之说，亦有相似认识。其三，解说各剂型的作用特点与使用。如汤剂可荡涤脏腑，开通经络，协调阴阳。丸剂可逐风冷，破坚积，增进饮食。散剂可祛风寒暑湿之邪，散五脏之结伏，开肠利胃。参考李东垣之解说，汤者，荡之意，祛除大病用之。散者，散也，祛除急病用之。丸者，缓也，舒缓而治之。㕮咀者，乃是古制，古无铁刃，以口将药咬碎，煎汁，易升易散而行经络。凡治至高之病，加酒煎。祛湿，用生姜；补元气，用大枣；发散风寒，用葱白；祛膈上痰，用蜜。细末者，不循经络，而祛胃中及脏腑之积。气味厚者，开水调服；气味薄者，煎之和滓服。祛下部之痰，其丸极大而光且圆；治中焦者次之；治上焦者极小。以稠面糊，取其迟化，直至中下。或酒或醋，取其收散之意。水浸宿炊饼，易化；滴水丸，易化；炼蜜丸者，取其迟化而气循经络；蜡丸取其难化而缓缓取效，或毒药不伤脾胃也。参考张元素之说，病在头面及皮肤，用药须酒炒；在咽下脐上，用酒洗之；在下，宜生用。寒药须酒浸晒干，恐其伤胃。如当归酒浸，助发散之用。

阐发药物的炮制。参考陈嘉谟之说，强调制药贵在适中，认为不及则功效难求，太过则气味反失。综合概括炮制法，一是火制法，有4种，即煅、炮、炙、炒；二是水制法，有3种，即渍、泡、洗；三是水火共制，即蒸、煮二者。其中，酒制升提；姜制发散；入盐走肾而软坚；用醋注肝而止痛；用童便制，则除劣性而降下；用米泔制，则除燥性而和中；乳制则润枯生血；蜜制则甘缓益元；以陈壁土制，取其气而益于中焦；麦麸皮制，抑酷性而不伤上膈；以乌豆汤、甘草汤渍晒，则解毒而令平和。

（2）服药各有法度，有先食后服之宜

《本草纲目·序例·第一卷·神农本经名例》记载："病在胸膈以上者，先食后服药；病在心腹以下者，先服药而后食。病在四肢血脉者，宜空腹而在旦；病在骨髓者，宜饱满而在夜。〔弘景曰〕今方家先食后食，盖此义也。又有须酒服者，饮服者，冷服者，热服者。服汤则有疏有数，煮汤则有生有熟。各有法用，并宜详审。〔杲曰〕古人服药活法：病在上者，不厌频而少；病在下者，不厌顿而多。少服，则滋荣于上；多服，则峻补于下。凡云分再服、三服者，要令势力相及，并视人之强弱。病之轻重，以为进退增减，不必泥法。"

　　论及服药的时间，主要有3个方面的内容。一是根据病位服药。如病邪在胸膈以上，宜饭后服药；病在心腹以下，宜饭前服药。病在四肢血脉，宜早上空腹服药；病在骨髓，则宜饱满而在晚间服药。参考陶弘景之说，现在方家所谓饭前服、饭后服，大概是此义。二是服药的方法。有须酒服，有喝水服，有宜冷服，有宜热服。服汤有时间的间隔，煮汤则有生有熟。皆宜详审运用。三是古人服药活法运用。参考李东垣之说，古人服药活法，如病在上，宜频数而量少；病在下，宜顿服而量多。少服，则滋荣于上；多服，则峻补于下。还有分再服、三服，要令药作用之势相及，并视人之强弱，病之轻重，以为其进退增减的依据，不必拘泥于固有之法。

7. 药有阴阳配合，入药有根茎花实

（1）药有阴阳之配合

　　《本草纲目·序例·第一卷·神农本经名例》记载："药有阴阳配合，子母兄弟。〔韩保升曰〕凡天地万物皆有阴阳，大小各有色类，并有法象。故羽毛之类，皆生于阳而属于阴；鳞介之类，皆生于阴而属于阳。所以空青法木，故色青而主肝；丹砂法火，故色赤而主心；云母法金，故色白而主肺；雌黄法土，故色黄而主脾；磁石法水，故色黑而主肾。余皆以此例推之。子母兄弟，若榆皮为母，厚朴为子之类是也。"

　　论及药有阴阳之配合。药物有阴阳之配伍，药物之间的五行相生联系，犹如子母兄弟。究其机制，参考韩保升之说，天地万物皆有阴阳之分，有大小与颜色之不同，并有其法象特点。因而，如羽毛之类，皆生于阳而属阴；鳞介之类，皆生于阴而属阳。如空青法木，故色青而主肝；丹砂法火，故色赤而主心；云母法金，故色白而主肺；雌黄法土，故色黄而主脾；磁石法水，故色黑而主肾。其余药物，可依此例推。子母兄弟之说，譬如榆皮为母，厚朴为子之类，皆是根据五行相生之原理，对于药物作用的相互关系进行阐释。

（2）入药有根茎花实之异

《本草纲目·序例·第一卷·神农本经名例》记载："〔元素曰〕凡药根之在土中者，中半已上，气脉之上行也，以生苗者为根；中半已下，气脉之下行也，以入土者为梢。病在中焦与上焦者，用根；在下焦者用梢，根升梢降。人之身半已上，天之阳也，用头；中焦用身；身半已下，地之阴也，用梢。乃述类象形者也。〔时珍曰〕草木有单使一件者，如羌活之根，木通之茎，款冬之花，葶苈之实，败酱之苗，大青之叶，大腹之皮，郁李之核，檗木之皮，沉香之节，苏木之肌，胡桐之泪，龙脑之膏是也。有兼用者，远志、小草，蜀漆、常山之类是也。有全用者，枸杞、甘菊之类是也。有一物两用者，当归头尾，麻黄根节，赤白茯苓，牛膝春夏用苗、秋冬用根之类是也。羽毛、鳞介、玉石、水火之属，往往皆然，不可一律论也。"

关于药物的入药部位，根据《本草纲目·序例·第一卷·神农本经名例》记载，药物入药部位不同，其功效有不同，临床使用也不同。参考张元素之说，凡药根在土中生长，其出于土以上部分，其气脉为上行，以生苗者为根；其埋土中以下的部分，其气脉为下行，以入土者为梢。因此，治疗病在中焦与上焦，用药物的根；所治病在下焦者则用梢，因根升梢降。人之身半以上，与天之阳气相应，治疗用根部；治疗中焦之病则用药中部；人之身半以下，与地之阴气相应，故治疗用梢。此乃叙述以类相从，取类比象的用药原理。

继而，李时珍举例深入阐发，说明入药部位不同的 3 种主要情况。其一，草木入药有单使用其中一部分者，如羌活用根，木通用茎，款冬用花，葶苈用实，败酱用苗，大青用叶，大腹用皮，郁李用核，檗木用皮，以及沉香之节，龙脑之膏等。其二，有两个部位兼而用之者，如远志、小草，蜀漆、常山之类。其三，有全株都入药使用者，如枸杞、甘菊。亦有一物两用者，如当归头尾，麻黄根节，赤白茯苓，牛膝春夏用苗、秋冬用根。并说明其他分部的用药，如羽毛、鳞介、玉石、水火等部，往往存在类似情况，不可一概而论。此有举一反三之意。

8. 药有采摘时月，宜辨真伪陈新

（1）药有采摘时月之不同

《本草纲目·序例·第一卷·神农本经名例》记载："阴干曝干，采造时月生熟。〔弘景曰〕凡采药时月，皆是建寅岁首，则从汉太初后所记也。其根物多以二月八月采者，谓春初津润始萌，未充枝叶，势力淳浓也。至秋枝叶干枯，津润归流于下也。大抵春宁宜早，秋宁宜晚。花、实、茎、叶，各随其成熟尔。岁月亦有早晏，不必都依本文也。所谓阴干者，就六甲阴中干之也。又依遁甲法，甲子旬阴中在癸酉，以药着酉地也。实不必然，但露暴于阴影处干之尔。若可两用，益当为善。〔孙思邈曰〕古之医者，自解采取，阴干曝干皆如法，用药必依土地，所以治病十愈八九。今之医者，不知采取时节，至于出产土地，新、陈、虚、实，一皆不悉，所以治病十不得五也。〔马志曰〕今按法阴干者多恶。如鹿茸阴干悉烂，火干且良。草木根苗，九月以前采者，悉宜日干；十月以后采者，阴干乃好。〔时珍曰〕生产有南北，节气有早迟，根苗异收采，制造异法度。故市之地黄以锅煮熟，大黄用火焙干，松黄和蒲黄，樟脑杂龙脑，皆失制作伪者也。〔孔志约云〕动植形生，因地舛性；春秋节变，感气殊功。离其本土，则质同而效异，乖于采取，则物是而时非。名实既虚，寒温多谬，施于君父，逆莫大焉。〔嘉谟曰〕医药贸易多在市家。谚云：卖药者两眼；用药者一眼；服药者无眼，非虚语也。古圹灰云死龙骨，苜蓿根为土黄芪，麝香捣荔核搀藿香，采茄叶杂煮半夏为玄胡索，盐松梢为肉苁蓉，草仁充草豆蔻，西呆代南木香，熬广胶入荞面作阿胶，煮鸡子及鱼枕为琥珀，枇杷蕊代款冬，驴脚胫作虎骨，松脂混麒麟竭，番硝和龙脑香。巧诈百般，甘受其侮，甚至杀人，归咎用药，乃大关系，非比寻常，不可不慎也。"

　　论及药有采摘时月之不同。一是提出有阴干、晒干及时令之不同。如采摘时月，强调药物的采收宜待时月，即适宜之机。参考陶弘景之说，凡采药的时月，皆是采用建寅岁首，从汉太初后所记载的计历方法。如药物的根，多在二月八月采，因其春初津润始萌发，未充满枝叶，其药力淳浓。至秋则枝叶干枯，津润归流于根下。故强调春宁宜早，秋宁宜晚。药物的花、实、茎、叶，各随其成熟时机而采收。当然，各地气候情况有早晚之不同，则不必都依此时间。明示药物采集后置于阴处阴干即可。参考孙思邈之说，补充说明阴干的不足，并针对鹿茸及草木之类，因药物的不同，提出切实可靠的方法。阴干、晒干，皆按常规方法，用药必须参考地域的不同而变化。二是当今之医者对药材的采取时节、产地的地域情况，以及药物的新、陈、虚、实皆不得知，故而影响疗效。参考马志之说，当今按法阴干药物多未取得良效。如鹿茸阴干则发生糜烂，若用火焙干效佳；草木的根苗，若九月以前采，均须晒干，若十月以后采，阴干为好。三是李时珍指出因采集与炮制不当而导致的弊端。如药物产地有南北，节气有早迟，根苗异收采，炮制法度有不同。故而市售之地黄以锅煮熟，大黄用火焙干，松黄和蒲黄相混，樟脑杂龙脑等，皆因失于正常炮制而使药物失其真。参考孔志约之论，动植物的形状与生长，皆因地域的多样及节气变化，故其性味功用有别。若药物离其本土，则质地看似相同而功效有异；背离采取时机，亦物是而时非。四是药物的真伪混杂。认为药物名实既虚，则其寒温多谬。参考陈嘉谟之说，论及医药的贸易多在市场。有谚语云：卖药者两眼，用药者一眼，服药者无眼。认为此言非虚语。如苜蓿根伪装成土黄芪，麝香中捣荔核掺入藿香，采用茄叶杂煮半夏伪装延胡索，将盐松梢说成肉苁蓉，用草果仁冒充草豆蔻，以枇杷蕊冒充款冬，用驴脚胫伪装虎骨，将松脂混作麒麟竭（血竭）等。此巧诈百般，使得服药者甘受其侮，而归咎于用药。此关系甚大，非比寻常。明示药材质量之保障，乃用药不可忽视的重要环节。

（2）关注道地药材，辨真伪陈新

《本草纲目·序例·第一卷·神农本经名例》记载："土地所出，真伪陈新，并各有法。〔弘景曰〕诸药所生，皆的有境界。秦、汉以前，当言列国。今郡县之名，后人所增尔。江东以来，小小杂药，多出近道，气力性理，不及本邦。假令荆、益不通，则全用历阳当归，钱塘三建，岂得相似？所以疗病不及往人，亦当缘此。又且医不识药，惟听市人；市人又不辨究，皆委采送之家。采送之家，传习造作，真伪好恶，并皆莫测。所以钟乳醋煮令白，细辛水渍使直，黄芪蜜蒸为甜，当归酒洒取润，蜈蚣朱足令赤，螵蛸胶于桑枝，以魱床当蘼芜，以荠苨乱人参。此等既非事实，合药不量剥除。只如远志、牡丹，才不收半；地黄、门冬，三分耗一。凡去皮、除心之属，分两不应，不知取足。王公贵胜合药之日，群下窃换好药，终不能觉。以此疗病，固难责效。〔宗奭曰〕凡用药必须择土地所宜者，则药力具，用之有据。如上党人参、川西当归、齐州半夏、华州细辛。东壁土、冬月灰、半天河水、热汤、浆水之类，其物至微，其至广，盖亦有理。若不推究厥理，治病徒费其功。〔杲曰〕陶隐居本草言野狼毒、枳实、橘皮、半夏、麻黄、吴茱萸，皆须陈久者良，其须精新也。然大黄、木贼、荆芥、芫花、槐花之类，亦宜陈久，不独六陈也。凡药味须要专精。"

关于地道药材之阐述，地域环境不同，其所出产的药物有不同；药物是否地道，以及辨别真伪新旧，各有不同的方法。首先，参考陶弘景之说，阐述各地出产的药物，都有产地。秦汉以前，当以各诸侯国为例，当今郡县之名，乃后人所增补。自晋朝东渡江东以来，一般药物已有间杂现象，用药多出于附近地区，药物的气味及药力，不及原产当地的药材。例如，若荆州、益州不能交通，则用药全用历阳的当归，钱塘的三建。故而治疗效果不及古人。又有医生不识药，唯听卖药人之言；而卖药人又不分辨探究，皆将采药事宜交付采药、送药之人。其后指出，况且采药、送药之人则倒手传递伪造，药物之真伪、好恶莫能知晓。如钟乳石以醋煮令其白，细辛用水渍使其直，黄芪蜜蒸使其甜，当归用酒洒取其润，螺蛳用胶粘于桑枝等，皆不符合炮制规范之法。此等做法既不符合用药标准，而配用作药又不易分辨剔除。又如，远志、牡丹，能使用者不过是收集的半数；地黄、麦冬之类，采药时已耗损 1/3。凡采药时需去皮、除心之类药，分量都不相等。以此疗病，固难奏效。此外，参考寇宗奭之说，凡用药必须择土地之所宜，则药力具备，用之疗效可靠。如上党的人参、川西的当归、齐州的半夏、华州的细辛等，药物本身微不足道，然其用途很广，若不推究其理，治病仅是徒费其功。参考李东垣的解释，陶弘景在《本草经集注》中有言，野狼毒、枳实、橘皮、半夏、麻黄、吴茱萸，皆须择其陈久者良，其余则须是精新之品。而大黄、木贼、荆芥、芫花、槐花之类药物，宜陈久为佳，不仅只是方剂六陈汤，配方中的 6 种药须陈久。强调但凡药味须专精，药物地道、真伪、新陈等辨析非常重要，不可掉以轻心。

（二）创新编撰体例，析族区类，振纲分目

李时珍深入阅读历代本草，了解古本草在编撰及分类上存在的弊病。有鉴于历代对于古本草的"拆分""移改""变易"等，造成古本草编排及内容的混乱。故而在编排体例上，《本草纲目》与《证类本草》不同，其采用"剪繁去复，绳缪补遗，析族区类，振纲分目"的新颖方式，尤其是删除重复记述的内容。譬如历代本草中重复传抄内容的处理，只是保留最早出处，其余删除。在引文的排列上，改去《证类本草》中引文套引文的旧例，体现了以重视实用为主的原则。此外，对经过历代积淀、流传下来的本草文献，其多以朱墨分书、小字增注的传统编写体例；如何将其"条而理之"，李时珍采用纲目体的编撰形式，"物以类从，目随纲举"的思路，

析其旧章"错综"思想，故编写《本草纲目》以部类为基本单位，既革除古本草在体例和分类上的弊端，又巧妙地运用类比思维方法，借鉴吸取以前采用的分类思想，创新编撰体例，成功构建了中国药物的分类体系。李时珍对本草文献体例的革新，对后世本草学产生了深远影响。

1. 一览可知，免寻索

《本草纲目》凡例记载："神农本草三卷，三百六十种，分上、中、下三品。梁·陶弘景增药一倍，随品附入。唐、宋重修，各有增附，或并或退，品目虽存，旧额淆混，义意俱失。今通列一十六部为纲，六十类为目，各以类从。三品书名，俱注各药之下，一览可知，免寻索也。"

在《本草纲目》编写中，李时珍纵览历代本草著作。《神农本草经》共有3卷，分上、中、下三品。陶弘景撰著《名医别录》，增药一倍，且随三品而附入。至唐、宋时期重修本草，各有增加药物，或数种合并，或有的药物被删减，其名称与品目虽存，然而旧的数目及内容淆混，原先的编写宗旨与意图不复存在。故而提出，《本草纲目》的编写通列16部为纲，以60类为目，各药分别归其类。将上、中、下三品之名，分别注于各药之名下，使人阅读时"一览可知，免寻索"，此可谓是对其"纲目"之名的注解之一。

2. 从微至巨，从贱至贵

《本草纲目》凡例记载："旧本玉、石、水、土混同，诸虫、鳞、介不别，或虫入木部，或木入草部，今各列为部，首以水、火，次之以土。水、火为万物之先，土为万物母也。次之以金、石，从土也。次之以草、谷、菜、果、木，从微至巨也。次之以服、器，从草、木也。次之以虫、鳞、介、禽、兽，终之以人，从贱至贵也。"

根据《本草纲目》凡例记载，因古本草中，将玉、石、水、土混同，且分类混乱，存在不少错误。如虫、鳞、介不分，或虫部编入木部，或木部编入草部等。鉴于此，故而将其各列为部，首先列以水、火部，次之列以土部。此乃因水、火为万物之原本，而土为万物之根源。次列以金、石部，以其从土部衍生而出。其后，依次分列草、谷、菜、果、木部，体现了从微至巨的原则。其次，分为服、器部，乃是从草、木部推演而来。再其次，分列虫、鳞、介、禽、兽部，最终是人部，体现了从贱至贵的分类原则。

由此可见，在《本草纲目》分类体系中，采用金、木、水、火、土之五行概念，具有五行学说的内涵，然而并未拘泥于此。其排列顺序打破了五行学说相生、相克的顺序，依据事物的属性特点与药物关系排列，未采用《神农本草经》的三品分类法，转而采用先非生物，后生物；先植物，后动物；先简单，后复杂；先低级，后高级的排列顺序。在分类中，按照相关层次再逐级分列，部之下又分为若干类。

3. 但标其纲，而附列其目

《本草纲目》凡例记载："药有数名，今古不同，但标正名为纲，余皆附于释名之下，正始也。仍注各本草名目，纪原也。唐、宋增入药品，或一物再出、三出，或二物三物混注，今俱考正，分别归并，但标其纲，而附列其目。如标龙为纲，而齿、角、骨、脑、胎、涎皆列为目；标粱为纲，而赤、黄粱米皆列为目之类。唐、宋以朱墨圈盖分别古今，经久讹谬。今既板刻，但直书诸家本草名目于药名、主治之下，便览也。诸家本草，重复者删去，疑误者辨正，采其精粹，各以人名书于诸款之下，不没其实，且是非有归也。诸物有相类而无功用宜参考者，或有功用而人卒未识者，俱附录之。无可附者，附于各部之末。盖有隐于古而显于今者，如莎根即香附子，陶氏不识而今则盛行；辟虺雷，昔人罕言而今充方物之类，虽冷僻不可遗也。唐、宋本所无，金、元、明诸医所用者，增入三十九种。时珍续补三百七十四种。虽曰医家药品，其考释性理，实吾儒格物之学，可裨《尔雅》《诗疏》之缺。旧本序例重繁，今止取神农为正，而旁采《别录》诸家附于下，益以张、李诸家用药之例。古本百病主治药，略而不切。王氏《集要》、祝氏《证治》，亦约而不纯，今分病原列之，以便施用，虽繁不紊也。神农旧目及宋本总目，附于例后，存古也。"

根据《本草纲目》凡例记载，其围绕 5 个核心问题集中介绍《本草纲目》的编写意愿，以及本书内容设置的起因与处理方式。一是关于药物名称。有的药有多个名称，且古今有不同，故而表明"但标正名为纲，余皆附于释名之下，正始也"。《本草纲目》中标正名为纲，其余皆附于释名之下，其义在于以正其本。此后又注明在各本草中的名称，在于以清其源。二是关于药物的重复出现或混杂。唐宋时期增入的药物，或有一物而再三出现，或有二物或三物混合转注，故而当今各部则分别考证其正品，各归其类。"但标其纲，而附列其目"，只标明其正名为纲，其余名称列附于后。如标龙为纲，而龙齿、龙角、龙骨、龙脑、龙胎、龙涎皆列为目，附于后。再如，标粱为纲，而赤、黄粱米皆列为目，附于后。三是关于修订本草分朱墨等。因唐宋时期修订本草采用木刻套印，以朱墨的不同颜色分辨古今，经久印刊，其错乱讹谬众多。当今重新刊印，皆直接书写诸家本草之名目出处于药名之下与主治项下，而不再分朱墨，以方便阅览。基于诸家本草所载内容，收入《本草纲目》后，将重复内容删去，有疑误内容予以辨析正误，采其精粹之内容，各以人名书写于诸项条目之下，不改变其实际内容，若有是非亦明确有所归。各药物有相似之处，而其功用缺少记载，宜相互参考。或有药物的功用尚未全部被认识者，皆收录之，并附于相关内容项下。若无相关条文可附，一般则附于各部内容之后。有的药物，古代不清楚，而现在明确，如莎根即是香附子，陶弘景当时不了解，当今则盛行应用，不可遗漏。四是增补药物的情况。唐宋本草著作中所无者，而金、元、明诸医家所运用的药物增加了 39 种。李时珍在《本草纲目》中补充了

374 种药物。医家研究药品，乃为考释药之本性与变化之理，实则属于古代
儒士格物之学，可补充《尔雅》《诗疏》之不足。五是关于古本草内容的繁
复与补充。古本草著作中，序例繁复重见。《本草纲目》以《神农本草经》
为一般原则，旁采《名医别录》后诸家本草附于下，补充了张子和汗、吐、
下三法及李东垣随证用药凡例等。古本草著作中，百病主治药，略而不详。
若过于简约而不纯正，故分其病原之不同而列之，以方便施用，虽繁杂，
但不乱。《神农本草经》旧目录及宋本草旧目录总目，本书亦附于例后，以
保存古人之意。

4. 列为十六部五十二卷，类凡六十

《本草纲目·序例·第一卷》说明，李时珍搜罗汇总百家之言，采集考
察遍访四方，前后耗时共约 28 年，其书稿前后修改 3 次。《本草纲目》全
书分为 52 卷，列为 16 部，每部之下再各分为类，共分为 60 类。其中标识
药物之名为纲，列举药物之内容为目。《本草纲目》新增药物 376 种，附方
8164 首。

李时珍编著《本草纲目》时，在药物分类上未采用《神农本草经》上、
中、下三品分类法，而采用"析族区类，振纲分目"之分类，而分为 16
部。一是水部、火部、土部，共 3 部；二是矿物药，为金石 1 部；三是植
物药类，根据植物的性能、形态及其生长环境等，分为草部、谷部、菜部、
果部、木部共 5 部；四是动物类，按其低级向高级进化的顺序而排列为虫
部、鳞部、介部、禽部、兽部、人部共 6 部；四是服器 1 部。可见，《本草
纲目》的分类方法已过渡到按自然演化的系统进行分类排列，即从无机到
有机，从简单到复杂，从低级到高级。此分类法在当时是十分难能可贵的。
本次研究以各部的开篇导论原文为依据，依次阐发各部的编撰主旨与药物
的构成情况。

（1）水部第五卷

《本草纲目·水部目录·第五卷》记载："〔李时珍曰〕水者，坎之象也……其体纯阴，其用纯阳。上则为雨露霜雪，下则为海河泉井。流止寒温，气之所钟既异；甘淡咸苦，味之所入不同。是以昔人分别九州水土，以辨人之美恶寿夭。盖水为万化之源，土为万物之母。饮资于水，食资于土。饮食者，人之命脉也，而营卫赖之。故曰：水去则营竭，谷去则卫亡。然则水之性味，尤慎疾卫生者之所当潜心也。今集水之关于药食者，凡四十三种，分为二类：曰天，曰地。旧本水类共三十二种，散见玉石部。"

根据《本草纲目·水部目录·第五卷》记载，李时珍首先说明水的性味，水与生命的密切关系，继而介绍水部药物收集的依据，以及历代本草关于水的载录情况。水为卦坎之象。因水之体为纯阴，其用则为纯阳。水在上为雨露霜雪，在下则为海河泉井。流行、静止与寒温，为水气之性不同而致；水之甘、淡、咸、苦，乃是水味之所入不同而产生。故而古人分别九州水土之不同，以辨人之美恶及寿夭。水为万物生化之源，土为万物生化之母。水饮来源于水，食物来源于土。饮食乃是人之生命赖以生存的根本，而人的营卫之气亦依赖之。故曰水散失则营血枯竭，谷食不入则卫气消亡。然而，水之性味，尤其是以其防治疾病，还需要潜心研究。故其收集能用于药食的水，共43种，组合构成水部。再分为两类，一类为天水，一类为地水。古本草著作记载水类共32种，散见于玉石部。

（2）火部第六卷

《本草纲目·火部目录·第六卷》记载："〔李时珍曰〕水火所以养民，而民赖以生者也。本草医方，皆知辨水而不知辨火，诚缺文哉。火者南方之行……炎上之象也。其气行于天，藏于地，而用于人。太古燧人氏上观下察，钻木取火，教民熟食，使无腹疾。《周官》司烜氏以燧取明火于日，鉴取明水于月，以供祭祀。司烜氏掌火之政令，四时变国火以救时疾。《曲礼》云：圣王用水火金木，饮食必时。则古先圣王之于火政，天人之间，用心亦切矣，而后世慢之何哉？今撰火之切于日用灸焫者凡一十一种，为火部云。"

根据《本草纲目·火部目录·第六卷》记载，李时珍首先说明水火的重要意义，提出火在生活与疾病救治中的作用，继而指出历代本草有忽略辨火之缺憾，结合临证运用灸焫等火疗方法，明示火部组成的依据，陈述历代本草有关火的论述。指出水火能养民，而民众亦依赖水火以生存。而历代本草与医方记载，皆知辨水之不同，而不知辨火之差异，此乃对火认识的缺陷。火是南方之征象，火具有上炎之特征。火气可行于天，可潜藏于地，有助于人的生活。上古时期，燧人氏上观天象，下察地理，钻木取火，教民众食用熟食，使之不患腹疾。司氏向太阳燧取明火，向月亮取明水，以供祭祀。司烜氏掌管火之政令，在四时变化时，以火救治时疾。参考《曲礼》记载，圣王运用水火金木，饮食必须有规律。可见，古先圣王对于火政，或在天人之间的作用，进行用心研究，而后世则有忽略。现撰写切合日常运用灸焫的火，共 11 种，组成《本草纲目》的火部。

（3）土部第七卷

《本草纲目·土部目录·第七卷》记载："〔李时珍曰〕土者，五行之主，坤之体也。具五色而以黄为正色，具五味而以甘为正味。是以《禹贡》辨九州之土色，《周官》辨十有二壤之土性。盖其为德，至柔而刚，至静有常，兼五行生万物而不与其能，坤之德其至矣哉。在人则脾胃应之，故诸土入药，皆取其裨助戊己之功。今集土属六十一种为土部。旧本三十九种，散见玉石部。"

根据《本草纲目·土部目录·第七卷》记载，李时珍阐述了土的独特地位与特殊功用，土与脾胃的密切联系，介绍历代本草对土部药物的载录。指出土在五行之中尤为重要，是八卦中的坤体。五色以黄为正色，五味以甘为正味。故而《禹贡》辨九州之土色，《周官》辨十二壤之不同土性。土之德，至柔而刚，至静而有常变，兼化五行生万物，而无一行能超过土之功能，坤土之德广大。在人则脾胃属土，故诸土入药，皆取其助益戊己脾胃之功。现收集属土的药物共 61 种，组合而构成土部。古本草著作中共有属土的药物 39 种，散见于玉石部。

（4）金石部第八卷至第十一卷

《本草纲目·金石部目录·第八卷》记载："〔李时珍曰〕石者，气之核，土之骨也。大则为岩崖，细则为砂尘。其精为金为玉，其毒为礜为砒。气之凝也，则结而为丹青；气之化也，则液而为矾汞。其变也：或自柔而刚，乳卤成石是也；或自动而静，草木成石是也；飞走含灵之为石，自有情而之无情也；雷震星陨之为石，自无形而成有形也。大块资生，鸿钧炉辅，金石虽若顽物，而造化无穷焉。身家攸赖，财剂卫养，金石虽曰死瑶，而利用无穷焉。是以《禹贡》《周官》列其土产，农经、轩典详其性功，亦良相、良医之所当注意者也。乃集其可以济国却病者一百六十一种为金石部，分为四类：曰金，曰玉，曰石，曰卤。旧本玉石部三品，共二百五十三种。今并入二十八种，移三十二种入水部，三十九种入土部，三种入服器部，一种入介部，一种入人部。"

根据《本草纲目·金石部目录·第八卷》记载，李时珍阐述了金石的作用价值，谓其收集可济国却病之石，介绍构成金石部的依据及历代本草对相关药物的载录，金石部的分类情况。提出石是气之核，土之骨，大如岩崖，细如砂尘。石之精华为金玉，有毒为礜为砒。石气凝集可结为丹青，石气液化则成为矾汞。石的变化，或自柔而刚，如乳卤变成石；或自动而静，像草木成石；指出飞禽走兽等，有灵性之物可化为石，是自有情而变为无情；雷震星陨而成为石，乃是自无形变为有形。大块资生之石，虽有鸿钧炉辅之煅制，故金石虽是顽物，却造化无穷。居家兴业，生活所依赖，亦离不开金石。金石美玉，虽为死物，但其利用变化无穷。故而《禹贡》《周官》列其为土产，农经、轩典，详述其性味功能，说明古代良相、良医已注意到金石的价值。故而金石部收集可济国却病之石共 161 种，组成金石部，分为 4 类：依次为金、玉、石、卤。古本草著作将玉石部分为三品，共 253 种。现在并入 28 种，移 32 种入水部，移 39 种入土部，移 3 种入服器部，移 1 种入介部，移 1 种入人部。

（5）草部第十二卷至第二十一卷

《本草纲目·草部目录·第十二卷》记载："〔李时珍曰〕天造地化而草木生焉。刚交于柔而成根荄，柔交于刚而成枝干。叶萼属阳，华实属阴。由是草中有木，木中有草。得气之粹者为良，得气之戾者为毒。故有**五形焉**，金、木、水、火、土。**五气焉**，香、臭、臊、腥、膻。**五色焉**，青、赤、黄、白、黑。**五味焉**，酸、苦、甘、辛、咸。**五性焉**，寒、热、温、凉、平。**五用焉**，升、降、浮、沉、中。炎农尝而辨之，轩岐述而着之，汉、魏、唐、宋明贤良医代有增益。但三品虽存，淄渑交混，诸条重出，泾渭不分。苟不察其精微，审其善恶，其何以权七方、衡十剂而寄死生耶？于是剪繁去复，绳缪补遗，析族区类，振纲分目。除谷、菜外，凡得草属之可供医药者六百一十一种，分为十类：曰山，曰芳，曰隰，曰毒，曰蔓，曰水，曰石，曰苔，曰杂，曰有名未用。旧本草部上中下三品，共四百四十七种。今并入三十一种，移二十三种入菜部，三种入谷部，四种入果部，二种入木部，自木部移并一十四种，蔓草二十九种，菜部移并一十三种，果部移并四种，外类有名未用，共二百四十七种。"

根据《本草纲目·草部目录·第十二卷》记载，李时珍阐述了天地造化与草木的关系，说明草有五形、五气、五色、五味、五性、五用，介绍草部的组成依据、草部的分类及历代本草对相关药物的记载等。其云天造地化，而草木应时而生。天地阴阳刚交于柔，而成植物的根。天地阴阳柔交于刚，而成枝干、枝条。叶片、花萼属阳，花朵、果实属阴。故草类中有木，木类中有草。其得气之精粹孕育，则为优良之草；其受乖戾之气的侵袭，则为有毒之草。故而有五形，即金、木、水、火、土；五气，即香、臭、臊、腥、膻；五色，即青、赤、黄、白、黑；五味，即酸、苦、甘、辛、咸；五性，即寒、热、温、凉、平；五用，即升、降、浮、沉、中。虽汉、魏、唐、宋历代之明贤、良医，皆有增补。然上、中、下三品虽存，而淄渑混杂，诸条重复出现，泾渭不分。若不察其精确，审其善恶，何以衡量七方，比较十剂，而寄托死生。于是"剪繁去复，绳缪补遗，析族区类，振纲分目"。除谷部、菜部药物之外，大致有草属之可供使用的药物共611种，分为10类：山草，芳草，隰草，毒草，蔓草，水草，石草，苔草，杂草，有名未用的草。古本草著作之草部，有上、中、下三品，共447种。今并入31种，移23种入菜部，3种入谷部，4种入果部，2种入木部，自木部移并14种，蔓草29种，菜部移并13种，果部移并4种，外类有名而未用，共247种。

（6）谷部第二十二卷至第二十五卷

《本草纲目·谷部目录·第二十二卷》记载："〔李时珍曰〕太古民无粒食，茹毛饮血。神农氏出，始尝草别谷，以教民耕艺；又尝草别药，以救民疾夭。轩辕氏出，教以烹饪，制为方剂，而后民始得遂养生之道。《周官》有五谷、六谷、九谷之名，诗人有八谷、百谷之咏，谷之类可谓繁矣。《素问》云：五谷为养。麻、麦、稷、黍、豆，以配肝、心、脾、肺、肾。职方氏辨九州之谷，地官辨土宜种莳之种，以教稼穑树艺，皆所以重民天也。五方之气，九州之产，百谷各异其性，岂可终日食之而不知其气味损益乎？于是集草实之可粒食者为谷部，凡七十三种，分为四类：曰麻麦稻，曰稷粟，曰菽豆，曰造酿。旧本米谷部三品共五十九种。今并入九种，移一种入菜部，自草部移入一种。"

根据《本草纲目·谷部目录·第二十二卷》记载，李时珍指出，远古人们无粮，茹毛饮血，发展到耕种土地，尝百草区分药物，用药物治病，继而分辨不同地域气候与谷物的差异，收集植物果实而组成谷部，以及历代本草对相关药物的记载情况。如神农尝百草，辨别五谷，教民众耕种土地；分辨药物，以挽救民众的疾病与夭折；轩辕黄帝教民众烹饪，制为方剂，而后民众始知养生。《素问》有言，五谷为养。五方的气候，九州之出产，百谷之性各异。于是本部收集草本植物果实之可食用者为谷部，共计73 种，分为 4 类：麻麦，稻，稷粟，菽豆，造酿。古本草米谷部三品共 59 种。今并入 9 种，移 1 种入菜部，自草部移入 1 种。

（7）菜部第二十六卷至第二十八卷

《本草纲目·菜部目录·第二十六卷》记载："〔李时珍曰〕凡草木之可茹者谓之菜。韭、薤、葵、葱、藿，五菜也。《素问》云：五谷为养，五菜为充。所以辅佐谷气，疏通壅滞也。古者三农生九谷，场圃毓草木，以备饥馑，菜固不止于五而已。我国初周定王图草木之可济生者四百余种，为《救荒本草》，厥有旨哉。夫阴之所生，本在五味；阴之五宫，伤在五味。谨和五味，脏腑以通，气血以流，骨正筋柔，腠理以密，可以长久。是以《内则》有训，食医有方，菜之于人，补非小也。但五气之良毒各不同，五味之所入有偏胜，民生日用而不知。乃搜可茹之草，凡一百五种为菜部。分为五类：曰荤辛，曰柔滑，曰蓏，曰水，曰芝栭。旧本菜部三品，共六十五种。今并入五种，移十三种入草部，六种入果部。自草部移入及并二十三种，自谷部移入一种，果部移入一种，外类有名未用移入三种。"

根据《本草纲目·菜部目录·第二十六卷》记载，李时珍指出，五菜与五谷充养人体，当谨慎调和使用五味，然后陈述菜部的组成，以及历代本草对相关药物的载录。认为但凡草木，可食用的谓之菜，如韭、薤、葵、葱、藿，为五菜。遵循《素问》所云，五谷滋养人体，五菜充养人体。五菜辅佐谷气，疏通壅滞。明初周定王画草木之可救济生民者，有400余种，撰成《救荒本草》。人体阴精所生，根本之源在五味；贮藏阴精之五脏，亦因饮食不当而伤在五味。谨和五味，脏腑以通，气血流畅，骨正筋柔，腠理密固，可以长寿。故而《礼记·内则》有训，食医有方，菜之于人，补益作用不小。但五气之良毒各有不同，五味之所入有偏胜，而民生日用而不知。乃搜集可食用之草共计105种，构成菜部。古本草菜部分为三品，共65种。今并入5种，移13种入草部，6种入果部。自草部移入及并23种，自谷部移入1种，自果部移入1种，外类有名而未用移入3种。

（8）果部第二十九卷至第三十三卷

《本草纲目·果部目录·第二十九卷》记载："〔李时珍曰〕木实曰果，草实曰蓏。熟则可食，干则可脯。丰俭可以济时，疾苦可以备药。辅助粒食，以养民生。故《素问》云：五果为助。五果者，以五味、五色应五脏，李、杏、桃、栗、枣是矣。《占书》欲知五谷之收否，但看五果之盛衰。李主小豆，杏主大麦，桃主小麦，栗主稻，枣主禾。《礼记·内则》列果品菱、椇、榛、瓜之类。《周官》职方氏辨五地之物，山林宜皂物，柞、栗之属，川泽宜膏物，菱、芡之属，丘陵宜核物，梅、李之属。甸师掌野果蓏。场人树果珍异之物，以时藏之。观此，则果蓏之土产常异，性味良毒，岂可纵嗜欲而不知物理乎？于是集草木之实号为果蓏者为果部，凡一百二十七种。分为六类：曰五果，曰山，曰夷，曰味，曰蓏，曰水。旧本果部三品共五十三种。今移一种入菜部，四种入草部。自木部移入并附三十一种，草部移入四种，菜部移入一种，外类移入四种。"

根据《本草纲目·果部目录·第二十九卷》记载，李时珍阐述瓜果的作用，五果、五味、五色与五脏，以及历代本草对相关药物的载录情况。说明树木结的实为果，草本植物结的实为瓜。果实成熟则可食用，晒干可做果脯。有疾苦其可备以药用。其辅助粮食，以养育民众。故《素问》提出五果为助。五果有五味、五色应五脏。《礼记·内则》列有果品菱角、枳椇、榛子及瓜。《周官》职方氏辨析五地之物品。瓜果之产地有不同，性味品种亦有不同，岂可只知瓜果之味美，而不懂得其中的道理呢。于是本部收集草木之实称为瓜果，而组合为果部，共计 127 种。分为 6 类：五果、山果、夷果，以及味类、瓜类、水类。古本草果部分为三品，共计 53 种。今移 1 种入菜部，4 种入草部。自木部移入并附 31 种，草部移入 4 种，菜部移入 1 种，外类移入 4 种。

（9）木部第三十四卷至第三十七卷

《本草纲目·木部目录·第三十四卷》记载："〔李时珍曰〕木乃植物，五行之一。性有土宜，山谷原隰。肇由气化，爰受形质。乔条苞灌，根叶华实。坚脆美恶，各具太极。色香气味，区辨品类。食备果蔬，材充药器。寒温毒良，直有考汇。多识其名，奚止读诗。坤以本草，益启其知。乃肆搜猎，萃而类之。是为木部，凡一百八十种，分为六类：曰香，曰乔，曰灌，曰寓，曰苞，曰杂。旧本木部三品，共二百六十三种。今并入二十五种，移一十四种入草部，二十九种入蔓草，三十一种入果部，三种入菜部，一十六种入器用部，二种入虫部。自草部移入二种，外类有名未用移入十一种。"

根据《本草纲目·木部目录·第三十四卷》记载，李时珍阐释木乃植物，是五行之一。树木生长有其所适宜的土地，山谷、平原、隰地，皆能生长。树木由天地之气化而成，于是改易其禀受之形质。乔木枝条高大，根叶花实蓄秀。其坚脆、优劣，各具其特色。按照其色香气味，区辨其品类。树木的果实为水果、蔬菜，木材亦可充当药物器械。其寒温、有毒、无毒，宜考证辨析。多识别树木之名，不仅只是为方便阅读诗书，而是对本草有更多了解。故而搜集猎取，精选荟萃，汇集为木部，共计 180 种，分为 6 类，有香木、乔木、灌木、寓木、苞木、杂木。古本草木部分三品，共计 263 种。今并入 25 种，移 14 种入草部，29 种入蔓草，31 种入果部，3 种入菜部，16 种入器用部，2 种入虫部。自草部移入 2 种，其他类有名而未用移入 11 种。

（10）服器部第三十八卷

《本草纲目·服器部目录·第三十八卷》记载："〔李时珍曰〕敝帷敝盖，圣人不遗，木屑竹头，贤者注意，无弃物也。中流之壶拯溺，雪窖之毡救危，无微贱也。服帛器物，虽属尾琐，而仓猝值用，亦奏奇功，岂可藐视而漫不经神耶？旧本散见草、木、玉石、虫鱼、人部。今集其可备医用者，凡七十九种，为服器部。分为二部：曰服帛，曰器物。草部十六种，木部十九种，玉石部二种，虫鱼部五种，人部一种，共四十三种。"

根据《本草纲目·服器部目录·第三十八卷》记载，李时珍阐释服器的意义、服器部的组成，以及历代本草有关服器部药物的记载情况。说明用过的盖被与床帏帐幔、木屑竹头，贤德者注意收集，无可废弃之物。如急流中，一只壶可拯救溺水之人；雪窖之中，破毡可救危急，但凡器物无微贱之分。衣服丝帛器物，虽看似琐碎，而仓猝之中派上用场，亦可见奇功。在古本草中，器物散见于草、木、玉石、虫鱼、人部。现在收集可备医药使用者，共计 79 种，组成服器部。分为 2 类：服帛，器物。草部16 种，木部 19 种，玉石部 2 种，虫鱼部 5 种，人部 1 种，共 43 种。

（11）虫部第三十九卷至第四十二卷

《本草纲目·虫部目录·第三十九卷》记载："〔李时珍曰〕虫乃生物之微者，其类甚繁，故字从三虫会意。按《考工记》云：外骨、内骨、却行、仄行、连行、纡行，以脰鸣、注脰同鸣、旁鸣、翼鸣、腹鸣、胸鸣者，谓之小虫之属。其物虽微，不可与麟、凤、龟、龙为伍；然有羽、毛、鳞、介、倮之形，胎、卵、风、湿、化生之异，蠢动含灵，各具性气。录其功，明其毒，故圣人辨之。况蜩、蠆、蚁、蚳，可供馈食者，见于《礼记》；

蜈、蚕、蟾、蝎，可供匕剂，载在方书。《周官》有庶氏除毒蛊，剪氏除蠹物，蝈氏去蛙黾，赤犮氏除墙壁狸虫（蠼螋之属），壶涿氏除水虫（狐蜮之属）。则圣人之于微琐，罔不致慎。学人可不究夫物理而察其良毒乎？于是集小虫之有功、有害者为虫部，凡一百零六种，分为三类：曰卵生，曰化生，曰湿生。旧本虫鱼部三品，共二百三十六种。今析出鳞、介二部，并入六种，移八种入禽兽、服器部，自有名未用移入六种，木部移入二种。"

根据《本草纲目·虫部目录·第三十九卷》记载，李时珍说明虫种类繁多，并介绍其外形、行走、鸣叫、生化等特性，陈述虫类的作用与药用价值，以及历代本草的相关载录情况。其言虫乃是生物之微小者，其种类甚繁，故文字从三虫会意而来。按《考工记》记载，虫有骨在外、骨在内，有后退而行，有横行，有相随而行，有屈曲而行；有用颈脖鸣叫，有用嘴鸣叫，有用两侧鸣叫，有用翅膀震动鸣叫，有用肚腹鸣叫，有用胸鸣叫，皆归于小虫之属。其身体虽微小，不可与麟、凤、龟、龙归为一类；然而有羽、毛、鳞、倮之形，有胎生、卵生、风生、湿生、化生之异。因其化生不同，有的蠕动，有的含灵气，各具不同性味和功用。故而，记录其功用，注明其毒性，辨别虫类。何况蝉、蜂、蚁、蚔，可用于服食。如《礼记》记载蜈蚣、蚕、蟾蜍、全蝎，可用作药物，古方书中有记载。于是本部收集小虫之有功用及有害者，组成虫部，共计106种，分为3类，即卵生、化生、湿生。古本草虫鱼部分为三品，共有236种。今分出鳞、介2部，并入6种，移8种入禽兽、服器部，自有名未用移入6种，自木部移入2种。

（12）鳞部第四十三卷至第四十四卷

《本草纲目·鳞部目录·第四十三卷》记载："〔李时珍曰〕鳞虫有水、陆二类，类虽不同，同为鳞也。是故龙蛇灵物，鱼乃水畜，种族虽别，变化相通，是盖质异而感同也。鳞属皆卵生，而蝮蛇胎产；水族皆不瞑，而河豚目眩。音剖。**蓝蛇之尾，解其头毒；沙鱼之皮，还消鲙积，虫鱼不分。今析为鳞部，凡九十四种，分为四类：曰龙，曰蛇，曰鱼，曰无鳞鱼。旧凡五十八种。"**

根据《本草纲目·鳞部目录·第四十三卷》记载，李时珍首先阐释鳞虫分类，其次说明鳞部分类，以及历代本草的相关载录情况。指出鳞虫分为水、陆二类，其分类虽不同，但同为鳞类。如龙、蛇乃有灵性之物，鱼乃水族类，其种族虽有区别，但变化相通，其本质有异而感应相同。鳞属皆属于卵生，而蝮蛇属胎产；水族类皆不闭眼，而河豚眼睛可眨动。蓝蛇之尾，可解其头毒；沙鱼之皮，可消除鱼鲙积滞，岂能虫、鱼不分。现在本卷分出鳞部，共计94种，分为4类，即龙、蛇、鱼、无鳞鱼。古本草共计58种。

（13）介部第四十五卷至第四十六卷

《本草纲目·介部目录·第四十五卷》记载："〔李时珍曰〕**介虫三百六十，而龟为之长。龟盖介虫之灵长者也。《周官》鳖人取互物以时籍昌角切，春献鳖蜃，秋献龟鱼。祭祀供蠃排蠃蚳池以授醢人。则介物亦圣世供馔之所不废者，而况又可充药品乎？唐宋本草皆混入虫鱼，今析为介部。凡四十六种，分为二类：曰龟鳖，曰蚌蛤。"**

根据《本草纲目·介部目录·第四十五卷》记载，李时珍首先说明介部的记载情况，然后陈述介类的作用和分类，以及历代本草的相关载录情况。其云介虫三百六十种，而龟为之长，排为第一。龟在介虫之中最有灵性。如《周官》记载，鳖人掌管收取龟鳖鱼蚌，参考季节捕捉，春季进献鳖与蚌蛤，秋季进献龟与鱼。祭祀供奉蚌蛤、螺、蚁卵，授以醢人做肉酱。可见介物在圣人之世供奉和制作佳肴上，不可缺少，又可充当药品。唐宋本草皆将介类混入虫鱼部，现在从中分出介部。共计46种，分为2类，即龟鳖、蚌蛤。

（14）禽部第四十七卷至第四十九卷

《本草纲目·禽部目录·第四十七卷》记载："〔李时珍曰〕二足而羽曰禽。师旷《禽经》云：羽虫三百六十，毛协四时，色合五方。山禽岩栖，原鸟地处。林鸟朝嘲，水鸟夜鹭。山禽味短而尾修，水禽味长而尾促。其交也，或以尾膘，或以睛眈，或以声音，或合异类。雉、孔与蛇交之类。其生也，或以翼孚卵，或以同气变，鹰化鸠之类。或以异类化，田鼠化鴽之类。或变入无情。雀入水为蛤之类。噫！物理万殊若此，学者其可不致知乎？五鸠九扈，少皞取以名官。雄雉鸱鸮，诗人得之观感。厥旨微矣。不妖夭，不覆巢。不殀卵，而庖人供六禽，翟音翅氏攻猛鸟，硩蔟覆夭鸟之巢。圣人之于物也，用舍仁杀之意，夫岂徒然哉？记曰：天产作阳。羽类则阳中之阳，大抵多养阳。于是集其可供庖药及毒恶当知者，为禽部，凡七十七种。分为四类：曰水，曰原，曰林，曰山。旧本禽部三品，共五十六种。今并入一种，自兽部移入一种，虫部移入一种，有名未用移入一种。"

根据《本草纲目·禽部目录·第四十七卷》记载，李时珍首先说明禽类的形体特点、生活习性、繁衍生化，然后介绍饮食烹饪的价值、药物作用，以及历代本草的相关记载情况。指出有二足并有羽毛的称为禽。如师旷《禽经》记载，羽虫 360 种，禽鸟的毛与四时协调，其毛色与其生长的环境相适应。如山禽栖息于山岩，原鸟生活于平地。林鸟早晨鸣叫，水鸟夜间鸣叫。山禽嘴短而尾修长，水禽嘴长而尾短。其交配时，或以尾部散发出特殊气味互相吸引，或以眼睛传情，或以声音诱惑，或异类亦交合。譬如野鸡、孔雀与蛇交合之类。禽鸟之生产，或以翅膀孵卵，或以同气而变化，如鹰可以变化为鸠之类。或以不同种类化生而来，如田鼠化为鴽之类，或有灵性的变为无灵性。亦有提出不惊扰幼鸟，不捣毁鸟巢，不伤未孵之鸟蛋者。庖人掌管烹饪六禽，翟氏主管攻打猛鸟，硩蔟颠覆有幼鸟之巢。关于其应用，有书记载，天生的动物为阳，羽类则为阳中之阳，大抵多用于养阳。于是收集其可供庖厨烹饪，亦可供医家药用，其有毒与恶性当知晓者，构成禽部，共计 77 种。分为 4 类，即水禽、原禽、林禽、山禽。古本草禽部分三品，共 56 种。今并入 1 种，自兽部移入 1 种，自虫部移入 1 种，有名未用移入 1 种。

（15）兽部第五十卷至第五十一卷

《本草纲目·兽部目录·第五十卷》记载："〔李时珍曰〕兽者四足而毛之总称，地产也。豢养者谓之畜。《素问》曰五畜为益是矣。周制庖人供六畜马、牛、鸡、羊、犬、豕。六兽麋、鹿、狼、麕、兔、野豕也……凡祭祀宾客，供其死兽生兽。皮毛筋骨，入于玉府。冥氏攻猛兽，穴氏攻蛰兽。呜呼！圣人之于养生事死、辨物用物之道，可谓慎且备矣。后世如黄羊黄鼠，今为御供；犏尾貂皮，盛为时用。山獭之异，狗宝之功，皆服食所须，而典籍失载。羬羊之问，宣父独知；鼷鼠之对，终军能究。地生之羊，彭侯之肉，非博雅君子，孰能别之？况物之性理万殊，人之用舍宜慎，盖不但多识其名而已也。于是集诸兽之可供膳食、药物、服器者为兽类，凡八十六种，分为五类：曰畜，曰兽，曰鼠，曰寓，《尔雅·释兽》有鼠属、寓属。〔邢昺注曰〕猴类渐肖于人，寄寓山林，故曰寓属。曰怪。旧本兽部三品，共五十八种。今并入五种，移一种入鳞部，一种入禽部，自虫部移入三种。"

根据《本草纲目·兽部目录·第五十卷》记载，李时珍介绍了兽的特征，兽与畜的区别，膳食与药物的作用，以及历代本草的相关记载情况。李时珍指出兽是有四足、身有毛之各种动物的总称，属于地产之物。人工豢养者称为畜。《素问》云五畜为益。《周官》记载：庖人烹制以六畜，即马、牛、鸡、羊、犬、豕。使用六兽，即麋、鹿、狼、麕、兔、野豕。需辨其死生、肉质等。需辨识各种兽畜。凡祭祀典礼，或迎接宾客，需要提供死兽、生兽。兽之皮、毛、筋、骨，收藏于玉府。冥氏负责猎取猛兽，穴氏则负责捕捉洞穴蛰伏之兽。后世所出之黄羊、黄鼠，当时已成朝廷的御供。猵尾、貂皮，当时则盛为流行。山獭之珍奇，狗宝之功用，皆服食所必须，而既往之典籍失于记载。况且事物之性理各不相同，使用时舍弃宜谨慎，不仅是多了解其名而已。于是汇集诸兽之可供膳食、药物，以及制作服装器具者为兽类，共计 86 种，分为 5 类，即畜类、兽类、鼠类、寓类、怪类。古本草兽部分为三品，共 58 种。今并入 5 种，移 1 种入鳞部，移 1 种入禽部，自虫部移入 3 种。

（16）人部第五十二卷

《本草纲目·人部目录·第五十二卷》记载："〔**李时珍曰**〕**神农本草，人物惟发髲一种，所以别人于物也。后世方伎之士，至于骨、肉、胆、血，咸称为药，甚哉不仁也。今于此部凡经人用者，皆不可遗。惟无害于义者，则详述之。其惨忍邪秽者则略之，仍辟断于各条之下。通计三十七种，不复分类。**旧本二十五种。今移五种入服器部，自玉石部移入一种。"

根据《本草纲目·人部目录·第五十二卷》记载，李时珍重点介绍人部药物的组成，以及历代本草的相关记载情况。从《神农本草经》记载来看，人身上的物品做药，只有头发。后世方士甚至将骨、肉、胆、血，皆称为药，甚为不仁。故而汇集于人部的药物，凡是经人用过者，皆不可遗漏。唯有无害于义理之物，则详细叙述。其惨忍、邪秽者则简略，且各条之下明断是非。共计 37 种，不再分类。旧本草 25 种。今移 5 种入服器部，自玉石部移入 1 种。

综上所述，李时珍引据历代诸家本草、医家著作、经史百家，可谓渔猎群书，搜罗百氏，创新本草著作编撰体例，乃是《本草纲目》重要的学术特色。李时珍基于之前的本草学典籍记载，并根据考察所得与实际使用经验，增加新的药物品种，将全书涉及的 1892 种药物分为 16 部，各部以下又分为不同的类别。对于具体药物的介绍，全书布局条理分明，具有严格的分类体系。李时珍采用纲目体裁，革除了古本草在体例和分类上的弊端，各部药物及其分类反映了明代以前药物学的发展，尤其是药学理论方面的成就与实践经验，为药学的进一步发展开拓了新的视野。

（三）正名为纲，释名为目，次以集解、修治、气味、主治、正误、发明、附方

根据古籍的记载和自身的应用体会，李时珍编写《本草纲目》时对所涉及药物之名称、产地、气味、形态、栽培、采集、炮制、主治等，依次进行了详细阐述，且结合实践使用与考证，纠正了前人的错误。诚如《本草纲目》凡例所谓："诸品首以释名，正名也；次以集解，解其出产、形状、采取也；次以辨疑、正误，辨其可疑，正其谬误也；次以修治，谨炮炙也；次以气味，明性也；次以主治，录功也；次以发明，疏义也；次以附方，著用也；或欲去方，是有体无用矣。旧本附方2938个，今增8161个。"《本草纲目》全书分16部62类，收药计1892种，新增者374种。全书分部为纲，分类为目；正目为纲，释名为目。意在物以类从，目随纲举。每药下分列释名、集解、修治、气味、主治、正误、发明、附方。①释名。罗列历代典籍中相关药物的名称及异名，解说药物之名的由来，确定药物的正名和异名，并引经据典释其含义。②集解。集录阐释历代诸家对该药产地、形态、栽培、生长环境、生长过程、采集季节、药用部分等认识。③修治。以历代诸家论述为依据，结合李时珍自身体会与访学经验，介绍该药的炮制方法、保存方法、相似药物的鉴别、质量评定、禁忌等。④气味。解析该药的药性、毒性及作用特点，兼叙其归经及配伍。⑤主治。列举该药所能治疗的主要病证及使用方法。⑥发明。介绍该药物之性味、归经、主治、配方应用、注意事项等，且兼有引入医案医话、医论等，以阐明或佐证该药的功效，并记录前人和李时珍自身的用药体会。⑦正误。主

要纠正古本草关于药物品种、性质、功效等方面的错误。⑧附方。主要介绍临床常见病证的治疗方药、用药剂量与用法，同时介绍历代医家的治疗经验等。其他，尚有校正、附录，但内容不多。李时珍对相关内容的着墨，依据药物的具体情况而定各项目之内容，若药物有涉及则写，若无则任其缺如。故而不是每味药均具备上述各项目的内容。凡有涉及项目之内容列出，且所引资料，皆注其出处，以展现历代主要本草的认识与发展的脉络，体现《本草纲目》之"纲"和"目"的多样性和层次性，亦体现出李时珍治学的严谨及求实之精神。本次研究，笔者就凡例所列 8 个方面的主要内容，择其要举例解读如下。

1. 释名，以开药名阐释起端

《本草纲目》首列"释名"，开药名阐释之起端。纵观本草文献，专立"释名"之项，乃是《本草纲目》所首创，亦是《本草纲目》书名确立的重要依据。诚如《本草纲目》序所云："每药标正名为纲，附释名为目。"《本草纲目》凡例曰："诸品首以释名，正名也。"此所谓"正名"，即明确辨正其名分，指出正名之概念与实践的联系，其内容丰富，联系广泛，内涵阐释深刻，故而药物之"释名"，不仅包含历代典籍所载之相应药物异名，且多附有李时珍的实际考证分析，使人读后而知古今名称变化之沿革，以及异名产生之原因，并从药物本身客观存在的性状、功用等特征，以及生长特性、产地等，分析得名之由，亦呈现了训诂学方法的实际运用，可谓开释名之先河，集本草释名之大成。

关于释名，东汉·刘熙撰著《释名》一书，其旨在运用词汇音义结合之规律解释词源。而《本草纲目》的释名项，熟练地将训诂学等方法用于药物的释名，其方法与《释名》一脉相承，但用于药物释名则是李时珍首创，而采用训诂学的语源学方法，且结合本草药物命名的特点，即"本草药之名多有意义，或以色，或以形，或以气，或以质，或以味，或以能，或以时是也"(《本草衍义补遗》)。《本草纲目》从药物的功用、形态、色泽、气味、生长特性、入药部位、产地等方面，解释其命名原理，对于药物的认识与理解具有参考意义。

（1）根据药物功用释名

李时珍考察药物的主要功效，采用其功效作用进行命名的阐释，可谓恰如其名，使人知其药物之名即知其用，举例如下。

①《本草纲目·草部·第十二卷》肉苁蓉："【释名】**肉松容**《吴普》**黑司命**《吴普》。〔时珍曰〕此物补而不峻，故有从容之号。从容，和缓之貌。"

征引《吴普本草》有关记载，解说肉苁蓉又有肉松容、黑司命之异名。说明肉苁蓉具有补肾阳、益精血之功效；因其具有从容和缓、滋补而不峻烈之特性，故而释其名。

②《本草纲目·草部·第十二卷》远志："【释名】**苗名小草**《本经》**细草**《本经》**棘菀**《本经》**葽绕**苏颂。〔时珍曰〕此草服之能益智强志，故有远志之称。"

在此承袭《神农本草经》之论，参考苏颂之说，解释远志又有小草、细草、棘菀、葽绕等异名，说明远志因其具有益智安神之功效而得名。

③《本草纲目·草部·第十三卷》防风："【释名】**铜芸**《本经》**茴芸**《吴普》**茴草**《别录》**屏风**《别录》**蕳根**《别录》**百枝**《别录》**百蜚**《吴普》。〔时珍曰〕防者，御也。其功疗风最要，故名。"

援引《神农本草经》《吴普本草》《名医别录》之记载，说明防风有铜芸、茴芸、茴草、屏风、蕳根、百枝、百蜚等异名。李时珍指出，防风为治风之要药，并说明其具有防御功用而得名。

④《本草纲目·草部·第十六卷》王不留行："【释名】**禁宫花**《日华》**剪金花**《日华》**金盏银台**。〔时珍曰〕此物性走而不住，虽有王命不能留其行，故名。《吴普本草》作一名王不流行，盖误也。"

参考《日华子本草》记载，解释王不留行的异名，如禁宫花、剪金花、金盏银台。李时珍说明王不留行具有活血通经之功效，因其功用擅长通行不留之特性而得名，并认为称"王不流行"因误而得名。

⑤《本草纲目·草部·第十八卷》威灵仙："【释名】〔时珍曰〕威，言其性猛也。灵仙，言其功神也。"

李时珍在此直接解释威灵仙之名由，从其作用发挥之性猛，起效神灵而释其名，故而威灵仙因其功用神奇而得名。

⑥《本草纲目·草部·第二十卷》骨碎补："【释名】猴姜《拾遗》胡孙姜志石毛姜苏颂石庵。〔藏器曰〕骨碎补本名猴姜。开元皇帝以其主伤折，补骨碎，故命此名。或作骨碎布，讹矣。江西人呼为胡孙姜，象形也。〔时珍曰〕庵主折伤破血。此物功同，故有庵之名。"

征引《本草纲目拾遗》之说，参考苏颂、陈藏器等阐释，解读骨碎补尚有猴姜、胡孙姜、石毛姜、石庵等异名。如江西人称之为胡孙姜，乃是从其象形，即形状而言。引用陈藏器解释，开元皇帝曾以骨碎补医骨折治疗伤病之传说。李时珍指出，骨碎补具有治疗骨折外伤、活血之功效，故因其功用而命名。其称为石庵，则源于此庵曾因接骨疗伤而闻名。

（2）根据药物形状释名

将药物的形状作为释名依据，亦是《本草纲目》释名的主要方面，举例如下。

①《本草纲目·草部·第十二卷》贯众："【释名】贯节《本经》贯渠《本经》百头《本经》，又名虎卷、扁苻草鸱头《别录》黑狗脊《纲目》凤尾草《图经》。〔时珍曰〕此草叶茎如凤尾，其根一本而众枝贯之，故草名凤尾，根名贯众、贯节、贯渠。渠者，魁也。"

征引《神农本草经》《名医别录》《本草图经》《本草纲目》等记载，解释贯众的释名，又称贯节、贯渠、百头、虎卷、扁苻、草鸱头、黑狗脊、凤尾草。李时珍进一步说明，贯众的草叶茎如同凤尾，其根部有一主根枝，而其他众根枝贯之，以居于首位最大的根为主，故其草之名称为凤尾，其根则名为贯众、贯节、贯渠。

②《本草纲目·草部·第十二卷》桔梗："【释名】白药《别录》梗草《别录》荠苨苏颂。〔时珍曰〕此草之根结实而梗直，故名。"

参考《名医别录》及苏颂之解说，阐释桔梗的异名为白药、梗草、荠苨。李时珍亦说明，桔梗以其根结实，而其梗有笔直的形状而命名。

③《本草纲目·草部·第十五卷》鸡冠："【释名】〔时珍曰〕以花状命名。"

因其入药部分形似鸡冠花，故名为鸡冠。可见鸡冠是以其形状似花而命名。

④《本草纲目·草部·第十六卷》海金沙："【释名】竹园荽。〔时珍曰〕其色黄如细沙也。谓之海者，神异之也。俗名竹园荽，象叶形也。"

首先，介绍海金沙的异名为竹园荽。继而，李时珍说明因海金沙颜色黄，形状如细沙，称之为海，有神奇之意。异名俗称竹园荽，因其形状像竹园荽的叶而得名。

⑤《本草纲目·草部·第十八卷》百部："【释名】婆妇草《日华》野天门冬《纲目》。〔时珍曰〕其根多者百十连属，如部伍然，故以名之。"

引述《日华子本草》《本草纲目》之记载，解释百部的异名为婆妇草、野天门冬。说明因百部根多，且呈连续排列之形状，如同队伍，故而命名为百部。

⑥《本草纲目·草部·第十八卷》钩藤："【释名】〔弘景曰〕出建平。亦作吊藤。疗小儿，不入余方。〔时珍曰〕其刺曲如钓钩，故名。或作吊，从简耳。"

钩藤的药用部位为茎枝，其形状如钓，故《本草纲目》将其正名写为钓藤。在此参考陶弘景之论，认为钩藤的异名为吊藤。李时珍进而指出，因其有刺，形状弯曲如钓钩，故命名之，又称其为吊。

（3）根据药物颜色释名

根据药物的颜色进行释名，是《本草纲目》释名的重要部分，依次举例如下。

①《本草纲目·草部·第十二卷》白头翁："【释名】**野丈人**《本经》**胡王使者**《本经》**奈何草**《别录》。〔弘景曰〕处处有之。近根处有白茸，状似白头老翁，故以为名。〔时珍曰〕丈人、胡使、奈何，皆状老翁之意。"

征引《神农本草经》《名医别录》之论，介绍白头翁的异名为野丈人、胡王使者、奈何草。参考陶弘景之说，解释白头翁邻近根处长有白色的茸毛，其形状犹如白头老翁，故而称为白头翁。李时珍补充说明白头翁之异名，如丈人、胡使、奈何，都蕴含了描述老翁的意思。

②《本草纲目·草部·第十二卷》玄参："【释名】**黑参**《纲目》**玄台**《吴普》**重台**《本经》**鹿肠**《吴普》**正马**《别录》**逐马**《药性》**馥草**《开宝》**野脂麻**《纲目》**鬼藏**《吴普》。〔时珍曰〕玄，黑色也。别录一名端，一名咸，多未详。〔弘景曰〕其茎微似人参，故得参名。"

援引《神农本草经》《名医别录》《吴普本草》《开宝本草》《药性赋》《本草纲目》之记载，说明玄参又称黑参、玄台、重台、鹿肠、正马、逐马、馥草、野脂麻、鬼藏。李时珍进而解释指出，玄乃是黑色，并参考陶弘景之说，指出玄参的茎与人参相似，故而其名中有参字。

③《本草纲目·草部·第十三卷》黄连："【释名】**王连**《本经》**支连**《药性》。〔时珍曰〕其根连珠而色黄，故名。"

援引《神农本草经》《药性赋》之记载，介绍黄连的异名为王连、支连。李时珍补充解释，黄连因其根系色黄而得名。

④《本草纲目·草部·第十五卷》大青："【释名】〔时珍曰〕其茎叶皆

深青，故名。"

大青叶的药用部位是其叶片，其正名为大青。李时珍在此说明，大青因其茎与叶子均是深青色而命名。

⑤《本草纲目·草部·第十六卷》青黛："【释名】靛花《纲目》青蛤粉。〔时珍曰〕黛，眉色也。刘熙《释名》云：灭去眉毛，以此代之，故谓之黛。"

青黛，因古代作画眉之用而得名。其又有靛花、青蛤粉的异名。李时珍解释黛为眉之颜色。援引刘熙《释名》之陈述，表明眉毛丧失，可以似眉之颜色代替之，故而称为黛。

⑥《本草纲目·草部·第十六卷》鳢肠："【释名】莲子草《唐本》旱莲草《图经》金陵草《图经》墨烟草《纲目》墨头草《纲目》墨菜《纲目》猢孙头《必用》猪牙草。〔时珍曰〕鳢，乌鱼也，其肠亦乌。此草柔茎，断之有墨汁出，故名，俗呼墨菜是也。细实颇如莲房状，故得莲名。"

墨旱莲的入药部位是其地上部分，因其形状、颜色黑而得名，故其正名为鳢肠。在此援引《新修本草》(即《唐本草》)《图经本草》《本草纲目》《居家必用事类全集》等记载，鳢肠即墨旱莲，其异名有莲子草、金陵草、墨头草、墨菜、猪牙草等。李时珍继而解释，鳢即乌鱼，因乌鱼的肠亦呈乌黑，而墨旱莲茎柔，折断之则有墨汁出，故而命名。因而，墨旱莲的俗称为墨菜。

（4）根据药物气味释名

五味是指药物有酸、苦、甘、辛、咸5种不同属性，因而具有不同的治疗作用，药物之五味亦是《本草纲目》释名的依据。

①《本草纲目·草部·第十三卷》白鲜："【释名】白膻弘景白羊鲜弘景地羊鲜《图经》金雀儿椒《日华》。〔弘景曰〕俗呼为白羊鲜。气息正似羊膻，故又名白膻。〔时珍曰〕鲜者，羊之气也。此草根白色，作羊膻气，共子累

累如椒，故有诸名。"

白鲜皮在《本草纲目》的正名是白鲜。释名征引《图经本草》《日华子本草》，以及陶弘景之论等，介绍其异名，如白膻、白羊鲜、地羊鲜、金雀儿椒。继而，参考陶弘景之说，其俗称为白羊鲜；因其气息似羊膻之味，故而又名为白膻。其后，李时珍指出，鲜者，为羊之气。因为此草根为白色，有羊膻气，故而有诸名。

②《本草纲目·果部·第三十二卷》胡椒："【释名】昧履支。〔时珍曰〕胡椒，因其辛辣似椒，故得椒名，实非椒也。"

胡椒的异名为昧履支。李时珍指出，从其味辛辣似椒，故得椒而进行释名，并指出其名虽为椒，但功效实属非椒的独特之处。

③《本草纲目·木部·第三十四卷》乌药："【释名】旁其《拾遗》鳑魮《纲目》矮樟。〔时珍曰〕乌以色名。其叶状似鳑魮鲫鱼，故俗呼为鳑魮树。拾遗作旁其，方音讹也。南人亦呼为矮樟，其气似樟也。"

征引《本草拾遗》《本草纲目》之记载，介绍乌药的异名，如旁其、鳑魮、矮樟。李时珍继而解说"乌"字之意，说明从其色命名。再从乌药之叶子的形状似鳑魮鲫鱼，故而其俗称为鳑魮树。并说明异名旁其，乃是方音之讹传。随后，直言南方人亦称乌药为矮樟，则因其气味芬芳似樟木，故而名之。

④《本草纲目·木部·第三十四卷》辛夷："【释名】辛雉《本经》桃同木笔《拾遗》迎春。〔时珍曰〕夷者，荑也。其苞初生如荑而味辛也……〔藏器曰〕辛夷花未发时，苞如小桃子，有毛，故名侯桃。初发如笔头，北人呼为木笔。"

首先援引《神农本草经》《本草拾遗》之记载，介绍辛夷的异名，如辛雉、侯桃、木笔、迎春。继而，从"夷"字同"荑"字义为解。再者，从辛夷形状如苞初生，而其性味如荑而味辛进行释名。随后，参考陈藏器之论，说明辛夷花未发之时，气苞如小桃子且有毛，故而又名侯桃。其初发之时形状如笔头，因而北人称其为木笔。

（5）根据药物的隐喻释名

《本草纲目》根据药物的形状、特性、颜色等，并结合药物之名的隐喻及功用进行释名。

①《本草纲目·草部·第十二卷》三七："【释名】山漆《纲目》金不换。〔时珍曰〕彼人言其叶左三右四，故名三七，盖恐不然。或云本名山漆，谓其能合金疮，如漆粘物也，此说近之。金不换，贵重之称也。"

李时珍解说三七异名为山漆、金不换。从其叶之分布形态为左三右四，故名三七，但恐怕不仅是如此。继而，结合其功效作用，阐释三七本名为山漆，乃是描述其具有愈合金疮刀伤之功，作用犹如漆之黏物，认为此说与其命名贴近。再者，解释三七为金不换，乃是因其贵重而名之。

②《本草纲目·草部·第十四卷》当归："【释名】乾归《本经》山蕲《尔雅》白蕲《尔雅》文无《纲目》。〔时珍曰〕当归本非芹类，特以花叶似芹，故得芹名。古人娶妻为嗣续也，当归调血为女人要药，有思夫之意，故有当归之名，正与唐诗胡麻好种无人种，正是归时又不归之旨相同……〔承曰〕当归治妊妇产后恶血上冲，仓卒取效。气血昏乱者，服之即定。能使气血各有所归，恐当归之名必因此出也。"

征引《神农本草经》《尔雅》等记载，叙述当归的异名，如乾归、山蕲、白蕲。继而，从当归本非芹类，然以其花叶形状似芹，故得芹之名。结合当归具有调血之功用，为治疗女子疾病之要药，且蕴含思夫之意，故而有当归之名。其描述恰如唐诗所谓，胡麻好种无人种，正是归时又不归之旨意相同。再者，引述陈承之论，当归善治妊娠及产后恶血上冲、气血昏乱等病证，取效快捷。其作用在于使气血各有所归，说明当归亦因其功用而得名。

③《本草纲目·草部·第十四卷》苏:"【释名】**紫苏**《食疗》**赤苏**《_肘
_{后方}》**桂荏**。〔时珍曰〕苏从酥,音酥,舒畅也。苏性舒畅,行气和血,故
谓之苏。曰紫苏者,以别白苏也。苏乃荏类,而味更辛如桂,故《尔雅》
谓之桂荏。"

参考《食疗本草》《肘后备急方》等记载,介绍苏之异名为紫苏、赤
苏、桂荏。再者,结合字与音,苏从酥,而音酥,具有舒畅之意。依据苏
之性舒畅,具有行气和血之功用,故而名为苏。从颜色之紫,称为紫苏,
以其区别于白苏。苏属于荏之类,而苏之味更具辛味,其性如同桂,故
《尔雅》称之为桂荏。

④《本草纲目·草部·第十五卷》漏芦:"【释名】**野兰**《本经》**荚蒿**_苏
_恭**鬼麻油**。〔时珍曰〕屋之西北黑处谓之漏;凡物黑色谓之芦。此草秋后即
黑,异于众草,故有漏芦之称。"

征引《神农本草经》之记载,参考苏颂之论,介绍漏芦异名为野兰、
荚蒿、鬼麻油。李时珍阐释漏芦之意,一是屋之西北黑暗之处称为漏;二
是物之黑色称为芦;三是此草至秋后即变黑,有异于其他草,故而有漏芦
之名称。

⑤《本草纲目·草部·第十六卷》牛膝:"【释名】**牛茎**《广雅》**百倍**
本《本经》**山苋菜**《救荒》**对节菜**。〔弘景曰〕其茎有节,似牛膝,故以为
名。〔时珍曰〕本经又名百倍,隐语也,言其滋补之功,如牛之多力也。其
叶似苋,其节对生,故俗有山苋、对节之称。"

参考《神农本草经》《广雅》《救荒本草》等相关记载,说明牛膝的异
名为牛茎、百倍本、山苋菜、对节菜。继而,参考陶弘景之说,从牛膝形
状看,其茎有节,形似牛之膝,故而以此命名。再者,称其为百倍,乃是
隐语,隐含牛膝具有滋补之功效,作用如同牛之多力。此外,牛膝之叶形
状似苋菜,而且其节相对而生,故而俗称为山苋菜、对节菜。

⑥《本草纲目·菜部·第二十七卷》马齿苋："【释名】**马苋**《别录》**五行草**《图经》**五方草**《纲目》**长命菜**同上**九头狮子草**。〔时珍曰〕其叶比并如马齿，而性滑利似苋，故名……其性耐久难燥，故有长命之称。"

援引《名医别录》《图经本草》等记载，说明马齿苋的异名为马苋、五行草、五方草、长命菜、九头狮子草。继而，从其叶之形状对称排列如同马齿，结合其药性作用，其性滑利而似苋，因其性有耐久难燥之特点，故而马齿苋又有长命菜之称。

（6）根据药物生长特性与季节释名

依据药物之生长季节、生长的地方等特性，以及药物的功用，对药物进行释名，亦是《本草纲目》释名的重要内容。

①《本草纲目·草部·第十四卷》川芎："【释名】**胡䓖**《别录》**川芎**《纲目》**香果**《别录》**山鞠穷**《纲目》。〔时珍曰〕芎本作营，名义未详。或云：人头穹窿穷高，天之象也。此药上行，专治头脑诸疾，故有芎䓖之名。以胡戎者为佳，故曰胡芎。古人因其根节状如马衔，谓之马衔芎䓖。后世因其状如雀脑，谓之雀脑芎。其出关中者，呼为京芎，亦曰西芎；出蜀中者，为川芎；出天台者，为台芎；出江南者，为抚芎，皆因地而名也。"

在《本草纲目》中，川芎的正名为芎䓖。援引《名医别录》等记载，其异名有胡䓖、川芎、香果、山鞠穷等。释其名之缘由有五。其一，从字义而言，人头穹窿穷高，具有高而向上之特点，为天之象。而川芎药性上行，擅长治疗头脑诸疾，故而有芎䓖之名。其二，从药物产地而言，其以胡戎者为佳，故而称为胡芎。其三，古人因川芎之根节形状如马衔，故称为马衔芎䓖。其四，后世因其形状如雀脑，而称之雀脑芎。其五，究其来源，其出于关中者，称为京芎，亦称西芎；出于蜀中者，称为川芎；出于天台者，称为台芎；出于江南者，称为抚芎。可见，此又因其产地而得名。

②《本草纲目·草部·第十五卷》夏枯草："【释名】**夕句**《本经》**乃东**

《本经》**燕面**《别录》**铁色草**。〔震亨曰〕此草夏至后即枯。盖禀纯阳之气，得阴气则枯，故有是名。"

参照《神农本草经》《名医别录》之记载，说明夏枯草的异名为夕句、乃东、燕面、铁色草。参考朱震亨之论，指出夏枯草到夏至后即枯萎。可能因其禀天地之纯阳之气，故而得阴气则枯萎，因而得其之名。

③《本草纲目·草部·第十六卷》款冬花："【释名】**款冻**郭璞**颗冻**《尔雅》**氐冬**《别录》**钻冻**《衍义》**菟奚**《尔雅》**橐吾**《本经》**虎须**《本经》。〔时珍曰〕按《述征记》云：洛水至岁末凝厉时，款冬生于草冰之中，则颗冻之，名以此而得。后人讹为款冬，乃款冻尔。款者至也，至冬而花也。〔宗奭曰〕百草中，惟此罔顾冰雪，最先春也，故世谓之钻冻。虽在冰雪之下，至时亦生芽，春时人采以代蔬。入药须微见花者良。"

征引《尔雅》《名医别录》《神农本草经》等记载，介绍款冬花为其正名，其异名为款冻、颗冻、氐冬、钻冻、菟奚、橐吾、虎须。李时珍分析相关文献，指出至岁末时节，天寒地冻，而款冬生于草冰之中，其名以此而得，故又称为颗冻。后人讹传为款冬，乃是名为款冻。从字义看，"款"者乃至之意，因其至冬而有花。参考寇宗奭所言，百草之中，唯有款冬花罔顾冰雪，最先迎春，故而世人称为钻冻。其虽位于冰雪之下，然而至时亦生芽，故春季时节，人们采集款冬花以代蔬菜食用。而入药取其要而用，则微见其花者为良。

④《本草纲目·草部·第十七卷》半夏："【释名】**守田**《别录》**水玉**《本经》**地文**《别录》**和姑**。〔时珍曰〕《礼记·月令》：五月半夏生。盖当夏之半也，故名。守田会意，水玉因形。"

援引《神农本草经》《名医别录》之记载，介绍半夏的异名为守田、水玉、地文、和姑。关于其生长特点，引述《礼记·月令》之论，乃是五月半夏生，此乃正值夏季之半，因此而命名。此外，名为守田，则为会意而命名。而名为水玉，则因其形状而得名。

⑤《本草纲目·木部·第三十七卷》桑上寄生："【释名】**寄屑**《本经》**寓木**《本经》**宛童**《本经》**茑木**，吊二音。〔时珍曰〕此物寄寓他木而生，如鸟立于上，故曰寄生、寓木、茑木。俗呼为寄生草。"

在《本草纲目》中，桑寄生的正名为桑上寄生。征引《神农本草经》之记载，桑寄生之异名有寄屑、寓木、宛童、茑木。释其命名之由，其生长特性乃是寄寓于他木而生长，而且其形状犹如鸟立于树木之上，故而名为寄生、寓木、茑木。因此，亦俗称为寄生草。

（7）根据药物来源及译音释名

根据药物来源及译音释名，是《本草纲目》释名的主要内容。如从外域传入的药物，或采用音译，或冠以"胡""海"的植物，一般都是从西域引种的植物。

①《本草纲目·草部·第十三卷》胡黄连："【释名】**割孤露泽**。〔时珍曰〕其性味功用似黄连，故名。割孤露泽，胡语也。"

在《本草纲目》中，胡黄连的异名为割孤露泽。李时珍指出，胡黄连的性味功用与黄连相似，故而名之。割孤露泽，即为胡语。其乃是根据药物之外来译音与性味功用释名。

②《本草纲目·草部·第十四卷》甘松香："【释名】**苦弥哆**音扯。〔时珍曰〕产于川西松州，其味甘，故名。《金光明经》谓之苦弥哆。"

首先指出甘松香的异名为苦弥哆。继而，李时珍结合甘松产于川西松州，而且其味甘，故释其名，称为甘松。

③《本草纲目·果部·第三十卷》安石榴："【释名】**若榴**《广雅》**丹若**《古今注》**金罂**。〔时珍曰〕榴者瘤也，丹实垂垂如赘瘤也。《博物志》云：汉张骞出使西域，得涂林安石国榴种以归，故名安石榴。"

在此援引《广雅》《古今注》之记载，说明安石榴的异名为若榴、丹若、金罂。李时珍解说，榴者，瘤也，红色的果实垂挂如赘瘤。并引《博物志》记录，此物为汉代张骞出使西域时，携带安石国榴种以归，故而名为安石榴。此为根据其颜色、形状、来源以释名。

④《本草纲目·果部·第三十卷》海红："【释名】**海棠梨**。〔时珍曰〕按李德裕《草木记》云：凡花木名海者，皆从海外来，如海棠之类是也。又李白诗注云：海红乃花名，出新罗国甚多。则海棠之自海外有根据矣。"

在《本草纲目》中，海棠的正名为海红，其异名为海棠梨。李时珍参考李德裕《草木记》，阐述凡花木名为海者，皆从海外来，如海棠之类。其又参考李白诗注释之意，海红乃花名，出新罗国甚多，进一步说明海棠来自海外的根据。

⑤《本草纲目·果部·第三十卷》胡桃："【释名】**羌桃**《名物志》**核桃**。〔颂曰〕此果本出羌胡，汉时张骞使西域始得种还，植之秦中，渐及东土，故名之。〔时珍曰〕此果外有青皮肉包之，其形如桃，胡桃乃其核也。羌音呼核如胡，名或以此。或作核桃。梵书名播罗师。"

核桃在《本草纲目》中的正名为胡桃，释名项援引《名物志》，解说其异名，如羌桃、核桃。继而，根据苏颂所言，此果本出于羌胡，乃是汉时张骞出使西域始得其种，将其种植于秦中，逐渐推广种植，故而名之。再者，李时珍解释说明，此果外有青皮肉包裹，其形状如桃，胡桃乃是其核。羌音呼核如胡，其名称或与此相关，称为核桃。

（8）根据传说的人名或故事释名

根据传说的人名或故事释名，是《本草纲目》释名的内容之一。

①《本草纲目·草部·第十三卷》徐长卿："【释名】**鬼督邮**《本经》**别仙踪**苏颂。〔时珍曰〕徐长卿，人名也，常以此药治邪病，人遂以名之。"

在此征引《神农本草经》及苏颂之说，介绍徐长卿的异名，如鬼督邮、别仙踪等。继而，李时珍说明，徐长卿乃为人名，其人常以此药治邪病，故而人们遂以徐长卿之名命名此药。可谓药名因常用此药之人名而得。

②《本草纲目·草部·第十五卷》刘寄奴草："【释名】金寄奴《大明》乌藤菜《纲目》。〔时珍曰〕按李延寿《南史》云：宋高祖刘裕，小字寄奴。微时伐荻新洲，遇一大蛇，射之。明日往，闻杵臼声。寻之，见童子数人皆青衣，于榛林中捣药。问其故。答曰：我主为刘寄奴所射，今合药敷之。裕曰：神何不杀之？曰：寄奴王者，不可杀也。裕叱之，童子皆散，乃收药而反。每遇金疮敷之即愈。人因称此草为刘寄奴草。"

在《本草纲目》中，刘寄奴的正名为刘寄奴草。参照《日华子本草》记载，介绍其异名为金寄奴、乌藤菜。参考李延寿《南史》，陈述宋高祖刘裕，小名为寄奴，其在梦中曾遇一大蛇，取箭射之。次日前往林中，听见杵臼声。寻声而去，看见童子数人皆穿青衣，正在榛林中捣药，问其缘故，童子回答，我主为刘寄奴所射伤，现在捣药敷伤口。因刘寄奴为王，又不好杀他。刘寄奴叱之，童子皆散，故遣人收取此药，返回宫中。此后，每遇金疮所伤，皆用此药敷之，效果显著，因此人们称此草为刘寄奴草。

③《本草纲目·草部·第十八卷》牵牛子："【释名】黑丑《纲目》草金铃《炮炙论》盆甑草《纲目》狗耳草《救荒》。〔弘景曰〕此药始出田野人牵牛谢药，故以名之。〔时珍曰〕近人隐其名为黑丑，白者为白丑，盖以丑属牛也。金铃象子形，盆甑、狗耳象叶形。"

征引《雷公炮炙论》《救荒本草》等记载，介绍牵牛子的异名，如黑丑、草金铃、盆甑草、狗耳草。继而，参考陶弘景之说，此药始出乡翁用其治病，患者病愈后返乡，牵牛来感谢用此药治病的医生，故而将此药命名为牵牛子。然后，李时珍解释说，近来有人称此药为黑丑，白者称为白丑，可能与十二生肖之丑属牛相。称其为金铃，乃是像药的形状。称其为盆甑、狗耳，则是像药物的叶形。

④《本草纲目·木部·第三十五卷》杜仲："【释名】思仲《别录》思仙

《本经》**木棉**《吴普》**櫼**。〔时珍曰〕昔有杜仲服此得道，因以名之。思仲、思仙，皆由此义。其皮中有银丝如绵，故曰木绵。其子名逐折，与厚朴子同名。"

引述《神农本草经》《名医别录》《吴普本草》之记载，介绍杜仲的异名，如思仲、思仙、木棉、櫼。李时珍陈述释名，一是昔日有个名字为杜仲的人，服此而得道，因而以此人之名杜仲命名此药；二是解说异名思仲、思仙，皆由此义而得名；三是此药皮中有银丝如绵，故而称其为木绵，其子名逐折，则与厚朴子同名。

（9）训诂学结合药物特性等释名

李时珍在名物训诂方面，不但引用总结前人的研究成果，根据药物名称文字，采用音训、义训、形训等方法，且结合药物的形状与功用、生长特点，如以形说义，因声求义，以及据文证义等，分析药物的字形，从字源上说明其命名的由来。从药物形态、颜色、气味、功效、生长或采摘时节、产地、始用者或服用者，以及从避讳、描摹声音等，解说药名的由来。

①《本草纲目·草部·第十二卷》黄芪："【释名】黄芪《纲目》**戴糁**《本经》**戴椹**《别录》又名独椹**芰草**《别录》又名蜀脂**百本**《别录》**王孙**《药性论》。〔时珍曰〕耆，长也。黄耆色黄，为补药之长，故名。今俗通作黄芪。或作蓍者非矣。蓍乃蓍龟之蓍，音尸。王孙与牡蒙同名异物。"

黄芪在《本草纲目》中的正名为黄耆。征引《本草纲目》《神农本草经》《名医别录》《药性论》之论，解说其名又为黄芪，异名如戴糁、戴椹、独椹、芰草、蜀脂、百本、王孙。继而，从"耆"之字义来看，即为长之意。结合功用与颜色，因色黄，为补药之长，故而得名，一般称为黄芪。此外，指出或作蓍者是不对的。黄芪又称为王孙，其与牡蒙（紫参）则是同名异物。

②《本草纲目·草部·第十三卷》白薇："【释名】薇草《别录》**白幕**

《别录》**春草**《本经》**䓖**音尾**骨美**。〔时珍曰〕薇，细也。其根细而白也。按《尔雅》：䓖，春草也。薇、䓖音相近，则白薇又音之转也。别录以为莽草之名，误矣。"

陈述白薇的异名为薇草、白幕、春草等。李时珍依据薇为细之意，并联系其根细而白，从白薇的形状及颜色解释其名。参考《尔雅》所云，䓖，乃为春草；薇与䓖之音相近，并指出白薇又音之转。从形状与颜色结合音训之角度，对白薇进行释名。

③《本草纲目·草部·第十四卷》香薷："【释名】**香菜**《食疗》**香茸**同上**香菜**《千金》**蜜蜂草**《纲目》。〔时珍曰〕薷，本作柔。《玉篇》云：柔，菜苏之类，是也。其气香，其叶柔，故以名之。"

援引《食疗本草》《千金要方》的记载，陈述香柔、香茸、香菜、蜜蜂草乃是香薷的异名。指出"薷"，本作柔，解说其柔软之特性，对药名的字义进行解释。参考《玉篇》，认为柔属于菜苏之类，再结合其气香、其叶柔的说明，将药物字义与气味和形状相结合加以释名。

④《本草纲目·草部·第十六卷》紫菀："【释名】**青菀**《吴普》**紫蒨**《别录》。〔时珍曰〕其根色紫而柔宛，故名。"

征引《吴普本草》《名医别录》的记载，介绍青菀、紫蒨乃是紫菀的异名。然后，李时珍直接释名，因其根色紫而柔软，故而名为紫菀。可见，此乃将药物名之字义，巧妙地融入其药名的阐释中。

⑤《本草纲目·草部·第十九卷》菖蒲："【释名】**昌阳**《本经》**尧韭水剑草**。〔时珍曰〕菖蒲，乃蒲类之昌盛者，故曰菖蒲。又《吕氏春秋》云：冬至后五十七日，菖始生。菖者百草之先生者，于是始耕。则菖蒲、昌阳又取此义也。"

征引《神农本草经》记载，如昌阳、尧韭、水剑草等为菖蒲的异名。李时珍进而解说菖蒲二字的本义，乃是蒲类之昌盛者，故而称为菖蒲。又参考《吕氏春秋》记载，在冬至节气之后五十七日，此时菖蒲开始生长。因菖乃是百草之先生者，于是开始耕种，故有菖蒲、昌阳之名，则是取此义而得其名。

⑥《本草纲目·木部·第三十四卷》柏："【释名】椈音菊侧柏。〔李时珍曰〕按魏子才《六书精蕴》云：万木皆向阳，而柏独西指，盖阴木而有贞德者，故字从白。白者，西方也。陆佃《埤雅》云：柏之指西，犹针之指南也。柏有数种，入药惟取叶扁而侧生者，故曰侧柏。〔寇宗奭曰〕予官陕西，登高望柏，千万株皆一一西指。盖此木至坚，不畏霜雪，得木之正气，他木不及。所以受金之正气所制，一一西指也。"

介绍柏有椈、侧柏等名称，并说明"椈"音为菊，从其字音解说其名。李时珍参考《六书精蕴》之论，多种树木皆向阳，而柏则独西指，为阴木而有贞德之意，故其字从白；而白者，则指西方。继而，参考陆佃《埤雅》记载，柏之指西的特性，犹如指南针之指南。此外，柏有多种，而入药则唯取叶扁而侧生者，故而称为侧柏。然后，参考寇宗奭之说，其曾经登高望柏树林，其有千万株均一一西指。可能因此木之坚强，不畏霜雪，因其得木之正气，而他木不及。受金之正气所制，故而西指。此乃从其音，结合其生长特性而释其名。

⑦《本草纲目·木部·第三十六卷》栀子："【释名】木丹《本经》越桃《别录》鲜支《纲目》薝蔔。〔时珍曰〕卮，酒器也。卮子象之，故名。俗作栀。"

栀子在《本草纲目》中的正名为卮子，入药部位是其果实。在此征引《神农本草经》《名医别录》的记载，解释栀子的异名为木丹、越桃、鲜支、薝蔔。继而，解说卮字的含义，乃为盛酒之器具。然后，联系栀子的形状似酒器，故而称为卮子，俗名又为栀。

（10）其他释名

其他方面，如查寻某些药物命名与避讳的关联，探查相关药物命名的演变，依循药物的命名之字，探索谐声之同源，用以阐述药物的生长季节与功用，此乃李时珍《本草纲目》释名的途径之一。

①《本草纲目·草部·第十三卷》柴胡："【释名】地熏《本经》芸蒿《别录》山菜《吴普》茹草《吴普》。〔恭曰〕茈，是古柴字。《上林赋》云茈姜，及《尔雅》云茈草，并作此茈字。此草根紫色，今太常用茈胡是也。又以木代系，相承呼为柴胡。且检诸本草无名此者。〔时珍曰〕茈字，有柴、紫二音。茈姜、茈草之茈，皆音紫；茈胡之茈，音柴。茈胡生山中，嫩则可茹，老则采而为柴，故苗有芸蒿、山菜、茹草之名，而根名柴胡也。"

柴胡在《本草纲目》中的正名为茈胡。释名时，首先征引《神农本草经》《名医别录》《吴普本草》等记载，陈述柴胡有地熏、芸蒿、山菜、茹草等异名。参考苏恭之言，"茈"是古柴字。又参考《上林赋》记为茈姜，《尔雅》则称为茈草，并写作"茈"字。又以木代系，故而相承呼为柴胡。而检索诸本草记载，并无此名者。李时珍阐释，"茈"字，有柴、紫二音。茈姜、茈草之茈，读音为紫。而茈胡之茈，读音为柴。茈胡生长于山中，嫩则可食用，老则采收而为柴，故其苗有芸蒿、山菜、茹草之异名，而其根名为柴胡。此法亦是李时珍追溯语源，明其语义，以阐释药物命名含义的方法之一。

②《本草纲目·草部·第十三卷》延胡索："【释名】玄胡索。〔好古曰〕本名玄胡索，避宋真宗讳，改玄为延也。"

延胡索的异名为玄胡索。参考王好古之论，其本名为玄胡索，然而为避宋真宗名讳，故而改玄为延。

③《本草纲目·草部·第十五卷》茵陈蒿："【释名】〔藏器曰〕此虽蒿

类，经冬不死，更因旧苗而生，故名茵陈，后加蒿字耳。"

参考陈藏器之说，陈述茵陈蒿虽属于蒿类，但其经历冬寒而不死，且能顺其旧苗而生长，故而名为茵陈；后面再加蒿，此乃从其字之谐声；结合其生长特性释其名，简明扼要而名义彰显。

④《本草纲目·菜部·第二十八卷》胡瓜："【释名】黄瓜。〔藏器曰〕北人避石勒讳，改呼黄瓜，至今因之。〔珍曰〕张骞使西域得种，故名胡瓜。按杜宝《拾遗录》云：隋大业四年避讳，改胡瓜为黄瓜。与陈氏之说微异。"

关于胡瓜，其异名为黄瓜。究其名之来源，有两个说法。首先，参考陈藏器之说，北人为避石勒讳，而改称为黄瓜，至今亦如此称其名。其次，张骞出使西域得其种子，故而名胡瓜。另外，参考《拾遗录》记载，隋大业四年避讳，故而改胡瓜之名为黄瓜。两种说法虽有不同，然而其名称的改变与避讳相关，则是其相同之处。

总之，纵观历代本草文献，专立"释名"之项，乃是《本草纲目》首创，亦是《本草纲目》书名确立的重要依据。其对药物的"释名"，不仅包含历代本草所载之药物名称与异名，且多有李时珍的实际考证分析，从药物的功用、性状、颜色、气味、生长与季节、产地与来源等，分析其得名之缘由，以及药物命名之演变，使人读而知其药物古今名称之变化，即异名产生的原因。释名有转音、谐音、字义等解析，古代避讳的解释，体现了训诂学方法的运用，尤其是将训诂学方法与药物的功用与特性等巧妙结合，可谓开释名之先河，集本草释名之大成，为药物的认识与应用奠定了基础。

2. 集解，以陈其出产形状采取

《本草纲目》中的集解作为该书药物各论的重要组成部分，其编写遵循《本草纲目》凡例："以集解，解其出产、形状、采取。"内容涉及历代医药学家对于药物产地、生长季节、采收、形状色味、功用等情况进行阐释，亦包括李时珍切合临床的体会与验证所得，形成了集解的丰富内涵。

（1）承前启后，弥补前人之不足

集解依次列出历代医家对于该药的论述，其记载和继承了前人的宝贵经验，又结合李时珍所处时代的实践应用，以及李时珍本人的临床体会进行论述，弥补前人对药物认识之不足。

关于三七。《本草纲目·草部·第十二卷》三七："【集解】〔时珍曰〕生广西南丹诸州番峒深山中，采根暴干，黄黑色。团结者，状略似白及；长者如老干地黄，有节。味微甘而苦，颇似人参之味。或云：试法，以末掺猪血中，血化为水者乃真。近传一种草，春生苗，夏高三四尺。叶似菊艾而劲浓，有歧尖。茎有赤棱。夏秋开黄花，蕊如金丝，盘纽可爱，而气不香。花干则吐絮如苦荬絮。根叶味甘，治金疮折伤出血，及上下血病甚效。"

三七属于《本草纲目》的新增药。李时珍对其描述简明扼要。①三七生长于广西南丹各州峒的深山。②收采其根后在阳光下晒干，呈现黄黑色。根块结聚，其形状略似白及；长的如老干地黄，有节。③其味微甜而苦，似人参之味。有人认为以三七末拌入猪血中，血化为水者乃是真三七。④近来传说有一种草，其春天生苗，夏季高3~4尺。叶子似菊艾，厚而苍劲，有突出的尖锐部分。茎上有红色的棱。夏秋开黄花，花蕊如金丝，其状如盘纽，而气味不香。花干则吐絮如苦荬絮，其根叶味甜，治疗金疮折伤出血、上吐衄及下部出血病证其效甚好。

关于黄连。《本草纲目·草部·第十三卷》黄连："【集解】〔《别录》曰〕黄连生巫阳川谷及蜀郡太山之阳。二月、八月采根。〔弘景曰〕巫阳在建平。今西间者色浅而虚，不及东阳、新安诸县最胜。临海诸县者不佳。用之当布裹挼去毛，令如连珠。〔保升曰〕苗似茶，丛生，一茎生三叶，高尺许，凌冬不凋，花黄色。江左者，节高若连珠；蜀都者，节下不连珠。

今秦地及杭州、柳州者佳。〔颂曰〕今江、湖、荆、夔州郡亦有，而以宣城九节坚重相击有声者为胜，施、黔者次之，东阳、歙州、处州者又次之。苗高一尺以来，叶似甘菊，四月开花黄色，六月结实似芹子，色亦黄。江左者，根若连珠，其苗经冬不凋，叶如小雉尾草，正月开花作细穗，淡白微黄色。六七月根紧，始堪采。〔恭曰〕蜀道者粗大，味极浓苦，疗渴为最。江东者节如连珠，疗痢大善。澧州者更胜。〔时珍曰〕黄连，汉末李当之本草，惟取蜀郡黄肥而坚者为善。唐时以澧州者为胜。今虽吴、蜀皆有，惟以雅州、眉州者为良。药物之兴废不同如此。大抵有二种：一种根粗无毛有珠，如鹰鸡爪形而坚实，色深黄；一种无珠多毛而中虚，黄色稍淡。各有所宜。"

征引《名医别录》之论，参考陶弘景、韩保升、苏颂、苏敬之说，首先，介绍黄连的产地，如巫阳（今湖北与四川相邻地区）、秦地及杭州、柳州等地。其次，说明黄连的采摘季节与药用部位，即二月和八月采根。再者，描述黄连的叶似甘菊，其四月开花色黄，六月结实形似芹子，颜色亦黄，树苗似茶树，冬天不凋。继而，叙述黄连药材的使用随时代而有变化，如汉末取蜀郡黄肥而坚者为善，而唐时则以澧州产者为佳。当今虽然吴、蜀皆产黄连，唯以雅州、眉州产者为良。最后，概言黄连大致有两种：一种是根粗无毛有珠，犹如鹰、鸡爪，形而坚实，颜色深黄；另一种则是无珠多毛而中虚，其黄色稍淡。二者各有所宜。其内容涉及黄连的产地及产地药物品质的变化，以及药用部位、两种黄连的鉴别要点。

关于曼陀罗花。《本草纲目·草部·第十七卷》曼陀罗花："【集解】〔时珍曰〕曼陀罗生北土，人家亦栽之。春生夏长，独茎直上，高四五尺，生不旁引，绿茎碧叶，叶如茄叶。八月开白花，凡六瓣，状如牵牛花而大。攒花中坼，骈叶外包，而朝开夜合。结实圆而有丁拐，中有小子。八月采花，九月采实。"

由于李时珍实地考察过曼陀罗，因而在集解中的描述可谓形象生动。①生长特点，曼陀罗生于北方，春天生苗而夏天繁茂。②形状特点，一根独茎直向上生长，高可达4~5尺，没有向旁边延伸的侧枝，茎叶碧绿，叶状如茄叶。③八月开白花，其花呈六瓣，形状如牵牛花而比其大。花瓣聚生，中间张开如喇叭形状，花萼小叶与花瓣对应，早晨开花，夜间闭合。④九月采果实，所结果实，圆而有丁拐，果实之中有小子。

关于大黄。《本草纲目·草部·第十七卷》大黄："【集解】〔《别录》曰〕大黄生河西山谷及陇西。二月、八月采根，火干。〔普曰〕生蜀郡北部或陇西。二月卷生黄赤，其叶四四相当，茎高三尺许。三月花黄，五月实黑，八月采根。根有黄汁，切片阴干。〔弘景曰〕今采益州北部汶山及西山者，虽非河西、陇西，好者犹作紫地锦色，味甚苦涩，色至浓黑。西川阴干者胜。北部日干，亦有火干者，皮小焦不如，而耐蛀堪久。此药至劲利，粗者便不中服。〔恭曰〕叶、子、茎并似羊蹄，但茎高六、七尺而脆，味酸堪生啖，叶粗长而浓。根细者亦似宿羊蹄，大者乃如碗，长二尺。其性湿润而易蛀坏，火干乃佳。作时烧石使热，横寸截着石上煿之，一日微燥，以绳穿晾干。今出宕州、凉州、西羌、蜀地者皆佳。幽并以北者渐细，气力不及蜀中者。陶言蜀地不及陇西，误矣。〔藏器曰〕凡用当分别之。若取和浓深沉、能攻病者，可用蜀中似牛舌片紧硬者；若取泻泄骏快、推陈去热者，当取河西锦纹者。〔颂曰〕今蜀川、河东、陕西州郡皆有之，以蜀川锦纹者佳。其次秦陇来者，谓之土番大黄。正月内生青叶，似蓖麻，大者如扇。根如芋，大者如碗，长一、二尺。其细根如牛蒡，小者亦如芋。四月开黄花，亦有青红似荞麦花者。茎青紫色，形如竹。二、八月采根，去黑皮，切作横片，火干。蜀大黄乃作竖片如牛舌形，谓之牛舌大黄。二者功用相等。江淮出者曰土大黄，二月开花，结细实。〔时珍曰〕宋祁《益州方物图》，言蜀大山中多有之，赤茎大叶，根巨若碗，药市以大者为枕，紫地锦纹也。今人以庄浪出者为最，庄浪，即古泾原陇西地，与《别录》相合。"

在此援引《名医别录》《吴普本草》记载，参考陶弘景、苏敬（又名苏恭）、陈藏器、苏颂等论述，对大黄进行集解。其解析主要有 7 个方面的内容。①大黄的产地，有河西、陇西、蜀郡、益州、凉州等地。②大黄的采收季节为二月和八月。③大黄的药用部位为其根。④大黄的炮制有火烘烤干或阴干，以及大黄的储存。⑤大黄的色味与其峻猛的药效。⑥说明不同产地的大黄，其药性作用有所不同。如"若取泻泄骏快、推陈去热者，当取河西锦纹者"，并涉及大黄之鉴别。⑦李时珍参考宋祁《益部方物略记》，阐释大黄具有紫地锦纹，以出产于古代之泾原陇西者为佳品。此外，还介绍了大黄的花、茎、叶等，并将大黄与其功效相似的土大黄进行比较。根据相关记载与阐释，对于大黄的产地、采收、药用部位、作用、鉴别，以及与土大黄的区别等认识，具有参考价值。

关于鹅不食草。《本草纲目·草部·第二十卷》石胡荽："【集解】〔时珍曰〕石胡荽，生石缝及阴湿处小草也。高二三寸，冬月生苗，细茎小叶，形状宛如嫩胡荽。其气辛熏不堪食，鹅亦不食之。夏开细花，黄色，结细子。极易繁衍，僻地则铺满也。案孙思邈《千金方》云：一种小草，生近水渠中湿处，状类胡荽，名天胡荽，亦名鸡肠草。即此草也。与繁缕之鸡肠，名同物异。"

在《本草纲目》中，鹅不食草的正名为石胡荽，李时珍介绍了鹅不食草的生长环境与形状特点。一是其为生长于石缝及阴湿之处的小草，高2～3寸，冬季生苗，其茎细叶小，形状如嫩胡荽。二是其气味辛熏，故不能食，连鹅亦不愿食之。夏天开黄细花，结细子，极易繁衍。三是参考孙思邈《备急千金要方》，认为其生长于靠近水渠的潮湿之处，形状类似胡荽，名为天胡荽，亦称鸡肠草，即鹅不食草。其与繁缕之鸡肠，乃是名同而物异。

（2）切合实际验证，纠补前人之偏颇

李时珍坚持实事求是，注重调查研究，尊古而不泥古，在对药物的集解中得到充分的体现。

关于狗脊。《本草纲目·草部·第十二卷》狗脊："〔《别录》曰〕狗脊，生常山川谷。二月、八月采根暴干。〔普曰〕狗脊如萆薢，茎节如竹有刺，叶圆赤，根黄白，亦如竹根，毛有刺。岐伯经云：茎无节，叶端圆青赤，皮白有赤脉。〔弘景曰〕今山野处处有之，与菝葜相似而小异。其茎叶小肥，其节疏，其茎大直，上有刺，叶圆有赤脉，根凸凹峣嵷如羊角强细者是。〔颂曰〕今太行山、淄、温、眉州亦有之。苗尖细碎青色，高一尺以来，无花。其茎叶似贯众而细。其根黑色，长三四寸，多歧，似狗之脊骨，大有两指许。其肉青绿色。春秋采根，暴干。今方亦有用金毛者。陶氏所说乃有刺萆薢，非狗脊也，今江左俗犹用之。〔敩曰〕凡使狗脊，勿用透山藤根，形状一般，只是入顶苦，不可饵也。〔时珍曰〕狗脊有二种：一种根黑色，如狗脊骨，一种有金黄毛，如狗形，皆可入药。其茎细而叶花两两对生，正似大叶蕨，比贯众叶有齿，面背皆光。其根大如拇指，有硬黑须簇之。吴普、陶弘景所说根苗，皆是菝葜；苏恭、苏颂所说，即真狗脊也。按张揖《广雅》云：菝葜，狗脊也。张华《博物志》云：菝葜，与萆薢相乱，一名狗脊。观此则昔人以菝葜为狗脊，相承之误久矣。然菝葜、萆薢、狗脊三者，形状虽殊，而功用亦不甚相远。"

介绍狗脊的产地、采摘时间及炮制、形状与颜色，尤其是狗脊与萆薢、菝葜的区别等。首先，征引《名医别录》《吴普本草》的记载，并参考陶弘景、苏颂、雷敩等对狗脊的描述。其后，李时珍介绍狗脊有两种：一种根是黑色的，形状如同狗脊骨；另一种有金黄的毛，就像狗形，二者皆可入药。狗脊茎细，其叶两两对生，恰似大叶蕨。对比贯众叶，狗脊有齿，其

前面与后面皆光。狗脊根部大如拇指，有硬黑的须簇拥。继而，李时珍指出，之前吴普、陶弘景所说的根苗，皆是菝葜；苏恭、苏颂所说的根苗，则是真狗脊。按张揖《广雅》所说，菝葜就是狗脊。张华《博物志》记载，菝葜与草薢相混分不清，又叫狗脊。观察前人的记录可以看出，古人把菝葜当作狗脊，此乃错误之相承，由来已久。故李时珍明言，菝葜、草薢、狗脊是 3 种药物，其形状各不同，而功用也不相同。

关于延胡索。《本草纲目·草部·第十三卷》延胡索：“【集解】〔藏器曰〕延胡索生于奚，从安东道来，根如半夏，色黄。〔时珍曰〕奚乃东北夷也。今二茅山西上龙洞种之。每年寒露后栽，立春后生苗，叶如竹叶样，三月长三寸高，根丛生如芋卵样，立夏掘起。”

延胡索虽是从唐代开始收入本草的药物品种，但因其具有活血化瘀、调经止痛的功效，成为临床常用的药物之一。在唐宋时期，延胡索以产于东北的野生品种齿瓣延胡索为主，而到明代则发生了变化。延胡索的集解与时俱进，反映了其变迁脉络，对此进行了相应补正。如据李时珍注释，奚地指东北。介绍当时的西上龙洞有种植延胡索，于每年寒露后栽种，立春后生苗，其叶如竹叶，三月份长至 3 寸高，其根聚集在一起生长，如同芋头，立夏时采挖。可见，李时珍的注释表明了延胡索药物来源有变化，即此时的延胡索正品已转变为当时主产于浙江东阳等地的栽培延胡索。

关于谷精草。《本草纲目·草部·第十六卷》谷精草：“【集解】〔颂曰〕处处有之。春生于谷田中，叶茎俱青，根花并白色。二月、三月采花用，花白小圆似星。可马令肥。根微赤，出秦陇间。〔时珍曰〕此草收谷后，荒田中生之，江湖南北多有。一科丛生，叶似嫩谷秧。抽细茎，高四、五寸。茎头有小白花，点点如乱星。九月采花，阴干。云二、三月采者，误也。”

关于谷精草，参考苏颂之说，认为谷精草各地都有，处处可见。其春季生于谷田之中，叶与茎全是青色，其根、花都是白色。花是白色的小圆花，看似星星。可喂马，能令马肥壮。有出产于秦岭、陇山间者，其根颜色微红。李时珍阐释，首先指出谷精草的生长特性，即生于收谷后之荒田，多数地区均有生长。谷精草可以丛生数茎，其叶似嫩谷之苗叶。抽出细茎，高4～5寸。其茎头有小白花，看起来如同散乱的星星。九月采花，阴干。并指出之前苏颂认为2—3月采集谷精草是错误的，其实际采集时间应是8—9月。

关于菖蒲。《本草纲目·草部·第十九卷》菖蒲："【集解】〔《别录》曰〕菖蒲生上洛池泽及蜀郡严道。一寸九节者良。露根不可用。五月、十二月采根，阴干。〔弘景曰〕上洛郡属梁州，严道县在蜀郡，今乃处处有。生石碛上，概节为好。在下湿地，大根者名昌阳，不堪服食。真菖蒲叶有脊，一如剑刃，四月、五月亦作小厘花也。东间溪泽又有名溪荪者，根形气色极似石上菖蒲，而叶正如蒲，无脊。俗人多呼此为石上菖蒲者，谬矣。此止主咳逆，断蚤虱，不入服食用。诗咏多云兰荪，正谓此也。〔《大明》曰〕菖蒲，石涧所生坚小，一寸九节者上。出宣州。二月、八月采。〔颂曰〕处处有之，而池州、戎州者佳。春生青叶，长一二尺许，其叶中心有脊，状如剑。无花实。今以五月五日收之。其根盘屈有节，状如马鞭大。一根旁引三四根，旁根节尤密，亦有一寸十二节者。采之初虚软，曝干方坚实。折之中心色微赤，嚼之辛香少滓。人多植于干燥沙石土中，腊月移之尤易活。黔蜀蛮人常将随行，以治卒患心痛。其生蛮谷中者尤佳。人家移种者亦堪用，但干后辛香坚实不及蛮人持来者。此皆医方所用石菖蒲也。又有水菖蒲，生溪涧水泽中，不堪入药。今药肆所货，多以二种相杂，尤难辨也。〔承曰〕今阳羡山中生水石间者，其叶逆水而生，根须络石，略无少泥土，根叶极紧细，一寸不啻九节，入药极佳。二浙人家，以瓦石器种之，旦暮易水则茂，水浊及有泥滓则萎。近方多用石菖蒲，必此类也。其池泽所生，肥大节疏粗慢，恐不可入药。唯可作果盘，气味不烈而和淡尔。〔时珍曰〕菖蒲凡五种：生于池泽，蒲叶肥，根高二三尺者，泥菖蒲，白菖也；生于溪涧，蒲叶瘦，根高二三尺者，水菖蒲，溪荪也；生于水石之间，叶有剑脊，瘦根密节，高尺余者，石菖蒲也；人家以砂栽之一年，至春剪洗，愈剪愈细，高四五寸，叶如韭，根如匙柄粗者，亦石菖蒲也；甚则根长二三分，叶长寸许，谓之钱蒲是矣。服食入药须用二种石菖蒲，余皆不堪。此草新旧相代，四时常青。《罗浮山记》言：山中菖蒲一寸二十节。《抱朴子》言：服食以一寸九节紫花者尤善。苏颂言：无花实。然今菖蒲，二、三月间抽茎开细黄花成穗，而昔人言菖蒲难得见花，非无花也。应劭《风俗通》云：菖蒲放花，人得食之长年。是矣。"

　　论及菖蒲的产地、生长环境、形状、功效、入药的品种、品质优劣等。在集解中，首先引述《名医别录》《日华子本草》的记载，参考陶弘景、苏敬、苏颂、陈承等所论，诸家看法不尽相同。其后，根据李时珍解释，菖蒲有5种。一是生长于池塘湖泽地带者，其蒲叶肥而宽大，根高2～3尺，称为泥菖蒲，也叫白菖。二是生于溪涧水中者，其蒲叶瘦长，根高2～3尺，称为水菖蒲，也叫溪荪。三是生长于水石之间，叶子中央有剑脊，根瘦小且面上密布叶节，高约1尺者，称为石菖蒲。四是家养栽种在砂石中1年，到春季剪修清洗，愈剪修则愈细，高4～5寸，叶子的形状如同韭叶，其根似匙柄样粗者，亦称为石菖蒲。五是其根长仅有2～3分，叶长只有1寸左右者，称为钱蒲。入药服食者，须用两种石菖蒲，其余均不能入药。菖蒲生长新旧交替，四时常青。援引《罗浮山记》记载，山中菖蒲一寸二十节。参考《抱朴子》，服食菖蒲以一寸九节开紫花者为最好。参考苏颂之说明，菖蒲没有开花和果实。然而，当今的菖蒲于二、三月之间抽茎，开出细小黄花，或形成穗状，而过去人们认为很难见到菖蒲开花，并不是说菖蒲不能开花。参考《风俗通》记载，认为人食用菖蒲花可延年益寿，此亦证明菖蒲是有开花之植物。

关于莱菔。《本草纲目·菜部·第二十六卷》莱菔:"【集解】〔弘景曰〕芦菔是今温菘,其根可食。俗人蒸其根及作菹食,但小熏臭尔。叶不中啖。又有突,根细而过辛,不宜服之。〔恭曰〕莱菔,即芦菔也。嫩叶为生菜食,大叶可熟啖。陶氏言不中食,理丧其真也。江北、河北、秦、晋最多,登、莱亦好。〔颂曰〕莱菔南北通有,北土尤多。有大小二种:大者肉坚,宜蒸食;小者白而脆,宜生啖。河朔极有大者,而江南、安州、洪州、信阳者甚大,重至五六斤,或近一秤,亦一时种蒔之力也。〔瑞曰〕夏月复种者,名夏萝卜。形小而长者,名蔓菁萝卜。〔时珍曰〕莱菔今天下通有之。昔人以芜菁、莱菔二物混注,已见蔓菁条下。圃人种莱菔,六月下种,秋采苗,冬掘根。春末抽高薹,开小花紫碧色。夏初结角。其子大如大麻子,圆长不等,黄赤色。五月亦可再种。其叶有大者如芜菁,细者如花芥,皆有细柔毛。其根有红、白二色,其状有长、圆二类。大抵生沙壤者脆而甘,生瘠地者坚而辣。根、叶皆可生可熟,可菹可酱,可豉可醋,可糖可腊,可饭,乃蔬中之最有利益者,而古人不深详之,岂因其贱而忽之耶?抑未谙其利耶?"

关于莱菔(即萝卜)之产地,生吃还是熟吃,其叶是否可以食用及怎样食用等。在集解中,首先参考陶弘景、苏敬、苏颂等医家之说。其后,李时珍进一步说明,莱菔在当今各地均有出产。继而指出,前人的注释将芜菁与莱菔相混淆,且已见于蔓菁之条目下。园丁种植莱菔,在六月下种,秋季采其苗,冬天挖其根。春末其茎抽出苔而长高,开小花呈紫碧色。夏初结出果实,其子大如大麻子,长圆不等,为黄红色。五月亦可再栽种。其叶大者如芜菁,细小者则如花芥,皆有细柔之毛。其根有红、白两种颜色,根的形状有长、圆两类。一般生长于沙性土壤则脆而甜,而生长于贫瘠之地则坚硬而辣。论及莱菔的根叶皆可生吃,亦可熟吃,可腌亦可酱,可糖制亦可醋制,是蔬菜中最有益处者。而古人对其了解不深,亦不详细,岂可因其太普通而忽视莱菔，抑或是没有熟悉它的益处。

总之，集解不仅对一般药物的产地、生长环境、形状及色味、功用、炮制等进行介绍，而且记录补充了前人尚无系统描述的部分药物，还新增了一批新的药物。如《本草纲目》增补的374味药物，大部分有集解介绍，特别是对植物类药材，对其基础形态、生长条件、形状、功用及易混品种等，皆有较为详细准确地描述，其大部分内容与当今用药实际相符，对于药物的认识及运用有重要的参考价值。

3. 修治，以阐释药物炮制

《本草纲目》凡例云："以修治，谨炮炙也。"解析修治记载的相关内容，涉及药物的炮制方法、炮制理论、炮制作用、炮制辅料要求，以及药物的保存方法、使用剂型、使用方法与注意事宜等，体现了李时珍对中药修治理论的阐述，以及对前人炮制方法的改进和见解。药物炮制的发展得益于临床实践的验证，以及临床实际运用的需求，说明医药结合是促进中医药发展的重要途径。当今研究《本草纲目》借鉴其经典理论，从古老的炮制记载中，发现其尊古而不泥古、创新而不离宗的特色。

（1）土部（第七卷）载录修治的药物

土部记载修治的药物共计2种。

如《本草纲目·土部·第七卷》白垩："【修治】〔敩曰〕凡使勿用色青并底白者，捣筛末，以盐汤飞过，暴干，则免结涩人肠也。每垩二两，用盐一分。〔《大明》曰〕入药烧用，不入汤饮。"

参考雷敩之说，凡使用白垩，不要用色青和底白者，需捣碎，筛末，以盐汤飞过，晒干，以免结涩肠道。并说明其炮制配比。参考《日华子本草》记载，其入药烧用，不入汤饮。

（2）金石部（第八卷至第十一卷）载录修治的药物

金石部记载修治的药物共计44种，诸如银屑、赤铜屑、自然铜、铅、铅霜、密陀僧、铁华粉、玉屑、玉泉、云母、紫石英、丹砂、水银、水银粉、粉霜、灵砂、雄黄、雌黄、石膏、滑石、五色石脂、炉甘石、井泉石、石钟乳、阳起石、磁石、赭石、禹余粮、太一余粮、曾青（朴青）、砒石、土黄、礞石、花乳石、金牙石、蛇黄、食盐、凝水石、风化硝、玄明粉、消石（芒硝）、硇砂、石硫黄、矾石。此次研究选择 6 种阐释如下。

①《本草纲目·金石部·第八卷》自然铜："【修治】〔敩曰〕采得石髓铅捶碎，同甘草汤煮二伏时，至明漉出，摊令干，入臼中捣了，重筛过，以醋浸一宿，至明，用六一泥泥瓷盒子，盛二升，文武火中养三日夜，才干用盖盖了，火两伏时，去土研如粉用。凡修事五两，以醋两镒为度。〔时珍曰〕今人只以火醋淬七次，研细水飞过用。"

参照雷敩之说，采石髓用铅捶碎，甘草汤煮透后漉出，令其干燥，捣碎，重筛过，以醋浸泡，以泥瓷盒子盛出，文武火中养，干即盖住，火焙，去土，研粉。介绍炮制自然铜与醋的比例。李时珍指出，当今之人以火醋淬 7 次，研末水飞后即可入药。

②《本草纲目·金石部·第八卷》紫石英："【修治】〔时珍曰〕凡入丸散，用火醋淬七次，研末水飞过，晒干入药。"

李时珍指出，凡用紫石英入丸散，用火醋淬 7 次，研末水飞，晒干后入药。

③《本草纲目·石部·第九卷》滑石："【修治】〔敩曰〕凡用白滑石，先以刀刮净研粉，以牡丹皮同煮一伏时。去牡丹皮，取滑石，以东流水淘过，晒干用。"

参照雷敩之说，凡用白滑石，先以刀刮净，研粉，与牡丹皮同煮，去牡丹皮，取滑石，以东流水淘过，晒干。

④《本草纲目·石部·第九卷》石膏："【修治】〔敩曰〕凡使，石臼中捣成粉，罗过，生甘草水飞过，澄晒筛研用。〔时珍曰〕古法惟打碎如

豆大，绢包入汤煮之。近人因其性寒，火煅过用，或糖拌炒过，则不妨脾胃。"

　　参照雷敩之说，使用石膏，须在石白中捣成粉，筛过后用生甘草水飞，晒干后研末用。李时珍介绍，古法中只是将石膏打碎如豆大，以绢包入汤煮。近人则因其性寒，火煅或用糖拌炒后使用，则不影响脾胃功能。

　　⑤《本草纲目·石部·第十卷》礞石："【修治】〔时珍曰〕用大坩锅一个，以礞石四两打碎，入硝石四两拌匀。炭火十五斤簇定，煅至硝尽，其石色如金为度。取出研末，水飞去消毒，晒干用。"

　　关于礞石的炮制，李时珍指出，使用大坩锅，将礞石打碎后加硝石拌匀。炭火煅烧至硝尽，其石色如金为度。取出，研末，以水飞去硝毒，晒干。

　　⑥《本草纲目·石部·第十卷》代赭石："【修治】〔敩曰〕凡使研细，以腊水重重飞过，水面上有赤色如薄云者去之。乃用细茶脚汤煮一伏时，取出又研一万匝。以净铁铛烧赤，下白蜜蜡一两，待化投新汲水冲之，再煮一二十沸，取出晒干用。〔时珍曰〕今人惟煅赤以醋淬三次或七次，研，水飞过用，取其相制，并为肝经血分引用也。"

　　参照雷敩之说，凡使用赭石须研细，以腊水飞过。若水上有红色如薄云，须去掉。然后用细茶汤煮，取出研磨，以净铁铛烧红，下白蜜蜡，再投入新汲水冲，再煮，取出晒干用。李时珍解释，当今之人只是煅红，以醋淬，研磨后水飞后使用。在于取其相制，并为肝经血分引用。

（3）草部（第十二卷至第二十一卷）载录修治的药物

　　草部记载修治的药物共计 124 种，诸如甘草、黄芪、人参、桔梗、黄精、葳蕤、知母、肉苁蓉、赤箭、苍术、狗脊、巴戟天、远志、淫羊藿、仙茅、玄参、紫草、黄连、秦艽、柴胡、前胡、独活、升麻、苦参、贝母、龙胆、细辛、鬼督邮、徐长卿、白薇、白前、当归、蛇床、白芷、芍药、牡丹、木香、杜若、高良姜、豆蔻、荜茇、蒟酱、肉豆蔻、补骨脂、蓬莪茂（蓬术）、荆三棱、香附子、兰草、泽兰、香薷、赤车使者、艾、青蒿、茺蔚、刘寄奴草、旋覆花、青葙、续断、漏芦、飞廉、胡芦巴、蠡实、恶实、菜耳、蘘荷、麻黄、灯心草、地黄、牛膝、紫菀、麦冬、败酱、款冬花、瞿麦、王不留行、葶苈、车前、虎杖、蒺藜、大黄、商陆、防葵、大戟、甘遂、续随子、莨菪、云实、蓖麻子、常山、藜芦、附子、天雄、侧子、乌头、天南星、半夏、射干、芫花、莽草、菟丝子、五味子、覆盆子、马兜铃、牵牛子、栝楼（瓜蒌）、天冬、百部、何首乌、女萎、茜草、防己、赤地利、络石、泽泻、菖蒲、蒲黄、水萍、海藻、昆布、石斛、骨碎补、石韦、卷柏、马勃等。草部不仅载录修治的药物较多，且对炮制方法的阐释亦较为丰富。

①药物修治方法介绍

例如，《本草纲目·草部·第十二卷》淫羊藿："【修治】〔敩曰〕凡使时呼仙灵脾，以夹刀夹去叶四畔花枝，每一斤用羊脂四两拌炒，待脂尽为度。"

参照雷敩之说，淫羊藿使用时以夹刀剪去叶边及花枝，然后用羊脂拌炒，待脂尽为止。

又如，《本草纲目·草部·第十五卷》续断："【修治】〔敩曰〕凡采得根，横切锉之，又去向里硬筋，以酒浸一伏时，焙干，入药用。"

参照雷敩之说，凡采得续断根，将其横切锉开，除去硬筋，以酒浸，焙干后入药使用。

再如，《本草纲目·草部·第二十卷》石斛："【修治】〔敩曰〕凡使，去根头，用酒浸一宿，暴干，以酥拌蒸之，从巳至酉，徐徐焙干，用入补药乃效。"

参照雷敩之说，通常使用石斛时，去除根头，用酒浸，晒干，以酥油搅拌后蒸之，再用小火焙干，用作补药有效。

②药物鉴别与炮制

例如，《本草纲目·草部·第十二卷》葳蕤记载葳蕤根："【修治】〔敩曰〕凡使勿用黄精并钩吻，二物相似。葳蕤节上有须毛，茎斑，叶尖处有小黄点，为不同。采得以竹刀刮去节皮，洗净，以蜜水浸一宿，蒸了焙干用。"

关于葳蕤的炮制，参照雷敩之说，凡使用葳蕤，不用黄精和钩吻，因两种药物很相似。葳蕤节有须毛，其茎有斑，叶尖有小黄点，为其不同之处。采得葳蕤后，用竹刀刮去节皮，洗净，蜜水浸泡，蒸后焙干用。

又如，《本草纲目·草部·第十九卷》菖蒲记载菖蒲根："【修治】〔敩曰〕凡使勿用泥菖、夏菖二件，如竹根鞭，形黑、气秽味腥。惟石上生者，根条嫩黄，紧硬节稠，一寸九节者，是真也。采得以铜刀刮去黄黑硬节皮一重，以嫩桑枝条相拌蒸熟，暴干锉用。〔时珍曰〕服食须如上法制。若常用，但去毛微炒耳。"

参照雷敩之说，凡使用菖蒲，不用泥菖、夏菖，其形如竹根鞭，颜色黑，气味腥而秽臭。唯有石上生长的菖蒲，其根为嫩黄色，质地紧硬，根节稠密。其中一寸生九节者，是真的菖蒲。采后用铜刀刮去黄黑色硬节皮，以嫩桑枝条拌匀蒸熟，晒干后锉粉用。继而，李时珍解释，服用该药须按照上法进行炮制。若经常使用，则去掉根毛，稍炒即可。

③古法炮制与当今之法

例如，《本草纲目·草部·第十二卷》黄芪："【修治】〔敩曰〕凡使勿用木芪草，真相似，只是生时叶短并根横也。须去头上皱皮，蒸半日，擘细，于槐砧上锉用。〔时珍曰〕今人但捶扁，以蜜水涂炙数次，以熟为度。亦有以盐汤润透，器盛，于汤瓶蒸熟切用者。"

参照雷敩之说，首先，因木芪草与黄芪非常相似，使用黄芪时需要与木芪草进行鉴别，木芪草叶子较短，其根为横向长。修治去掉黄芪头上的皱皮，蒸半日，掰细，锉用。继而，李时珍讲解当今的方法，即将黄芪捶扁，以蜜水涂炙；或者以盐水浸泡，再蒸熟切用。

又如，《本草纲目·草部·第十二卷》桔梗，记载桔梗根："【修治】〔敩曰〕凡使勿用木梗，真似桔梗，只是咬之腥涩不堪。凡用桔梗，须去头上尖硬二三分以来，并两畔附枝。于槐砧上细锉，用生百合捣膏，投水中浸一伏时滤出，缓火熬令干用。每桔梗四两，用百合二两五钱。〔时珍曰〕今但刮去浮皮，米泔水浸一夜，切片微炒用。"

参照雷敩之说，不用与桔梗形状相似的木梗，用嘴咬其有腥涩之味，以此进行区别。以生百合捣膏，与桔梗按比例在水中浸泡，滤出，慢火熬干。其后，介绍桔梗的炮制方法，刮去浮皮，用米泔水浸泡，切片稍炒，即可入药使用。

再如，《本草纲目·草部·第十二卷》巴戟天："【修治】〔敩曰〕凡使须用枸杞子汤浸一宿，待稍软漉出，再酒浸一伏时，漉出，同菊花熬焦黄，去菊花，以布拭干用。〔时珍曰〕今法：惟以酒浸一宿，锉焙入药。若急用，只以温水浸软去心也。"

参照雷敩之说，使用巴戟天时须用枸杞子汤浸，待其泡软漉出，再以酒浸泡，然后漉出，同菊花一同熬煮；去除菊花，以布擦干入药使用。其后，论述当今巴戟天的炮制方法，以酒浸，锉后焙干入药。若是急用，只需用温水浸软，去掉心即可。

此外，《本草纲目·草部·第十四卷》蓬莪茂记载莪术根："【修治】〔敩曰〕凡使，于砂盆中以醋磨令尽，然后于火畔熰干，重筛过用。〔颂曰〕此物极坚硬，难捣治，用时热灰火中煨令透，乘热捣之，即碎如粉。〔时珍曰〕今人多以醋炒或煮熟入药，取其引入血分也。"

参照雷敩之说，凡使用莪术，先在砂盆中以醋磨，然后用火烘干，多次过筛后使用。继而，参考苏颂之说，此品极其坚硬，用时需用热灰火煨透，趁热捣之，即可破碎如粉。其后，李时珍解释说明，当今之人多以醋炒或煮熟后入药，取其引入血分之功。

④药物炮制的注意禁忌

例如，《本草纲目·草部·第十二卷》玄参记载玄参根："【修治】〔敩曰〕凡采得后，须用蒲草重重相隔，入甑蒸两夜，晒干用。勿犯铜器，饵之噎人喉，丧人目。"

参照雷敩之说，采得玄参后须用蒲草隔开，入甑蒸，晒干用。勿与铜器接触，否则，食用后使人喉部发噎，损伤眼睛。

又如，《本草纲目·草部·第十三卷》细辛记载细辛根："【修治】〔敩曰〕凡使细辛，切去头、子，以瓜水浸一宿，暴干用。须拣去双叶者，服之害人。"

参照雷敩之说，使用细辛时，切去头、去子，用瓜水浸泡，晒干用。去掉双叶，否则服之对人有害。

再如，《本草纲目·草部·第十四卷》荜茇："【修治】〔敩曰〕凡使，去挺用头，以醋浸一宿，焙干，以刀刮去皮粟子令净乃用，免伤人肺，令人上气。"

参照雷敩之说，使用荜茇时，去掉果穗，留用头，以醋浸泡，再焙干，用刀刮去外皮的颗粒，干净后使用，以免损伤人肺，令气上逆。

⑤炮制与入药部位功效

例如，《本草纲目·草部·第十八卷》栝楼记载栝楼实："【修治】〔敩曰〕凡使皮子茎根，其效各别。其栝，圆黄皮厚蒂小；楼则形长赤皮蒂粗。阴人服蒌，阳人服栝。并去壳皮革膜及油。用根亦取大二三围者，去皮捣烂，以水澄粉用。〔时珍曰〕栝楼，古方全用，后世乃分子、瓤各用。"

参照雷敩之说，但凡使用栝楼皮、子、茎、根，其药效各不相同。其栝，圆形黄皮厚蒂小；楼则为长圆形，红皮蒂粗。阴盛之人，宜服食楼；阳盛之人，宜服食栝。并去壳皮、隔膜及油脂。用根则选取根大者，去皮捣烂，以水澄粉后用。李时珍解释，栝楼在古方中全部用入药，后世将其分开，即子、瓤分开使用。

⑥炮制且着意配伍功效

例如，《本草纲目·草部·第十三卷》黄连记载黄连根："【修治】〔敩曰〕凡使以布拭去肉毛，用浆水浸二伏时，漉出，于柳木火上焙干用。〔时珍曰〕五脏六腑皆有火，平则治，动则病，故有君火、相火之言其实一气而已。黄连入手少阴心经，为治火之主药。治本脏之火，则生用之；治肝胆之实火，则以猪胆汁浸炒；治肝胆之虚火，则以醋浸炒；治上焦之火，则以酒炒；治中焦之火，则以姜汁炒；治下焦之火，则以盐水或朴硝研细调水和炒；治气分湿热之火，则以茱萸汤浸炒；治血分块中伏火，则以干漆末调水炒；治食积之火，则以黄土研细调水和炒。"

参照雷敩之说，凡使用黄连时，以布拭去其肉毛，用浆水浸，漉出，柳木火上焙干使用。继而，李时珍解释说明，五脏六腑皆有火，平衡则正常，妄动则发病，故而有君火、相火之说。黄连入手少阴心经，为治火之主药。治本脏之火，则生用；治肝胆之实火，则用猪胆汁浸炒；治肝胆之虚火，用醋浸炒；治上焦之火，则用酒炒；治中焦之火，则用姜汁炒；治下焦之火，用盐水或朴硝研细调水炒；治气分湿热之火，用茱萸汤浸炒；治血分块中伏火，则用干漆末调水炒；治食积之火，则用黄土研细调水炒。

（4）谷部（第二十二卷至第二十五卷）载录修治的药物

谷部记载修治的药物共计5种，诸如胡麻、大麻、薏苡仁、罂粟壳、扁豆。

例如，《本草纲目·谷部·第二十二卷》胡麻："【修治】〔弘景曰〕服食胡麻，取乌色者，当九蒸九暴，熬捣饵之。断谷，长生，充饥。虽易得，而学者未能常服，况余药耶？蒸不熟，令人发落。其性与茯苓相宜。俗方用之甚少，时以合汤丸尔。〔敩曰〕凡修事以水淘去浮者，晒干，以酒拌蒸，从巳至亥，出摊晒干。臼中舂去粗皮，留薄皮。以小豆对拌，同炒，豆熟，去豆用之。"

参照陶弘景之说，食用胡麻应选取黑色者，当用九蒸九晒，煮熬捣烂而食之。虽容易得到，而未能常服，况且其他药物？若蒸不熟，吃后可令人头发脱落。胡麻的性状与茯苓相同。俗方用之较少，时常合汤丸之中。继而，参照雷敩之说，凡修治胡麻，以水淘去上浮者，晒干，以酒拌蒸 12 小时，取出摊开晒干。放于臼中舂去粗皮，留下薄皮。用小豆对拌，同炒，待豆熟，再去掉豆，用胡麻入药。

又如，《本草纲目·谷部·第二十三卷》薏苡仁："【修治】〔敩曰〕凡使，每一两，以糯米一两同炒熟，去糯米用。亦有更以盐汤煮过者。"

参照雷敩之说，凡使用薏苡仁，每 1 两薏苡仁用糯米 1 两同炒熟，去掉糯米再用。亦有用盐汤煮过再用。

再如，《本草纲目·谷部·第二十三卷》罂子粟记载罂子粟壳："【修治】〔时珍曰〕凡用以水洗润，去蒂及筋膜，取外薄皮，阴干细切，以米醋拌炒入药。亦有蜜炒、蜜炙者。"

李时珍指出，凡用罂子粟壳，以水洗润，去除蒂及筋膜，取外面的薄皮，阴干细切，用米醋拌炒入药。亦有蜜炒、蜜炙的方法。

（5）菜部（第二十六卷至第二十八卷）载录修治的药物

菜部记载修治的药物共计 3 种，诸如韭子、胡葱、灰蘿。

例如，《本草纲目·菜部·第二十六卷》韭记载韭子："【修治】〔《大明》曰〕入药拣净，蒸熟暴干，簸去黑皮，炒黄用。"

参照《日华子本草》记载，韭子入药，需拣净，蒸熟，晒干，簸去黑皮，炒黄使用。

又如，《本草纲目·菜部·第二十六卷》胡葱："【修治】〔敩曰〕凡采得依纹擘碎，用绿梅子相对拌蒸一伏时，去梅子，砂盆中研如膏，瓦器晒干用。"

参照雷敩之说，采得胡葱后，顺其纹瓣碎，用绿梅子拌蒸，去掉梅子，在砂盆中研磨如膏，用瓦器晒干，入药使用。

（6）果部（第二十九卷至第三十三卷）载录修治的药物

果部记载修治的药物计33种，诸如山楂、白梅（白柿）、醂梅（醂柿）、梅糕（柿糕）、石榴皮、黄橘皮、青橘皮、橘核、薯蓣、李根皮、杏仁、乌梅、核桃仁、桃花、桃茎白皮（桃白皮）、桃胶、木瓜、枇杷叶、橡实、橡实斗壳（橡实壳）、槲若（槲叶）、槟榔、大腹子、椰子、蜀椒、秦椒、荜澄茄、吴茱萸、甜瓜子仁、甜瓜蒂、莲实、荷叶、芡实。

例如，《本草纲目·果部·第二十九卷》梅记载乌梅："【修治】〔弘景曰〕用须去核，微炒之。〔时珍曰〕造法：取青梅篮盛，于突上熏黑。若以稻灰淋汁润湿蒸过，则肥泽不蠹"。

参考陶弘景之说，用乌梅时须去掉核，微炒。继而，李时珍说明其炮制法，取青梅盛放篮子里，用烟熏黑。若以稻灰汁淋湿，蒸过，则乌梅肥美润泽，且不会被虫蛀。

又如，《本草纲目·果部·第三十卷》枇杷记载叶："【修治】〔恭曰〕凡用须火炙，以布拭去毛。不尔射人肺，令咳不已。或以粟秆作刷刷之，尤易净。〔敩曰〕凡采得，秤湿叶重一两，干者三叶重一两，乃为气足，堪用。粗布拭去毛，以甘草汤洗一遍，用绵再拭干。每一两以醋二钱半涂上，炙过用。〔时珍曰〕治胃病，以姜汁涂炙；治肺病，以蜜水涂炙，乃良。"

参考苏敬之说，认为凡用枇杷叶须火炙，用布拭去毛，否则会刺激肺，令人咳嗽不止。或用粟秆作刷，刷枇杷叶，更易刷干净。继而，参考雷敩之说，凡采得枇杷叶，用秤称量湿叶和干叶重量，分辨气足与否，能用者，用粗布拭去毛，用甘草汤洗，再用棉布拭干。按比例用醋涂，炙过后使用。最后，李时珍解释说明，治胃病则使用姜汁涂炙，治肺病则使用蜜水涂炙，治疗效果较好。

又如，《本草纲目·果部·第三十一卷》大腹子记载大腹皮："【修治】〔思邈曰〕鸩鸟多集槟榔树上。凡用槟榔皮，宜先以酒洗，后以大豆汁再洗过，晒干入灰火烧煨，切用。"

参考孙思邈之说，因鸩鸟多集聚在槟榔树上，凡用槟榔皮，宜先用酒洗，然后用大豆汁洗过，晒干，入灰火烧煨，切片后入药使用。

再如，《本草纲目·果部·第三十三卷》芡实："【修治】〔诜曰〕凡用蒸熟，烈日晒裂取仁，亦可舂取粉用。〔时珍曰〕新者煮食良。入涩精药，连壳用亦可。案陈言和《暇日记》云：芡实一斗，以防风四两煎汤浸过用，且经久不坏。"

参考孟诜之说，凡用芡实需蒸熟，晒裂取其仁，亦可舂碎，取其粉用。李时珍解释说明，新鲜的芡实煮食较好，临床入涩精药使用，连壳使用亦可。参照《暇日记》介绍，芡实用防风煎汤浸过则经久不坏。

（7）木部（第三十四卷至第三十七卷）载录修治的药物

木部记载修治的药物共计47种，诸如柏实、柏叶、松脂、辛夷、沉香、枫香脂、乳香、没药、麒麟竭、龙脑香、樟脑、檗木（黄柏）、厚朴、杜仲、干漆、椿樗、楝实、槐实、槐花、皂荚、皂荚子、无食子、诃黎勒、榉木皮、白杨木皮、苏方木、巴豆、大风子、桑根、楮实、枳实、卮子（栀子）、蕤核、山茱萸、郁李、卫矛、枸杞、牡荆沥、蔓荆实、密蒙花、卖木子、茯苓、琥珀、猪苓、雷丸、桑上寄生、淡竹沥。

例如，《本草纲目·木部·第三十四卷》辛夷："【修治】〔敩曰〕凡用辛夷，拭去赤肉毛了，以芭蕉水浸一宿，用浆水煮之，从巳至未，取出焙干用。若治眼目中患，即一时去皮，用向里实者。〔《大明》曰〕入药微炙。"

参照雷敩之说，凡用辛夷，拭去赤肉毛，用芭蕉水浸泡，用浆水煎煮，取出后，焙干使用。治眼目之疾患，使用时去皮。其后，参照《日华子本草》，其入药微炙。

又如，《本草纲目·木部·第三十四卷》沉香："【修治】〔敩曰〕凡使沉香，须要不枯，如嘴角硬重沉于水下者为上，半沉者次之。不可见火。〔时珍曰〕欲入丸散，以纸裹置杯中，待燥研之。或入乳钵以水磨粉，晒干亦可。若入煎剂。惟磨汁临时入之。"

参考雷敩之说，使用沉香，须其不枯，质硬重沉于水下则为上品。其后，李时珍解释，欲将沉香入丸散，用纸包裹，放杯中，待干燥后研磨。或放入乳钵，水磨粉，晒干。若药入煎剂，临用时磨汁。

再如，《本草纲目·木部·第三十四卷》龙脑香："【修治】〔恭曰〕龙脑香合糯米炭、相思子贮之，则不耗。〔时珍曰〕或言以鸡毛、相思子，同入小瓷罐密收之佳。《相感志》言以杉木炭养之更良，不耗。今人多以樟脑升打乱之，不可不辨也。"

参考苏敬之说，龙脑香宜合糯米炭、相思子贮藏，香味不易损耗。继而，李时珍解释说明，或有说以鸡毛、相思子，一同放入小瓷罐密藏为佳。参考《相感志》之介绍，则以杉木炭养更好，不损耗其香味。当今之人多以樟脑打乱使用，则不可不辨。

又如，《本草纲目·木部·第三十七卷》竹："【修治】〔机曰〕将竹截作二尺长，劈开。以砖两片对立，架竹于上。以火炙出其沥，以盘承取。〔时珍曰〕一法：以竹截长五六寸，以瓶盛，倒悬，下用一器承之，周围以炭火逼之，其油沥于器下也。"

参考张仲景之论，将竹截开后，从中劈开，以两砖对立，将竹子架在上面，以火烤出竹沥，以盘盛取。其后，李时珍解释，另有一法，竹截断后，以瓶盛装，倒悬挂，下面再用容器盛之，用炭火烧烤，竹中的油沥于容器中。

（8）虫部（第三十九卷至第四十二卷）载录修治的药物

虫部记载修治的药物共计 20 种，诸如蜂蜜、露蜂房、五倍子、桑螵蛸、僵蚕、樗鸡、斑蝥、芫青、葛上亭长（豆蚝）、地胆、水蛭、蛴螬、蝉蜕、蜣螂、蜚虻（虻虫）、蟾蜍、蛤蟆、蜈蚣、马陆、蚯蚓。

例如，《本草纲目·虫部·第三十九卷》露蜂房："【修治】〔敩曰〕凡使草蜂窠，先以鸦豆枕等同拌蒸，从巳至未时，出鸦豆枕了，晒干用。〔《大明》曰〕入药并炙用。"

参照雷敩之说，凡使用草蜂窠，用鸦豆枕拌蒸，去除鸦豆枕，晒干后使用。参考《日华子本草》记载，露蜂房入药时炙用。

又如，《本草纲目·虫部·第四十一卷》蚱蝉记载蝉蜕："【修治】〔时珍曰〕凡用蜕壳，沸汤洗去泥土、翅、足，浆水煮过，晒干用。"

根据李时珍所论，凡使用蝉之蜕壳，用沸汤洗去泥土、翅、足，以浆水煮，晒干入药。

再如，《本草纲目·虫部·第四十二卷》蜈蚣："【修治】〔敩曰〕凡使勿用千足虫，真相似，只是头上有白肉，面并嘴尖，若误用，并把着，腥臭气入顶，能致死也。凡治蜈蚣，先以蜈蚣木末或柳蛀末，于土器中炒。令木末焦黑，去木末，以足刀刮去足甲用。〔时珍曰〕蜈蚣木不知是何木也。今人惟以火炙去头足用，或去尾、足，以薄荷叶火煨用之。"

参照雷敩之说，凡使用蜈蚣勿用千足虫。千足虫与蜈蚣相似，但其头上有白肉，面和嘴呈尖形。若是误用，可能会导致死亡。通常炮制蜈蚣，以蜈蚣木末，或柳蛀末，于土器中炒，木末焦黑，去掉木末，以足刀刮去足甲使用。李时珍解释指出，当今之人使用蜈蚣，仅用火炙去其头足，或者去掉其尾、足，再用薄荷叶火煨之。

又如，《本草纲目·虫部·第四十二卷》蚯蚓："【修治】〔弘景曰〕若服干蚓，须熬作屑。〔敩曰〕凡收得，用糯米泔浸一夜，漉出，以无灰酒浸一日，焙干切。每一两，以蜀椒、糯米各二钱半同熬，至米熟，拣出用。〔时珍曰〕入药有为末，或化水，或烧灰者，各随方法。"

参考陶弘景之说，若服干蚯蚓，须熬为碎屑。参照雷敩之说，蚯蚓须用糯米泔浸，漉出，以无灰酒浸，焙干切，用蜀椒、糯米同煮，煮至米熟，挑出蚯蚓使用。据李时珍解释，入药有做成末，或化为水，或烧灰，各随其方而用其炮制法。

（9）鳞部（第四十三卷至第四十四卷）载录修治的药物

鳞部记载修治的药物共计10种，诸如龙骨、龙齿、龙角、鼍甲、鲮鲤甲、石龙子、蛤蚧、蛇蜕、白花蛇、乌贼鱼骨。

例如，《本草纲目·鳞部·第四十三卷》龙记载龙骨："【修治】〔敩曰〕凡用龙骨，先煎香草汤浴两度，捣粉，绢袋盛之。用燕子一只，去肠肚，安袋于内，悬井面上，一宿取出，研粉。入补肾药中，其效如神。〔时珍曰〕近世方法，但赤为粉。亦有生用者。《事林广记》云：用酒浸一宿，焙干研粉，水飞三度用。如急用，以酒煮焙干。或云：凡入药，须水飞过晒干。每斤用黑豆一斗，蒸一伏时，晒干用。"

参照雷敩之说，认为通常使用龙骨，先煎香草汤洗，捣粉，绢袋盛装，装入一只清洗后的燕子，悬于井上过夜，取出，研成粉。用在补肾药中，效果较好。据李时珍解释，近世的方法是用红色的研为粉。亦有生用者。参考《事林广记》记载，用酒浸泡，焙干研粉，水飞再用。如急用，以酒煮，焙干。还有以其入药，须用水飞，晒干。龙骨用黑豆蒸后，晒干使用。

又如，《本草纲目·鳞部·第四十三卷》蛤蚧："【修治】〔敩曰〕其毒在眼。须去眼及甲上、尾上、腹上肉毛，以酒浸透，隔两重纸缓焙令干，以瓷器盛，悬屋东角上一夜用之，力可十倍，勿伤尾也。〔《日华》曰〕凡用去头、足，洗去鳞齼内不净，以酥炙用，或用蜜炙。〔李珣曰〕凡用须炙令黄色，熟捣。口含少许，奔走不喘息者，为真也。宜丸散中用。"

参照雷敩之说，认为蛤蚧之毒在眼。用时去掉眼及甲上、尾上、腹上肉毛，用酒浸透，隔纸慢慢焙干，瓷器盛装，悬挂于屋东角，用之入药，药力可增倍，切勿伤其尾。参考《日华子本草》记载，用时须去掉头、足，洗去不净之物，用酥炙，也有用蜜炙。李珣说，凡用蛤蚧，须炙使之变为黄色，熟后捣碎。宜用于丸散。

再如，《本草纲目·鳞部·第四十三卷》白花蛇："【修治】〔颂曰〕头尾各一尺，有大毒，不可用。只用中段干者，以酒浸，去皮、骨，炙过收之则不蛀。其骨刺须远弃之，伤人，毒与生者同也。〔宗曰〕凡用去头尾，换酒浸三日，火炙，去尽皮、骨。此物甚毒，不可不防。〔时珍曰〕黔蛇长大，故头尾可去一尺。蕲蛇止可头尾各去三寸。亦有单用头尾者。大蛇一条，只得净肉四两而已。久留易蛀，惟取肉密封藏之，十年亦不坏也。按《圣济总录》云：凡用花蛇，春秋酒浸三宿，夏一宿，冬五宿，取出炭火焙，如此三次，以砂瓶盛，埋地中一宿，出火气。去皮、骨，取肉用。"

参考苏颂之言，认为白花蛇头尾有大毒，不可用。入药只用中段，酒浸后去皮、骨，炙后收存，则不被虫蛀。去掉的白花蛇骨刺须远弃之，以免伤人，因其毒与活蛇相同。参照寇宗奭之说，用白花蛇要去掉头尾，用酒浸泡，然后火炙，去尽其皮、骨。此物毒性大，不可不防。李时珍解释，黔蛇长而大，头尾可以去掉。而蕲蛇可将其头尾各去3寸。亦有单用头尾者。其肉久留易被虫蛀，取肉后密封藏之。参考《圣济总录》记载，凡是用花蛇入药，酒浸，再取出用炭火焙，用砂瓶盛装，埋地下，以除其火气，去掉皮、骨，取肉入药用。

又如，《本草纲目·鳞部·第四十四卷》乌贼鱼记载乌贼鱼骨（又称为海螵蛸）："【修治】〔弘景曰〕炙黄用。〔敩曰〕凡使勿用沙鱼骨，其形真似。但以上文顺者是真，横者是假。以血卤作水浸，并煮一伏时漉出。掘一坑烧红，入鱼骨在内，经宿取出入药，其效加倍也。"

参考陶弘景之说，认为乌贼鱼骨须炙黄。参照雷敩之说，使用乌贼鱼骨，不要用沙鱼骨，因两者形状相似。乌贼鱼骨上纹理顺的是真品，纹理横的是假货。炮制乌贼鱼骨，血卤作水浸泡后煎煮，漉出。挖坑烧红，将鱼骨放在里面，经宿取出入药使用。

（10）介部（第四十五卷至四十六卷）载录修治的药物

介部记载修治的药物共计 16 种，诸如龟甲、秦龟甲、绿毛龟、鳖甲、蟹、牡蛎、真珠（珍珠）、文蛤、海蛤、石决明、蛤粉、魁蛤、贝子、紫贝、珂、甲香。

例如，《本草纲目·介部·第四十五卷》绿毛龟："【修治】〔时珍曰〕此龟古方无用者。近世滋补方往往用之，大抵与龟甲同功。"

关于绿毛龟的炮制，李时珍指出，此龟古方中没有使用。近世有见滋补方用之，其功用大抵与龟甲相同。

又如，《本草纲目·介部·第四十六卷》海蛤："【修治】〔敩曰〕凡使海蛤，勿用游波虫骨。真相似，只是面上无光。误饵之，令人狂走欲投水，如鬼祟，惟醋解之立愈。其海蛤用浆水煮一伏时，每一两入地骨皮、柏叶各二两，同煮一伏时，东流水淘三次，捣粉用。"

参照雷敩之说，凡使用海蛤，不用游波虫骨，其与海蛤相似，但它面上无光。若误服之，会使人狂走欲投水，如神使鬼差，用醋解之。炮制时，将海蛤用浆水加入地骨皮、柏叶煮，以东流水淘洗，捣粉使用。

再如，《本草纲目·介部·第四十六卷》石决明："【修治】〔珣曰〕凡用以面裹煨熟，磨去粗皮，烂捣，再乳细如面，方堪入药。〔敩曰〕每五两，用盐半两，同东流水入瓷器内煮一伏时，捣末研粉。再用五花皮、地榆、阿胶各十两，以东流水淘三度，日干，再研一万下，入药。服至十两，永不得食山桃，令人丧目。〔时珍曰〕今方家只以盐同东流水煮一伏时，研末水飞用。"

参考李珣之说，凡用石决明，用面裹煨熟，磨去粗皮，烂捣，再研细如面，方可入药。参照雷敩之说，石决明用盐，以东流水放瓷器内煮，捣末研粉。再用五花皮、地榆、阿胶，以东流水淘，晒干，再研，入药使用。李时珍解释，当今的方家只是以盐同东流水煮，研末水飞后使用。

又如，《本草纲目·介部·第四十六卷》牡蛎："【修治】〔宗曰〕凡用，须泥固烧为粉。亦有生用者。〔敩曰〕凡用牡蛎，先用二十个，以东流水入盐一两，煮一伏时，再入火中煅赤。研粉用。〔时珍曰〕按温隐居云：牡蛎将童尿浸四十九日，五日一换，取出，以硫黄末和米醋涂上，黄泥固济，煅过用。"

参照寇宗奭之说，凡用牡蛎，须用泥固定烧为粉。还可生用。参考雷敩之说，凡用牡蛎，用东流水入盐煮，再入火中煅红，研粉使用。

（11）禽部（第四十七卷至第四十九卷）载录修治的药物

禽部记载修治的药物共计 5 种，诸如雄雀屎、伏翼（蝙蝠）、天鼠屎、五灵脂、鸱头。

例如，《本草纲目·禽部·第四十八卷》五灵脂："【修治】〔颂曰〕此物多夹沙石，绝难修治。凡用研为细末，以酒飞去沙石，晒干收用。"

参考苏颂之说，五灵脂多夹沙石，很难炮制。凡用五灵脂须研为细末，用酒飞去沙石，晒干使用。

（12）兽部（第五十卷至第五十一卷）载录修治的药物

兽部记载修治的药物共计 21 种，诸如猪脂、白马阴茎、阿胶、牛黄、虎骨、虎睛、象胆、犀角、熊脂、熊掌、羚羊角、鹿茸、鹿角、麝脐香、白胶、麋角、麋茸、麝香、猫屎、腽肭脐、刺猬皮。

例如，《本草纲目·兽部·第五十卷》阿胶："【修治】〔弘景曰〕凡用皆火炙之。〔敩曰〕凡用，先以猪脂浸一夜，取出，柳木火上炙燥研用。〔时珍曰〕今方法或炒成珠，或以面炒，或以酥炙，或以蛤粉炒，或以草灰炒，或酒化成膏，或水化膏，当各从本方。"

参考陶弘景之说，认为凡用阿胶皆用火炙之。参照雷敩之说，凡用阿胶，先用猪脂浸泡，取出，放柳木火上炙，干燥研用。据李时珍解释，当今对阿胶的炮制，或炒成珠，或用面炒，或用酥炙，或用蛤粉炒，或用草灰炒，或用酒化成膏，或以水化成膏，当各从其方而炮制使用。

又如，《本草纲目·兽部·第五十一卷》鹿记载鹿茸："【修治】〔《别录》曰〕四月、五月解角时取，阴干，使时燥。〔恭曰〕鹿茸，夏收之阴干，百不收一，且易臭，惟破之火干大好。〔敩曰〕凡使鹿茸，用黄精自然汁浸两日夜，漉出切焙捣用，免渴人也。又法：以鹿茸锯作片，每五两，用羊脂三两，拌天灵盖末涂之，慢火炙令内外黄脆，以鹿皮裹之，安室中一宿，则药魂归矣。乃慢火焙干，捣末用。〔《日华》曰〕只用酥炙炒研。〔宗曰〕茸上毛，先以酥薄涂匀，于烈焰中灼之，候毛尽微炙。不以酥，则火焰伤茸矣。〔时珍曰〕澹寮、济生诸方，有用酥炙、酒炙，及酒蒸焙用者，当各随本方。

参照《名医别录》记载，鹿茸在四、五月鹿角脱落时收取，阴干。参考苏敬之说，鹿茸在夏季收取，阴干，其收取率低，且易臭，破开用火干燥。参考雷敩之说，凡使用鹿茸，用黄精汁浸泡，漉出，切片焙干，捣用。还有其他炮制法，如鹿茸锯成片，鹿茸用羊脂拌头骨末涂，以慢火炙，令其内外黄脆，用鹿皮裹之，放室中，然后慢火焙干，捣末使用。参照《日华子本草》记载，只用酥炙、炒研。参考寇宗奭之论，鹿茸上有毛，以酥薄涂，烈焰中灼之，不用酥，以免火焰伤茸。参考《澹寮集验方》《济生方》等记载，有的用酥炙、酒炙，还有用酒蒸焙，当各随其用方而使用相应的炮制方法。

（13）人部（第五十二卷）载录修治的药物

人部记载修治的药物共计 4 种，诸如发髲、天灵盖、人胞（紫河车）、胞衣水。

例如，《本草纲目·人部·第五十二卷》人胞："【修治】〔吴球曰〕紫河车，古方不分男女。近世男用男，女用女；一云男病用女，女病用男。初生者为佳，次则健壮无病妇人者亦可。取得，以清米泔摆净，竹器盛，于长流水中洗去筋膜，再以乳香酒洗过，篾笼盛之，烘干研末。亦有瓦焙研者，酒煮捣烂者，甑蒸捣晒者，以蒸者为佳。"

参考吴球之说，紫河车的使用，古方不分男女。近世则男用男，女用女；一说为男病用女，女病用男。用紫河车以初生者为佳，次则健壮无病妇人的亦可。取紫河车，用清米泔洗净，用竹器盛，于长流水洗去筋膜，再以乳香酒洗，篾笼盛之，烘干，研末。有用瓦焙研，或者酒煮捣烂，或者甑蒸捣晒，以蒸者为佳。

综上所述，《本草纲目》设修治专项，其中收录修治的药物 300 多种。其炮制方法涉及炒、炙、煅、蒸、煮等方面。如净制、水制（浸制、水飞、渍、拌、浸澄、烫、水磨粉）；火制如炒法（炒黄、炒焦、炒炭；米炒、黄炒、面麸炒、麸炒、木末炒、蛤粉炒、土炒、面炒、黄土炒、干漆末炒）；炙法（酒炙、醋炙、盐炙、蜜炙、酥炙、油炙、猪胆汁炙、朴硝炙、酥蜜炙、黄精自然汁炙等）；制法（米泔水制、甘草水制、酒制、醋制、黄精自然汁制、蜜制、生羊血制、浆水制）；烘焙法、煨法、煅法、熬法、炼法、水火共制（蒸法、煮法、复制法）；其他（制霜、发酵、研磨、贮藏等）。在前人有关修治理论基础上，增加发酵、发芽、制曲等炮制方法。李时珍既收集引用了诸如雷敩、陶弘景、寇宗奭、张元素、朱震亨等前贤之论述，以及相关本草文献之记载，并介绍了自己的实践经验。此外，有些药物的修治方法在发明等内容中亦有记录。这些药物的修治方法，对于中药炮制

132

理论的发展与临床医疗实践有实际的参考价值。

4.气味，以明药物性味

气即性，乃指药物之寒、热、温、凉四性；味乃指药物之酸、苦、甘、辛、咸五味。药物之气味，乃药性，是药物固有的属性，又是决定药物功用的内在依据，"气味既殊，则功用当别"。掌握药物的药性，方能从根本上把握药物的功效，恰当使用药物而发挥其治疗作用。故而李时珍专列"气味"，原文以黑体大字突出每种药之气味，重点进行阐发与辨析，并增补前人之未逮，或修订前人谬误。

（1）阐释药物的性味特点

例如，《本草纲目·草部·第十二卷》三七："【气味】甘，微苦，温，无毒。"

说明三七味甘，性微苦、温，无毒的气味特点。

又如，《本草纲目·草部·第十二卷》丹参记载根："【气味】苦，微寒，无毒。〔普曰〕神农、桐君、黄帝、雷公：苦，无毒；岐伯：咸。〔李当曰〕大寒。〔弘景曰〕久服多眼赤，故应性热，今云：微寒，恐谬也。〔权曰〕平。〔之才曰〕畏碱水，反藜芦。"

介绍丹参味苦，性微寒，无毒。参照《吴普本草》记载，其味苦，无毒。有言其味咸，亦有言其性大寒。参考陶弘景之说，久服丹参多导致眼红，故其性热，并据此说明，言其微寒恐怕是谬误。而甄权则认为丹参性平。参考徐之才之说，丹参畏碱水，反藜芦。

再如，《本草纲目·草部·第十八卷》菟丝子："【气味】辛、甘，平，无毒。〔之才曰〕得酒良。薯蓣、松脂为之使。恶藋菌。"

介绍菟丝子性平，味辛、甘，无毒。参考徐之才之说，菟丝子配合酒使用效果佳，而薯蓣（即山药）、松脂为之使药，在配伍方面恶藋菌。

又如，《本草纲目·草部·第十八卷》茜草记载根："【气味】苦，寒，无毒。〔权曰〕甘。〔《大明》曰〕酸。入药炒用。〔震亨曰〕热。〔元素曰〕微酸、咸，温。阴中之阴。〔《别录》曰〕苗根：咸，平，无毒。〔之才曰〕畏鼠姑。汁，制雄黄。"

在此解说中，茜草根味苦，性寒，无毒。甄权认为其味甘。参照《日华子本草》记载，其味酸，入药须炒用。朱震亨认为其性热。张元素认为，其味微酸、咸，性温，为阴中之阴。援引《名医别录》记载，其苗根味咸，性平，无毒。徐之才认为，其畏鼠姑，而其汁，可制雄黄。

再如，《本草纲目·菜部·第二十六卷》白芥记载茎叶："【气味】辛，温，无毒。〔时珍曰〕《肘后方》言热病患不可食胡芥，为其性暖也。"

说明白芥味苦。李时珍参考《肘后备急方》记载，说明热病不可服食白芥，因其性温。

（2）阐释性味、功用与升降沉浮

例如，《本草纲目·草部·第十三卷》柴胡记载根："【气味】苦，平，无毒。《别录》曰〕微寒。〔普曰〕神农、岐伯、雷公：苦，无毒。〔《大明》曰〕甘。〔元素曰〕气味俱轻，阳也，升也，少阳经药，引胃气上升。苦寒以发散表热。〔杲曰〕升也，阴中之阳，手足少阳厥阴四经引经药也。在脏主血，在经主气。欲上升，则用根，以酒浸；欲中及下降，则用梢。〔之才曰〕半夏为之使，恶皂荚，畏女菀、藜芦。〔时珍曰〕行手足少阳，以黄芩为佐；行手、足厥阴，以黄连为佐。"

在此解说柴胡味苦，性平，无毒。参照《名医别录》记载，其性微寒。参考《吴普本草》记载，以及神农、岐伯、雷公之言，认为柴胡味苦，无毒。参照《日华子本草》记载，认为其味甘。参考张元素之言，其气味俱轻，属阳，其性升散，为少阳经药，引胃气上升，其苦寒以发散表热。参考李杲之说，认为其性主升，为阴中之阳，为手足少阳厥阴四经之引经药，其在脏主血，在经主气。临床治病，欲上升，使用其根。欲其作用于中及下降，则用其梢。参考徐之才之说，认为半夏为之使，恶皂荚，畏女菀、藜芦。李时珍进而指出，柴胡行于手足少阳，以黄芩为其佐药；行手足厥阴，以黄连为其佐药。

又如，《本草纲目·草部·第十四卷》白芷记载根："【气味】**辛，温，无毒**。〔元素曰〕气温，味苦、大辛。气味俱轻，阳也。手阳明引经本药，同升麻则通行手、足阳明经，亦入手太阴经。〔之才曰〕当归为之使，恶旋覆花，制雄黄、硫黄。"

在此阐释白芷味辛，性温，无毒。参考张元素之说，其气温，味苦、大辛，气味俱轻，属阳，认为白芷为手阳明引经药，配伍升麻则通行手、足阳明二经，亦入手太阴经。参考徐之才之说，当归为使药，恶旋覆花，有制约雄黄、硫黄之功。

再如，《本草纲目·草部·第十五卷》艾记载叶："【气味】**苦，微温，无毒**。〔恭曰〕生寒，熟热。〔元素曰〕苦温，阴中之阳。〔时珍曰〕苦而辛，生温熟热，可升可降，阳也。入足太阴、厥阴、少阴之经。苦酒、香附为之使。"

艾叶味苦，性微温，无毒。参考苏敬之说，艾叶生用性寒，熟用性热。参考张元素之言，其味苦，性温，为阴中之阳。李时珍指出，其味苦而性辛，生用性温，熟用性热，可升可降，属阳药。入足太阴、厥阴、少阴经。苦酒、香附为之使药。

又如，《本草纲目·果部·第三十一卷》橄榄记载实："【气味】**酸、甘，温，无毒**。〔宗奭曰〕味涩，良久乃甘。〔震亨曰〕味涩而甘，醉饱宜之。然性热，多食能致上壅。〔时珍曰〕橄榄盐过则不苦涩，同栗子食甚香。按《延寿书》云：凡食橄榄必去两头，其性热也。过白露摘食，庶不病。"

在此解说中，橄榄味酸、甘，性温，无毒。参照寇宗奭之言，其味涩，且食后方有甘味。参考朱震亨之言，其味涩而甘，酒醉之人宜用之解毒，然其性热，多食可导致上壅。李时珍阐释指出，橄榄以盐渍过，则不苦涩，同食栗子则更香。参照《延寿书》记载，凡食用橄榄须去两头，因为其性热。白露节气后采摘而食，或许可避免热病。

再如，《本草纲目·木部·第三十六卷》栀子："【气味】**苦，寒，无毒。**〔《别录》曰〕大寒。〔元素曰〕气薄味浓，轻清上行，气浮而味降，阳中阴也。〔杲曰〕沉也，阴也。入手太阴肺经血分。丹书栀子柔金。"

在此言其味苦，性寒，无毒。参照《名医别录》记载，其性大寒。参考张元素之说，其气薄味浓郁，轻清上行，气浮而味降，属阳中之阴。参考李杲之言，其性沉降，属阴。栀子入手太阴肺经血分，故而栀子具有柔金之功。

（3）阐释药物性味及其配伍归经与炮制

例如，《本草纲目·草部·第十二卷》知母记载根："【气味】**苦，寒，无毒。**〔《大明》曰〕苦、甘。〔权曰〕平。〔元素曰〕气寒，味大辛、苦。气味俱厚，沉而降，阴也。又云：阴中微阳，肾经本药，入足阳明、手太阴经气分。〔时珍曰〕得黄柏及酒良。"

知母味苦，性寒，无毒。参照《日华子本草》记载，其味苦甘。参考甄权之言，认为其性平。参考张元素之说，认为其气寒，味辛苦，气味俱厚，故而沉降，属阴药，为阴中微阳，是肾经本药，入足阳明、手太阴经气分。李时珍进而指出，知母得黄柏及酒，则效果佳。

又如，《本草纲目·草部·第十二卷》白术："【气味】**甘，温，无毒。**〔《别录》曰〕甘。〔权曰〕甘，辛。〔杲曰〕味苦而甘，性温，味厚气薄，阳中阴也，可升可降。〔好古曰〕入手太阳、少阴，足太阴、阳明，少阴、厥阴六经。〔之才曰〕防风、地榆为之使。〔权曰〕忌桃、李、菘菜、雀肉、青鱼。〔嘉谟曰〕咀后人乳汁润之，制其性也。脾病以陈壁土炒过，窃土气以助脾也。"

白术味甘，性温，无毒。援引《名医别录》记载，其味甘。参考甄权之言，其味甘、辛，忌桃、李、菘菜、雀肉、青鱼。参考李杲之言，其味苦、甘，性温，味厚气薄，属阳中之阴药，可升可降。参考王好古之言，其入手太阳、少阴，足太阴、阳明，少阴、厥阴六经。参考徐之才之论，防风、地榆为之使药。参考陈嘉谟之言，其打碎后用人乳汁润之可制其性；治疗脾病可用陈壁土炒，取其土气以助益脾。

再如，《本草纲目·草部·第十四卷》莎草、香附子记载根："【气味】甘，微寒，无毒。〔宗奭曰〕苦。〔颂曰〕《天宝单方》云：辛，微寒，无毒，性涩。〔元素曰〕甘、苦，微寒，气厚于味，阳中之阴，血中之气药也。〔时珍曰〕辛、微苦、甘，平。足厥阴、手少阳药也。能兼行十二经，入脉气分。得童子小便、醋、芎䓖、苍术良。"

香附味甘，性微寒，无毒。参照寇宗奭之说，其味苦。参考苏颂之言及《天宝单方》记载，认为其味辛，性微寒，无毒，性涩。参考张元素之论，其味甘、苦，性微寒，气厚于味，属阳中之阴药，血中之气药。李时珍进而指出，其味辛、微苦、甘，性平，解释其为足厥阴、手少阳药，故能兼行十二经，入脉之气分。配用童子小便、醋、川芎、苍术，效果较好。

此外，《本草纲目·草部·第十七卷》半夏记载半夏根："【气味】辛，平，有毒。〔《别录》曰〕生微寒，熟温。生令人吐，熟令人下。汤洗尽滑用。〔元素曰〕味辛、苦，性温，气味俱薄，沉而降，阴中阳也。〔好古曰〕辛厚苦轻，阳中阴也。亦入足阳明、太阴、少阳三经。〔之才曰〕射干为之使。恶皂荚。畏雄黄、生姜、干姜、秦皮、龟甲。反乌头。〔权曰〕柴胡为之使。忌羊血、海藻、饴糖。〔元素曰〕热痰佐以黄芩；风痰佐以南星；寒痰佐以干姜；痰痞，佐以陈皮、白术。多用则泻脾胃。诸血证及口渴者禁用，为其燥津液也。孕妇忌之，用生姜则无害。"

半夏味辛，性平，有毒。援引《名医别录》记载，半夏生用微寒，熟用性温。生用令人呕吐，熟用令人泻下。宜水洗尽其滑涎使用。参考张元素之言，其味辛苦，性温，气味俱薄，性沉而降，是阴中之阳药。王好古认为，其辛厚苦轻，属阳中之阴药，入足阳明、太阴、少阳三经。徐之才解说，射干为半夏的使药，其恶皂荚，畏雄黄、生姜、干姜、秦皮、龟甲，反乌头。参考甄权之说，柴胡为半夏的使药，忌羊血、海藻、饴糖。参考张元素之言，治疗热痰，以黄芩为佐药；治疗风痰，以南星为佐药；治疗寒痰，以干姜为佐药；治疗痰痞，以陈皮、白术为佐药。过多使用半夏则能泻脾胃之气。因半夏能燥伤津液，故血证及口渴者禁用。孕妇忌半夏，若配伍生姜使用则没有危害。

（4）阐释药物性味及配伍禁忌

例如，《本草纲目·石部·第十一卷》凝水石："【气味】辛，寒，无毒。〔《别录》曰〕甘，大寒。〔普曰〕神农：辛。岐伯、医和、扁鹊：甘，无毒。李当之：大寒。〔时珍曰〕辛、咸。〔之才曰〕解巴豆毒，畏地榆。"

凝水石味辛，性寒，无毒。征引《名医别录》记载，其味甘，性大寒。参照《吴普本草》记载，以及神农之言，其味辛。参考岐伯、医和、扁鹊之言，认为其味甘，无毒。李当之认为其性大寒。李时珍则指出，其味辛、咸。参考徐之才之说，认为凝水石可解巴豆毒，畏地榆。

又如，《本草纲目·菜部·第二十六卷》干姜："【气味】辛，温，无毒。〔褚曰〕苦、辛。〔好古曰〕大热。〔保升曰〕久服令人目暗。余同生姜。〔时珍曰〕《太清外术》言：孕妇不可食干姜，令胎内消。盖其性热而辛散故也。"

干姜味辛，性温，无毒。参考褚澄之说，认为其味苦、辛。参考王好古之言，其性大热。参考韩保升之言，久服令人目暗，其余功用同生姜。李时珍继而指出，参考《太清外术》之论，认为孕妇不可食干姜，其性热而辛散，服用可使胎内消。

再如，《本草纲目·木部·第三十四卷》辛夷："【气味】辛，温，无毒。〔时珍曰〕气味俱薄，浮而散，阳也。入手太阴、足阳明经。〔之才曰〕芎为之使。恶五石脂，畏菖蒲、蒲黄、黄连、石膏、黄环。"

辛夷味辛，性温，无毒。李时珍指出，辛夷气味俱薄，浮而散，属阳药，入手太阴、足阳明经。参考徐之才之说，川芎为之使药，其恶五石脂，畏菖蒲、蒲黄、黄连、石膏、黄环。

此外，《本草纲目·木部·第三十五卷》巴豆："**【气味】辛，温，有毒**。〔《别录》曰〕生温、熟寒，有大毒。〔普曰〕神农、岐伯、桐君：辛，有毒；黄帝：甘，有毒。李当之：热。〔元素曰〕性热味苦，气薄味厚，体重而沉降，阴也。〔杲曰〕性热味辛，有大毒，浮也，阳中阳也。〔时珍曰〕巴豆气热味辛，生猛熟缓，能吐能下，能止能行，是可升可降药也。《别录》言其熟则性寒，张氏言其降，李氏言其浮，皆泥于一偏矣。盖此物不去膜则伤胃，不去心则作呕，以沉香水浸则能升能降，与大黄同用泻人反缓，为其性相畏也。王充《论衡》云：万物含太阳火气而生者，皆有毒，故巴豆辛热有毒。〔之才曰〕芫花为之使。畏大黄、黄连、芦笋、菰笋、藜芦、酱、豉、冷水，得火良，恶蘘草，与牵牛相反。中其毒者，用冷水、黄连汁、大豆汁解之。"

巴豆味辛，性温，有毒。参照《名医别录》记载，其生性温、熟性寒，有大毒。参考《吴普本草》记载，以及神农、岐伯、桐君之言，认为其味辛，有毒。参考张元素之说，认为其性热，味苦，气薄味厚，体重而沉降，属阴药。参考李杲之言，其性热，味辛，有大毒，升浮，属阳中之阳药。李时珍提出，巴豆气热，味辛，生用峻猛，熟用和缓，能吐能下，能止能行，是可升可降之药。而《名医别录》则言其熟则性寒。李时珍进而指出，张元素言其降，李杲言其浮，皆是拘泥于一偏。故而李时珍解说，此物不去其膜则伤胃，不去其心则作呕。以沉香水浸，则能升能降；与大黄同用，其泻人作用反而缓，为其性相畏所致。援引《论衡》所言，认为万物含太阳火气而生者，皆有毒，故巴豆辛热有毒。参考徐之才之说，芫花为其使药。巴豆畏大黄、黄连、芦笋、菰笋、藜芦、酱、豉、冷水，得火则良，恶蘘草与牵牛相反。中其毒者，可用冷水、黄连汁、大豆汁解其毒。

综上所述，《本草纲目》专列"气味"项，对药物之"气味"进行深入阐释，其内容丰富，涉及药物性味与其升降沉浮、归经及配伍禁忌等。相关内容除在"气味"专项中有充分阐释外，在《本草纲目》之"集解""发明""修治"项中，亦有相关认识与理论表述，对于药物功用的理解与临床应用具有参考意义。

5. 主治，以阐其适应证并增新药

《本草纲目》药物的"主治"项，原文以黑体大字书写药物主治的适应证，以突出主题。其内容包括药物功效及其治疗适应证，明确药物作用部位，并拓展阐发药物新的适应证，补充药物新的配伍方法。尤其是新增历代本草未记载或涉及甚少而实际运用行之有效的药物，以扩大药物应用范围。纵观主治内容，聚集历代医家的核心观点，亦不乏李时珍见解的阐发，其论点既是历代医家智慧的结晶，亦有李时珍的经验总结，对于药物功效的认识与临床运用颇有启发。

（1）阐释药物功效与适应证

李时珍在吸取前人经验的基础上，结合临床经验，对药物功效与适应证进行阐发，体现其对药物功效的深刻体会与临床应用发挥的独到见解。

①紫草的主治

《本草纲目·草部·第十二卷》紫草记载根："【主治】心腹邪气，五疸，补中益气，利九窍，通水道《本经》。疗腹肿胀满痛。以合膏，疗小儿疮，及面皯《别录》。治恶疮癣甄权。治斑疹痘毒，活血凉血，利大肠时珍。"

紫草原载于《神农本草经》，主治心腹邪气、五疸，可补中益气，利九窍，通水道。《名医别录》记载，其可治腹肿胀满痛。紫草制成膏剂，可治

疗小儿疮及面皯。李时珍结合临床运用，认为紫草具有治疗斑疹痘毒、活血凉血、通利大肠的功用。

②白前的主治

《本草纲目·草部·第十三卷》白前："【主治】胸胁逆气，咳嗽上气，呼吸欲绝《别录》。主一切气，肺气烦闷，贲豚肾气《大明》。降气下痰时珍。"

白前原载于《名医别录》，主治胸胁气逆、咳嗽上气、呼吸欲绝之病证。《日华子本草》提出，白前主气，治疗肺气烦闷、奔豚肾气等。李时珍根据白前的作用特性，将其功用特点归纳为降气下痰。

③胡芦巴的主治

《本草纲目·草部·第十五卷》胡芦巴："【主治】元脏虚冷气。得附子、硫黄，治肾虚冷，腹胁胀满，面色青黑。得怀香子、桃仁，治膀胱气甚效《嘉祐》。治冷气疝瘕，寒湿脚气，益右肾，暖丹田时珍。"

胡芦巴原载于《嘉祐本草》，主治元脏虚冷气。配伍附子、硫黄，可治肾虚冷、腹胁胀满、面色青黑等症。配伍怀香子、桃仁，善治膀胱气病。李时珍指出，其治冷气疝瘕、寒湿脚气，并明确其具有益右肾、暖丹田的功效。

④鳢肠的主治

《本草纲目·草部·第十六卷》鳢肠记载草："【主治】血痢。针灸疮发，洪血不可止者，敷之立已。汁涂眉发，生速而繁《唐本》。乌髭发，益肾阴时珍。止血排脓，通小肠，敷一切疮并蚕病《大明》。"

鳢肠即墨旱莲，原载于《新修本草》，主治血痢、针灸疮痈、出血病证，敷用效佳。用其汁涂眉发，可使眉发速生繁茂。李时珍则指出，其补益肾阴，使发须乌黑。《日华子本草》记载，墨旱莲止血排脓，通利小肠，可外敷治疗各种疮疡。

⑤大黄的主治

《本草纲目·草部·第十七卷》大黄记载根："【主治】下瘀血、血闭，寒热，破癥瘕积聚，留饮宿食，荡涤肠胃，推陈致新，通利水谷，调中化食，安和五脏《本经》。平胃下气，除痰实，肠间结热，心腹胀满，女子寒血闭胀，小腹痛，诸老血留结《别录》。通女子经候，利水肿，利大小肠。贴热肿毒，小儿寒热时疾，烦热蚀脓甄权。通宣一切气，调血脉，利关节，泄壅滞水气，温瘴热疟《大明》。泻诸实热不通，除下焦湿热，消宿食，泻心下痞满元素。下痢赤白，里急腹痛，小便淋沥，实热燥结，潮热谵语，黄胆诸火疮时珍。"

大黄原载于《神农本草经》，可散瘀血，通血闭，祛除寒热，破除癥瘕积聚，除留饮宿食，荡涤肠胃，推陈致新，通利水谷，调中化食，使五脏安和。《名医别录》提出，其平胃下气，除痰实，治肠间结热，疗心腹胀满，治女子寒凝血闭胀满、小腹疼痛、瘀血留结。甄权认为，大黄能通女子经脉，利水肿，通利大小肠，治疗热邪肿毒、小儿寒热时疾、烦热痈脓。《日华子本草》记载，大黄通宣气机，调畅血脉，通利关节，泄壅滞水湿，治疗温瘴热疟。张元素认为，大黄泄实热，祛下焦湿热，消除宿食，泻胃肠痞满。李时珍阐发其功用，即主治赤白下痢、里急腹痛、小便淋沥、实热燥结、潮热谵语、黄疸及各种火热疮疡。

⑥茜草的主治

《本草纲目·草部·第十八卷》茜草记载根："【主治】寒湿风痹，黄胆，补中《本经》。止血，内崩下血，膀胱不足，踒跌蛊毒。久服益精气，轻身。可以染绛。又苗根：主痹及热中伤跌折《别录》。治六极伤心肺，吐血泻血甄权。止鼻洪尿血。产后血运，月经不止，带下，扑损瘀血，泄精，痔瘘疮疖，排脓。酒煎服《大明》。通经脉，治骨节风痛，活血行血时珍。"

茜草原载于《神农本草经》，主治风寒湿痹、黄疸，有补中之功。《名医别录》记载，其可止血，主治内崩下血、膀胱不足、跌仆扭伤、蛊毒。久服补益精气，轻身。可用来染红色。有说其苗根主治痹痛及热中、跌打骨折。甄权认为，其治六极伤于心肺，吐血与泻血。《日华子本草》记载，其可止鼻血及尿血，治疗产后血证、月经不止、带下、跌仆损伤、瘀血阻滞、泄精、痣漏瘘证、疮疖脓证。酒煎服。李时珍认为其通畅经脉，活血行血，善治骨节风痛，进一步明确了茜草的作用机制与治疗特点。

⑦黄药子的主治

《本草纲目·草部·第十八卷》黄药子："【主治】诸恶肿疮喉痹，蛇犬咬毒。研水服之，亦含亦涂《开宝》。凉血降火，消瘿解毒_{时珍}。"

黄药子原载于《开宝本草》，主治各种恶肿疮痈、喉痹、蛇犬咬伤中毒。研后水服，亦可以含服或涂敷。李时珍将其功用描述为凉血降火、消瘿解毒。

⑧莱菔的主治

《本草纲目·菜部·第二十六卷》莱菔："【主治】散服及炮煮服食，大下气，消谷和中，去痰癖，肥健人；生捣汁服，止消渴，试大有验《唐本》。利关节，理颜色，练五脏恶气，制面毒，行风气，去邪热气萧炳。利五脏，轻身，令人白净肌细孟诜。消痰止咳，治肺痿吐血，温中补不足。同羊肉、银鱼煮食，治劳瘦咳嗽《日华》。同猪肉食，益人。生捣服，治噤口痢汪颖。捣汁服，治吐血衄血吴瑞。宽胸膈，利大小便。生食，止渴宽中；煮食，化痰消导。杀鱼腥气，治豆腐积汪机。主吞酸，化积滞，解酒毒，散瘀血，甚效。末服，治五淋。丸服，治白浊。煎汤，洗脚气。饮汁，治下痢及失音，并烟熏欲死。生捣，涂打扑、汤火伤时珍。"

莱菔即萝卜，原载于《新修本草》，书中记载莱菔可散服和煮服食用，降气作用强，能消谷和中，祛除胸胁之痰邪，使人健康强壮；生捣汁服用，止消渴。萧炳认为，其利关节，调理颜色，清除五脏恶气，制约面毒，祛风邪，祛除邪热。参考孟诜之论，莱菔能利五脏，使人轻身，令人皮肤白净，肌肤细腻。《日华子本草》记载，其可消痰止咳，治疗肺痿吐血，温中而补不足。其同羊肉、银鱼煮食，可治虚劳咳嗽。参考汪颖之说，莱菔同猪肉一起服食，有补益功效。生捣服，可治噤口痢。参考吴瑞之说，其捣汁服用，可治疗吐血与衄血。参考汪机之说，其具有宽畅胸膈、通利大小便之功。生食，止渴以宽中；煮食，化痰以消导。其可杀鱼腥气，治豆腐食聚。李时珍指出，其主吞酸，运化积滞，解除酒毒，散瘀血。研末，治五淋；为丸，治白浊；煎汤，外洗治脚气；饮服莱菔汁，治下痢及失音；生捣后涂敷，治跌打损伤、烫火伤。李时珍的解说既有对功效的阐释，亦有内服与外用等多种使用方法的介绍。

（2）拓展阐发增补药物新的适应证

李时珍在总结前人用药经验的基础上，结合自己的用药经验，对药物主治进行阐发，并纳入当时对药物应用的新认识，将其写入药物的主治适应证，进一步拓展了药物的治疗范围。

①礞石的主治

《本草纲目·石部·第十卷》礞石："【主治】食积不消，留滞脏腑，宿食癥块久不瘥。小儿食积羸瘦，妇人积年食癥，攻刺心腹。得巴豆、硇砂、大黄、荆三棱作丸服良《嘉祐》。治积痰惊痫，咳嗽喘急时珍。"

礞石原载于《嘉祐本草》，可治食积不消，留滞脏腑，宿食癥块久留不愈，小儿食积消瘦，妇人日久致食积癥块，心腹刺痛。李时珍对礞石的主治进行了分析，概括为积痰惊痫、咳嗽喘急，既体现了礞石的作用特点，也拓宽了其使用范围，使之成为后世临证坠痰之要药。

②沙参的主治

《本草纲目·草部·第十二卷》沙参记载根："【主治】血积惊气，除寒热，补中，益肺气《本经》。疗胸痹，心腹痛，结热邪气头痛，皮间邪热，安五脏，久服利人。又云：羊乳，主头肿痛，益气，长肌肉《别录》。去皮肌浮风，疝气下坠，治常欲眠，养肝气，宣五脏风气甄权。补虚，止惊烦，益心肺，并一切恶疮疥癣及身痒，排脓，消肿毒《大明》。清肺火，治久咳肺痿时珍。"

　　沙参原载于《神农本草经》，主治血积惊风，能祛除寒热，补中气，补益肺气。《名医别录》记载，其能治疗胸痹、心腹疼痛、结热邪气头痛、皮间邪热，使五脏安和，久服有益。参考甄权之言，认为其能祛皮肌之浮风，治疗疝气下坠、嗜睡，能养肝气，宣发五脏之风气。《日华子本草》记载，沙参能补虚，止惊烦，补益心肺，治疗恶疮疥癣及身痒，能排脓，消散肿毒。李时珍根据沙参的性味及功用特点，提出沙参具有清肺火之功效，主治久咳肺痿，将沙参之主治扩展到肺部疾患。

③香附的主治

　　《本草纲目·草部·第十四卷》莎草、香附子记载根："【主治】除胸中热，充皮毛，久服利人，益气，长须眉《别录》。治心中客热，膀胱间连胁下气妨。常日忧愁不乐，兼心忪少气苏颂。治一切气，霍乱吐泻腹痛，肾气膀胱冷气李杲。散时气寒疫，利三焦，解六郁，消饮食积聚，痰饮痞满，胕肿腹胀，脚气，止心腹肢体头目齿耳诸痛，痈疽疮疡，吐血下血尿血，妇人崩漏带下，月候不调，胎前产后百病时珍。"

　　香附原载于《名医别录》，其能除胸中热，行气于皮毛，久服有益，补益气，有助于长须眉。参考苏颂之言，其主治心中客热，膀胱间及胁下气行失常，常忧愁不乐，兼惊恐少气。参考李杲之说，认为其主治一切气病，治疗霍乱吐泻腹痛，以及肾气膀胱寒凉之气。李时珍分析指出，香附能散时气寒疫，通利三焦，解除六郁，治饮食积聚、痰饮痞满、胕肿腹胀、脚气，止心腹肢体、目、齿、耳各种疼痛，治疗痈疽、疮疡、吐血、下血、尿血、妇人崩漏带下、月经不调及胎前产后诸病。可见，李时珍增加了香附的适应证，使其成为行气解郁、妇科调理气血之要药。

④牡丹皮的主治

《本草纲目·草部·第十四卷》牡丹记载根皮："【主治】寒热，中风瘛疭，惊痫邪气，除癥坚瘀血留舍肠胃，安五脏，疗痈疮《本经》。除时气头痛，客热五劳，劳气头腰痛，风噤癫疾《别录》。久服轻身益寿《吴普》。治冷气，散诸痛，女子经脉不通，血沥腰痛甄权。通关腠血脉，排脓，消扑损瘀血，续筋骨，除风痹，落胎下胞，产后一切冷热血气《大明》。治神志不足，无汗之骨蒸，衄血吐血元素。和血生血凉血，治血中伏火，除烦热时珍。"

牡丹皮原载于《神农本草经》，主治寒热、中风抽搐痉挛、惊痫邪气，祛除留于肠胃的癥块瘀血，疗痈疮，使五脏安和。《名医别录》记载，其可治时气所致头痛、邪热五劳、腰痛、牙关紧闭、癫疮疾患。《吴普本草》记载，久服轻身益寿。参考甄权解说，其可散解疼痛，治女子经脉不通、经血淋漓及腰痛。《日华子本草》记载，其可通利血脉，排脓，治跌仆损伤瘀血，有续筋结骨、解除风痹之功，治堕胎流产、产后寒热、血气失调等证。参考张元素之言，其治神志不足、无汗之骨蒸、衄血、吐血。李时珍进而提出，牡丹皮能调血生血凉血，善治血中伏火，消除烦热。

⑤艾叶的主治

《本草纲目·草部·第十五卷》艾记载叶："【主治】灸百病。可作煎，止吐血下痢，下部蜃疮，妇人漏血，利阴气，生肌肉，辟风寒，使人有子。作煎勿令见风《别录》。捣汁服，止伤血，杀蛔虫弘景。主衄血、下血，脓血痢，水煮及丸散任用苏恭。止崩血、肠痔血，搨金疮，止腹痛，安胎。苦酒作煎，治癣甚良。捣汁饮，治心腹一切冷气、鬼气甄权。治带下，止霍乱转筋，痢后寒热《大明》。治带脉为病，腹胀满，腰溶溶如坐水中好古。温中、逐冷、除湿时珍。"

艾叶原载于《名医别录》，记载艾叶灸治百病。可作煎剂，治吐血、下痢、会阴部生疮、妇人漏血，具有通利阴气、生肌肉、祛除风寒之功效，使人易于受孕。陶弘景解释，艾叶捣汁服，能止伤血，杀蛔虫。参考苏敬之说，其主治衄血、下血、脓血痢。参考甄权介绍，能止崩血、肠痔血，治金疮，止腹痛，安胎。苦酒作煎剂，治癣甚好。捣汁饮用，治疗心腹冷气。《日华子本草》记载，其治带下、霍乱转筋、下痢后之寒热病证。参考王好古之论，其治带脉为病，腹胀满，腰部不适，如坐水中。李时珍在前人论述基础上，明确艾叶的主治作用，即温中、逐冷、除湿，对后世应用艾叶具有临床参考意义。

⑥海金沙的主治

《本草纲目·草部·第十六卷》海金沙："【主治】通利小肠。得栀子、马牙硝、蓬沙，疗伤寒热狂。或丸或散《嘉祐》。治湿热肿满，小便热淋、膏淋、血淋、石淋茎痛，解热毒气时珍。"

海金沙原载于《嘉祐本草》，主治通利小肠。配伍栀子、马牙硝、蓬沙，治疗伤寒热狂。可为丸或散。李时珍进而指出，海金沙主治湿热肿满、小便热淋、膏淋、血淋、石淋茎痛，具有解热毒的作用。并增加海金沙清热利湿的功效，尤其是补充海金沙治疗淋证的作用，使其独特功用得以凸显。

⑦谷精草的主治

《本草纲目·草部·第十六卷》谷精草："【主治】喉痹，齿风痛，诸疮疥《开宝》。头风痛，目盲翳膜，痘后生翳，止血时珍。"

谷精草原载于《开宝本草》，主治喉痹、齿风疼痛、疮疥。李时珍补充指出，其主治头风痛、目盲翳膜、痘后生翳，可止血。使谷精草在五官科尤其是眼科疾病治疗中的应用得以发挥。

⑧半夏的主治

《本草纲目·草部·第十七卷》半夏："【主治】伤寒寒热，心下坚，胸胀咳逆，头眩，咽喉肿痛，肠鸣，下气止汗《本经》。消心腹胸膈痰热满结，咳嗽上气，心下急痛坚痞，时气呕逆，消痈肿，疗痿黄，悦泽面目，堕胎《别录》。消痰，下肺气，开胃健脾，止呕吐，去胸中痰满。生者：摩痈肿，除瘤瘿气甄权。治吐食反胃，霍乱转筋，肠腹冷，痰疟《大明》。治寒痰，及形寒饮冷伤肺而咳，消胸中痞，膈上痰，除胸寒，和胃气，燥脾湿，治痰厥头痛，消肿散结元素。治眉棱骨痛震亨。补肝风虚好古。除腹胀，目不得瞑，白浊梦遗带下时珍。"

　　半夏原载于《神农本草经》，主治伤寒寒热、心下坚满、胸胀闷咳逆、头晕目眩、咽喉肿痛、肠鸣，能下气止汗。《名医别录》记载，其能消除心腹胸膈痰热满结，治疗咳嗽上气、心下急痛坚满、痞闷、气逆呕吐，能消散痈肿，润泽面目，堕胎。参考甄权解说，气能消痰，降肺气，开胃健脾，止呕吐，祛除胸中痰满。生用能消散痈肿，除瘤瘿。《日华子本草》记载，其治吐食反胃、霍乱转筋、肠及腹部冷、痰疟。参考张元素之说，其治寒痰及形寒饮冷伤肺而致的咳嗽，消胸中痞满，膈上痰，祛除胸寒，调和胃气，燥脾湿，治疗痰厥头痛，消肿散结。参考朱震亨之言，其治眉棱骨痛。参考王好古之说，其补肝治疗虚风。李时珍进而提出，半夏能消除腹胀，治疗目不得瞑、白浊梦遗及带下。

⑨小麦的主治

　　《本草纲目·谷部·第二十二卷》小麦："【主治】除客热，止烦渴咽燥，利小便，养肝气，止漏血唾血。令女人易孕《别录》。养心气，心病宜食之思邈。煎汤饮，治暴淋宗奭。熬末服，杀肠中蛔虫《药性》。陈者煎汤饮，止虚汗。烧存性，油调，涂诸疮汤火伤灼时珍。"

　　小麦原载于《名医别录》，具有除客热、止烦渴、润咽喉、通利小便、养肝、止漏血唾血、使妇人易孕的功效。参考孙思邈之论，其可以养心气，心病宜服食。参考寇宗奭之言，煎汤饮服，主治暴淋。《药性赋》记载，熬末服，可杀肠中蛔虫。李时珍提出，小麦陈者，煎汤饮服，可止虚汗。烧炭则存性，油调，涂敷治各种疮痛、汤火灼伤。可见，李时珍不仅对小麦的功效有所阐发，还介绍了3种不同剂型的应用。

⑩辛夷的主治

《本草纲目·木部·第三十四卷》辛夷记载苞："【主治】五脏身体寒热，风头脑痛面。久服下气，轻身明目，增年耐老《本经》。温中解肌，利九窍，通鼻塞涕出，治面肿引齿痛，眩冒身兀兀如在车船之上者，生须发，去白虫《别录》。通关脉，治头痛憎寒，体噤瘙痒。入面脂，生光泽《大明》。鼻渊鼻鼽，鼻窒鼻疮，及痘后鼻疮，并用研末，入麝香少许，葱白蘸入数次，甚良时珍。"

辛夷原载于《神农本草经》，主治五脏身体寒热、头风、脑面疼痛。久服下气，轻身明目，延年益寿。《名医别录》记载，其能温中解肌，通利九窍，通畅鼻塞使涕出，治面肿牵引齿痛，眩冒昏沉如坐车船，滋生须发，驱除白虫。《日华子本草》记载，其通畅关脉，治头痛恶寒、身体挛急、瘙痒。用其入面脂，使面部光泽。李时珍进而提出，辛夷主治鼻渊、鼻鼽、鼻窒、鼻疮及痘后生鼻疮，研末，加麝香，用葱白蘸涂，效佳。李时珍不仅扩展了其功用，而且凸显了辛夷治疗鼻病之独特疗效。

⑪雄原蚕蛾的主治

《本草纲目·虫部·第三十九卷》原蚕记载雄原蚕蛾："【主治】益精气，强阴道，交接不倦，亦止精《别录》。壮阳事，止泄精、尿血，暖水脏，治暴风、金疮、冻疮、汤火疮，灭瘢痕时珍。"

雄原蚕蛾原载于《名医别录》，其功能为益精气，强阴道，使交接不倦，亦能止精。李时珍明确提出，雄原蚕蛾能壮阳事，止泄精，温煦肾脏，治疗尿血、暴风、金疮、冻疮、汤火疮，还能消除瘢痕。

⑫白花蛇的主治

《本草纲目·鳞部·第四十三卷》白花蛇："【主治】中风湿痹不仁，筋脉拘急，口面㖞斜，半身不遂，骨节疼痛，脚弱不能久立，暴风瘙痒，大风疥癞《开宝》……治肺风鼻塞，浮风瘾疹，身上生白癜风，疬疡斑点甄权。通治诸风，破伤风，小儿风热，急慢惊风搐搦，瘰疬漏疾，杨梅疮，痘疮倒陷时珍。"

白花蛇原载于《开宝本草》，主治中风湿痹、麻木不仁、筋脉拘急、口面㖞斜、半身不遂、骨节疼痛、脚弱不能久立、突发风疾瘙痒、风病疥癞等。参考苏颂解说，白花蛇治风病，比其他蛇快速。并举例黔人治遍体疥癞，取生白花蛇，砖烧红，浇醋使有蒸汽，将蛇放在砖上，以盆覆盖一夜。如此反复3次，去骨取肉，以五味令其烂，顿服之。头昏目眩入睡，一昼夜醒来，其疮结痂，随皮退去，其病则愈。参考甄权解说，其主治肺风鼻塞、浮风瘾疹、身上生白癜风、疬疡疮斑点。李时珍在前人论述基础上，将白花蛇治风的特性加以发挥，进而提出白花蛇可治各种风病，如破伤风、小儿风热、急慢惊风、痉挛，以及瘰疬、漏疾、梅毒、痘疮内陷等。李时珍对白花蛇治疗功用的阐发，尤其是"通治诸风"之论，简明扼要。

（3）发掘新增药，丰富临床用药品种

《本草纲目》新增药物374味，新增药的功用多来自民间应用经验，亦参考前人之说，并结合李时珍自己的实践经验而增补，此举不仅丰富了药物的品种，亦为后世中药的运用和药物的增加提供了史料与借鉴。

①三七的主治

《本草纲目·草部·第十二卷》三七记载根："【主治】止血散血定痛，金刃箭伤跌扑杖疮血出不止者，嚼烂涂，或为末掺之，其血即止。亦主吐血衄血，下血血痢，崩中经水不止，产后恶血不下，血运血痛，赤目痈肿，虎咬蛇伤诸病时珍。"

三七首载于《本草纲目》。李时珍阐释指出三七具有止血、散血、定痛之功，主治金刃箭伤、跌仆杖伤、疮血不止。嚼烂涂敷或研末敷创面，出

血即止。亦主治吐血、衄血、下血、血痢、崩中漏下、月经过多、产后恶血不下、瘀血疼痛、赤目痈肿、虎咬伤、蛇伤等。

②紫花地丁的主治

《本草纲目·草部·第十六卷》紫花地丁："【主治】一切痈疽发背，疔肿瘰疬，无名肿毒恶疮时珍。"

紫花地丁首载于《本草纲目》。李时珍阐释指出其主治痈疽发背、疔肿、瘰疬、无名肿毒及恶疮。此论为后世对紫花地丁清热解毒功效的认识提供了宝贵线索。

③半边莲的主治

《本草纲目·草部·第十六卷》半边莲；"【主治】蛇虺伤，捣汁饮，以滓围涂之。又治寒齁气喘，及疟疾寒热，同雄黄各二钱，捣泥，碗内覆之，待色青，以饭丸梧子大。每服九丸，空心盐汤下时珍。寿域方。"

半枝莲首载于《本草纲目》。李时珍阐释指出，半枝莲主治蛇毒伤，捣汁后以药滓涂敷伤口。又治痰鸣气喘、疟疾寒热往来，配伍雄黄，捣泥做丸，用盐汤服下。李时珍介绍半枝莲既可外敷涂用，又可内服，还有汤剂、丸剂及药物配伍等。

④淡竹叶的主治

《本草纲目·草部·第十六卷》淡竹叶："【主治】叶：去烦热，利小便，清心。根：能堕胎催生时珍。"

淡竹叶首载于《本草纲目》。李时珍阐释指出，淡竹叶具有祛除烦热、利小便、清心之功。其根能堕胎催生。

⑤番木鳖的主治

《本草纲目·草部·第十八卷》番木鳖记载番木鳖仁："【主治】伤寒热病，咽喉痹痛，消痞块。并含之咽汁，或磨水噙咽时珍。"

番木鳖即马钱子，首载于《本草纲目》。李时珍阐释指出，其主治伤寒热病、咽喉痹痛，将其功能归纳为"消痞块"。

⑥月季花的主治

《本草纲目·草部·第十八卷》月季花："【主治】活血，消肿，敷毒时珍。"

月季花首载于《本草纲目》。李时珍解释指出，月季花具有活血、消肿之功效，并提出其外敷具有解毒之功。

⑦土茯苓的主治

《本草纲目·草部·第十八卷》土茯苓："【主治】食之当谷不饥，调中止泄，健行不睡藏器。健脾胃，强筋骨，去风湿，利关节，止泄泻，治拘挛骨痛，恶疮痈肿。解汞粉、银朱毒时珍。"

土茯苓首载于《本草纲目》。参考陈藏器之言，认为土茯苓可代替粮食，食后可充饥，能调中止泄，使人行动矫健，身体健壮。李时珍阐释指出，土茯苓具有健脾胃、强筋骨、祛除风湿、通利关节、止泄泻之功用，明确其主治拘挛骨痛、恶疮痈肿，可解汞粉、银朱之毒。

⑧金橘的主治

《本草纲目·果部·第三十卷》金橘："【主治】下气快膈，止渴解酲，辟臭。皮尤佳时珍。"

金橘首载于《本草纲目》。李时珍阐释指出，金橘能下气宽胸，利膈，止渴解酒，消除臭味。橘皮效果更佳。

（4）凸显药物作用部位的治疗机制

李时珍针对药物治病的特殊性，对药物的作用机制进行了深入阐释，进一步补充、完善其功用，对于相关药物的合理使用及疗效的提高具有启发意义。

①姜黄的主治

《本草纲目·草部·第十四卷》姜黄记载根："【主治】心腹结积疰忤，

下气破血，除风热，消痈肿，功力烈于郁金《唐本》。治癥瘕血块，通月经，治仆损瘀血，止暴风痛冷气，下食《大明》。祛邪辟恶，治气胀，产后败血攻心苏颂。治风痹臂痛时珍。"

姜黄原载于《新修本草》，认为其主治心腹结积块、烦闷，具有降气破血、除风热、消散痈肿的功效，且功效强于郁金。《日华子本草》记载，其治癥瘕血块，疏通月经，主治跌仆损伤、瘀血、突发风寒疼痛，还可消食。参考苏颂之说，认为其可祛邪辟恶，治气胀、产后败血攻心。李时珍阐释指出，姜黄善治风痹臂痛，对于其药性的了解，具有重要的临床参考价值。

②白芷的主治

《本草纲目·草部·第十四卷》白芷记载根："【主治】女人漏下赤白，血闭阴肿，寒热，头风侵目泪出，长肌肤，润泽颜色，可作面脂《本经》。疗风邪，久渴吐呕，两胁满，头眩目痒。可作膏药《别录》。治目赤胬肉，去面疵瘢，补胎漏滑落，破宿血，补新血，乳痈发背瘰，肠风痔，疮痍疥癣，止痛排脓《大明》。能蚀脓，止心腹血刺痛，女人沥血腰痛，血崩甄权。解利手阳明头痛，中风寒热，及肺经风热，头面皮肤风痹燥痒元素。治鼻渊鼻衄，齿痛，眉棱骨痛，大肠风秘，小便去血，妇人血风眩运，翻胃吐食，解砒毒蛇伤，刀箭金疮时珍。"

白芷原载于《神农本草经》，主治妇人月经淋漓、带下赤白、经闭阴肿。治疗恶寒发热、头风侵袭、目流泪等症。具有生长肌肤、润泽皮肤之功，可作为面脂。《名医别录》记载，其治疗风邪入侵、口渴呕吐、两胁胀满、头眩、眼痒等症，可制膏药。《日华子本草》记载，其治目赤胬肉，具有除面部色斑、补胎漏及滑胎、破除瘀血、补益新血之功。治疗乳痈发背、肠风痔瘘、疮疡疥癣，能止痛排脓。参考甄权之说，其能祛腐排脓，止心腹刺痛，治经血淋漓、腰痛、崩漏。参考张元素之言，其清解阳明头痛，治中风恶寒发热、肺经风热、头面皮肤风痹、瘙痒。李时珍进而指出，其能治鼻渊、鼻衄、齿痛、眉棱骨痛、大肠便秘、小便下血、血虚眩晕、反胃呕吐。并解砒霜毒，治蛇伤及刀箭外伤。李时珍对其功用的描述如"鼻渊鼻衄，齿痛，眉棱骨痛"，明确了白芷为治疗头面部疼痛的常用药物，为后世使用白芷提供了临床参考。

综上所述，《本草纲目》中"主治"项主要记录药物的主治与功用，其内容多为从"诸家本草重复者删去，疑误者辨证，采其精粹"而成。李时珍对历代本草著作中未曾详述而当时已在临床运用的新药物及其功效进行了阐释，以明确其主治功用，拓展其临床应用范畴，发掘其作用部位。《本草纲目》对新增药物主治的阐发达 1000 余条，大多采之有据，或是根据药物本身的性状和药性特点，或是依据前人零散的用药资料，或是参考李时珍自己和当时民间用药经验，经过反复验证而得来。其新增的药物主治，扩大了药物的应用范围，亦有更正前人的谬误，反映了李时珍的用药心得，对于丰富药学理论宝库、扩大后世用药范围、开拓药学应用篇章等提供了宝贵的史料记载。

6. 发明，以疏药物古今应用沿革

《本草纲目》设"发明"专项，置于"主治"项之后。究其内涵，诚如李时珍在该书凡例所说："以发明，疏义。"观其内容，重在补充"主治"之论述未详的内容。统计书中有"发明"项者，共 890 条，其中李时珍之说有 361 条，载录历代医家所说 122 条。其中援引诸家，如陶弘景、甄权、陈藏器、寇宗奭、雷敩、苏颂、苏敬、张仲景、张元素、王好古、李杲、陈嘉谟等不下数十家。"发明"项既援引诸家论述，亦有李时珍的阐发。纵观《本草纲目》"发明"项，其内容涉及广泛，所载录历代医家的论述上自《黄帝内经》，下至明代诸家之阐释，引述医著众多，如《神农本草经》《名医别录》《太平惠民和剂局方》《小儿药证直诀》《摄生方》《医通》《仁斋直指方》《活幼心法》《药性论》《证治要诀》《儒医精要》《原机启微集》等。

李时珍亦重视随时代发展，对于药物认识的深入和阐发与时俱进，对当时药物的使用发展予以体现。其"发明"之论，反映了药物性能、功用认识的古今沿革，并分析比较药物的异同，阐释药物的配伍及毒性禁忌等。

（1）介绍药物性能功用之古今沿革

李时珍援引前贤之论，结合当今之说，从药物的性味功用、主治病证及遣方用药之实践，阐释药物的古今应用发展沿革。诚如李时珍所云："古今之理，万变不同，未可一辙论。"（《本草纲目·草部·第十八卷》）其论对于药物的深刻认识及其实践运用颇具启发。

①三七近时始出，南人军中用为金疮要药

《本草纲目·草部·第十二卷》三七记载三七根："【发明】〔时珍曰〕此药近时始出，南人军中用为金疮要药，云有奇功。又云：凡杖扑伤损，瘀血淋漓者，随即嚼烂，罨之即止；青肿者，即消散。若受杖时，先服一二钱，则血不冲心，杖后，尤宜服之。产后服亦良。大抵此药气温、味甘微苦，乃阳明、厥阴血分之药，故能治一切血病，与麒麟竭、紫铆相同。"

三七首载于《本草纲目》，是新增药物，李时珍对其进行全面阐释，说明三七乃是近时开始使用之药，其源于南人在军中的应用，认为三七为治疗金疮之要药。继而，介绍其适应证和用法，凡杖打、跌仆损伤、瘀血淋漓者，将其嚼烂，外敷即止，瘀血、肿块很快消散。若是挨打，先服之，则血不冲心；挨打之后，宜于服用。产后服用，效果亦佳。其后，分析其作用机制，大概此药气温，味甘微苦，乃是阳明、厥阴经血分之药，故而能治血病。其功能与麒麟竭（血竭）、紫铆相同。

②土茯苓古方不载，当今用治杨梅毒

《本草纲目·草部·第十八卷》土茯苓记载根："【发明】〔时珍曰〕杨梅疮古方不载，亦无病者。近时起于岭表，传及四方。盖岭表风土卑炎，岚瘴熏蒸，饮啖辛热，男女淫猥。湿热之邪积蓄既深，发为毒疮，遂致互

相传染，自南而北，遍及海宇，然皆淫邪之人病之。其类有数种，治之则一也。其证多属厥阴、阳明二经，而兼乎他经。邪之所在，则先发出，如兼少阴、太阴则发于咽喉；兼太阳、少阳则发于头耳之类。盖相火寄于厥阴，肌肉属于阳明故也。医用轻粉、银朱劫剂，五七日即愈。盖水银性走而不守，加以盐、矾升为轻粉、银朱，其性燥烈，善逐痰涎。涎乃脾之液，此物入胃，气归阳明，故涎被劫，随火上升，从喉颊齿缝而出，故疮即干痿而愈。若服之过剂，及用不得法，则毒气窜入经络筋骨之间，莫之能出。痰涎既去，血液耗涸，筋失所养，营卫不从，变为筋骨挛痛，发为痈毒疳漏。久则生虫为癣，手足皲裂，遂成废痼。惟土茯苓气平味甘而淡，为阳明本药。能健脾胃，去风湿。脾胃健则营卫从，风湿去则筋骨利，故诸证多愈，此亦得古人未言之妙也。今医家有搜风解毒汤，治杨梅疮，不犯轻粉。病深者月余，浅者半月即愈。服轻粉药筋骨挛痛、瘫痪不能动覆者，服之亦效。其方用土茯苓一两，薏苡仁、金银花、防风、木瓜、木通、白鲜皮各五分，皂荚子四分，气虚加人参七分；血虚加当归七分。水二大碗煎饮，一日三服。惟忌饮茶及牛、羊、鸡、鹅、鱼肉、烧酒、法面、房劳。盖秘方也。"

  土茯苓首载于《本草纲目》，李时珍阐发指出，杨梅疮（梅毒）的治疗在古方中没有记载，亦无此病患者。近来此病起于岭南，传病四方。土茯苓气平，味甘而淡，为阳明经本药，具有健脾胃、祛除风湿之功效。脾胃健则营卫协调，风湿祛则筋骨通利，故用其治疗杨梅疮可获得痊愈，此乃古人未言之妙意之所在。当今医家有用搜风解毒汤治杨梅疮，汤内无轻粉。病深重者，用此方1个月即愈；病轻浅者，用半个月即愈。若是服用轻粉药，而出现筋骨挛急疼痛、瘫痪不能行走者，服此方也有效。此方主药是土茯苓，其他药物还有薏苡仁、金银花、防风、木瓜、木通、白鲜皮、皂荚子。气虚者，加人参；血虚者，加当归。每日服3次。忌饮茶，忌食牛、羊、鸡、鹅、鱼肉、烧酒等，亦忌房劳。

③忍冬昔人未言及，后世为消肿散毒治疮要药

《本草纲目·草部·第十八卷》忍冬："【发明】〔弘景曰〕忍冬，煮汁酿酒饮，补虚疗风。此既长年益寿，可常采服，而仙经少用。凡易得之草，人多不肯为之，更求难得者，贵远贱近，庸人之情也。〔时珍曰〕忍冬，茎叶及花，功用皆同。昔人称其治风除胀，解痢逐尸为要药，而后世不复知用，后世称其消肿散毒治疮为要药，而昔人并未言及。乃知古今之理，万变不同，未可一辙论也。按陈自明《外科精要》云：忍冬酒，治痈疽发背，初发便当服此，其效甚奇，胜于红内消。洪内翰迈、沈内翰括诸方，所载甚详。如疡医丹阳僧、江西僧鉴清、金陵王琪、王尉子骏、海州刘秀才纯臣等，所载疗痈疽发背经效奇方，皆是此物。故张相公云：谁知至贱之中，乃有殊常之效，正此类也。"

参考陶弘景之说，认为忍冬宜煮汁酿酒饮用，能补虚疗风，可延年益寿，可常服用。李时珍阐释指出，忍冬的茎、叶及花的功用皆同。继而，说明古人称其可治风除胀，为治疗泻痢、祛除尸虫之要药，而后世不知此功用，后世称忍冬为消肿散毒治疮之要药，此乃前人未言及之功。由此可知，古今之理，万变不同，不可一概而论。其后，参考陈自明《外科精要》记载，忍冬酒可治痈疽发背。在洪迈、沈括的书中，亦有相关详细的记载。其他，如疡医丹阳僧、江西僧鉴清、金陵王琪、王尉子骏、海州刘纯臣等，其记录治疗痈疽发背之经效奇方中，皆用土茯苓。故如张相公所云，谁知至贱之药，乃有不寻常的功效，此云有奇效之药乃指忍冬。

④青橘皮古时无用，至宋时始用

《本草纲目·果部·第三十卷》橘记载青橘皮："【发明】〔元素曰〕青橘皮气味俱浓，沉而降，阴也。入厥阴、少阳经，治肝胆之病。〔杲曰〕青皮乃足厥阴引经之药，能引食入太阴之仓，破滞削坚，皆治在下之病。有

滞气则破滞气，无滞气则损真气。〔好古曰〕陈皮治高，青皮治低，与枳壳治胸膈，枳实治心下同意。〔震亨曰〕青皮乃肝胆二经气分药。故人多怒有滞气，胁下有郁积，或小腹疝疼，用之以疏通二经，行其气也。若二经虚者，当先补而后用之。又云：疏肝气加青皮，炒黑则入血分也。〔时珍曰〕青橘皮，古无用者，至宋时医家始用之。其色青气烈，味苦而辛，治之以醋，所谓肝欲散，急食辛以散之，以酸泄之，以苦降之也。陈皮浮而升，入脾、肺气分。青皮沉而降，入肝、胆气分。一体二用，物理自然也。"

参考张元素之说，认为青橘皮气味浓郁，其沉而降，属阴，入厥阴、少阳经，治疗肝胆之病。参考李杲之言，青皮是足厥阴引经之药，能引食入太阴之仓，而破滞削坚，皆为治在下之病。有滞气则破其滞气，无滞气则损人之真气。参考王好古解说，陈皮善治上焦之病，青皮则治下焦之病，与枳壳配合治胸膈病变；枳实治心下病，则是同一个意思。参考朱震亨所论，青皮是肝胆二经气分药，故人若多怒而有滞气，胁下有郁积，或小腹疝痛，用青皮疏通肝胆二经，行气破滞。若肝胆二经虚，当先补而后行气。李时珍进而阐述指出，青橘皮在古方中未用，至宋时医家开始用之。青皮色青，气峻烈，味苦而辛，用醋制，其意在于：肝欲散，急食辛味以散之，以酸味泄之，以苦味降之。继而，介绍陈皮的特性是浮而升，入脾肺气分；青皮沉而降，入肝胆气分。表明此为一体而有两用，乃是事物自然之常理。

⑤玳瑁古方不用，至宋时至宝丹始用

《本草纲目·介部·第四十五卷》玳瑁："【发明】〔时珍曰〕玳瑁解毒清热之功，同于犀角。古方不用，至宋时至宝丹始用之也。"

玳瑁在《本草纲目》的正名为瑇瑁。李时珍阐释指出，玳瑁具有解毒清热之功，作用与犀角相同。该药在古方中不用，至宋代的至宝丹开始使用玳瑁。

（2）阐释药物作用机制，发前人之所未发

《本草纲目》"发明"项之阐述，补充了"主治"项论述未详之处。李时珍总结前贤之论，密切结合临床用药实际，参考自己的用药体会，解析药物的作用机制，发前人之所未发。

①滑石利窍，不独小便

《本草纲目·石部·第九卷》滑石："【发明】〔时珍曰〕滑石利窍，不独小便也。上能利毛腠之窍，下能利精溺之窍。盖甘淡之味，先入于胃，渗走经络，游溢津气，上输于肺，下通膀胱。肺主皮毛，为水之上源。膀胱司津液，气化则能出。故滑石上能发表，下利水道，为荡热燥湿之剂。发表是荡上中之热，利水道是荡中下之热；发表是燥上中之湿，利水道是燥中下之湿。热散则三焦宁而表里和，湿去则阑门通而阴阳利。刘河间之用益元散，通治表里上下诸病，盖是此意。"

李时珍阐释指出，滑石具有利窍之功，不仅是通利小便。其上能通利毛腠之窍，下能通利精溺之窍。因其味甘淡，先入于胃，渗走经络，游溢津气，上输布于肺，下贯通于膀胱。肺主皮毛，为水之上源。膀胱司津液，其气化则能出。故而滑石上能解表，下通利水道，为荡热燥湿之药。解表是荡上中之热，通利水道是荡中下之热；解表是燥上中之湿，通利水道是燥中下之湿。热散则三焦顺达而表里和调，湿祛则肠道通畅，而阴阳和利。如刘河间用益元散通治表里上下诸病，其机制大概是如此。

②一味丹参散，主治与四物同

《本草纲目·草部·第十二卷》丹参："【发明】〔时珍曰〕丹参色赤味苦，气平而降，阴中之阳也。入手少阴、厥阴之经，心与包络血分药也。按《妇人明理论》云：四物汤治妇人病，不问产前产后，经水多少，皆可通用。唯一味丹参散，主治与之相同。盖丹参能破宿血，补新血，安生胎，落死胎，止崩中带下，调经脉，其功大类当归、地黄、川芎、芍药

故也。"

李时珍指出，丹参色红味苦，气平而降，为阴中之阳药。其入手少阴、厥阴之经，属心与包络血分药。参考《妇人明理论》记载，四物汤治疗妇人病，不论产前产后，经水多少，皆可通用。仅是一味丹参散，其主治与四物汤相同。大概因为丹参能破瘀血，补新血，安生胎，落死胎，止崩中、带下，调理经脉，其功用大致与当归、地黄、川芎、芍药相似之故。

③白前长于降气，肺气壅实而有痰者宜之

《本草纲目·草部·第十三卷》白前："【发明】〔宗奭曰〕白前能保定肺气，治嗽多用，以温药相佐使尤佳。〔时珍曰〕白前色白而味微辛甘，手太阴药也。长于降气，肺气壅实而有痰者宜之。若虚而长哽气者，不可用也。张仲景治嗽而脉浮，则泽漆汤中宜用之。"

参照寇宗奭之说，白前能保护肺气，故治咳嗽多用，用温药相佐，可增强其疗效。李时珍阐发指出，白前色白而味微辛甘，属手太阴之药。其治疗之功长于降气，肺气壅实而有痰者宜用白前；若是因虚而致气难以续者，不可用之。如张仲景治咳嗽而脉浮，泽漆汤中宜用白前。

④先服曼陀罗花，割疮灸火不觉苦

《本草纲目·草部·第十七卷》曼陀罗花记载花子："【发明】〔时珍曰〕相传此花笑采酿酒饮，令人笑；舞采酿酒饮，令人舞。予尝试之，饮须半酣，更令一人或笑或舞引之，乃验也。八月采此花，七月采火麻子花，阴干，等分为末。热酒调服三钱，少顷昏昏如醉。割疮灸火，宜先服此，则不觉苦也。"

曼陀罗花首载于《本草纲目》，李时珍将自己使用曼陀罗花的实际经验结合其作用功效进行了阐述。根据民间传说，若笑着采此花酿酒，喝之使人笑；若舞着采花酿酒，喝之令人舞蹈。李时珍曾经尝试，感觉喝酒到半醉，再让一人或笑或舞引导，才能得到此种效果。进而指出，曼陀罗花八

月采，阴干，与火麻子花等分研末，用热酒调服，使人昏沉如醉。若切割痈疮，或艾火瘢痕灸，先服用此药，则感觉不到疼痛，此处对曼陀罗花的麻醉止痛功能进行了生动解说。

⑤辛夷体轻浮，助胃中清阳上行

《本草纲目·木部·第三十四卷》辛夷记载苞："【发明】〔时珍曰〕鼻气通于天。天者头也，肺也。肺开窍于鼻，而阳明胃脉环鼻而上行。脑为元神之府，而鼻为命门之窍。人之中气不足，清阳不升，则头为之倾，九窍为之不利。辛夷之辛温走气而入肺，其体轻浮，能助胃中清阳上行通于天。所以能温中，治头面目鼻九窍之病。"

首先，从生理功能而言，李时珍认为鼻气通于天，天为头，鼻属肺，肺开窍于鼻，阳明胃脉环鼻而上行。脑为元神之府，而鼻为命门之官窍。人之中气不足，清阳不升，则头倾而九窍不利。继而，阐发辛夷之性味及功能特点，辛夷辛温，走气入肺，其质轻浮，能助胃中清阳上行通于天，故能温中，善治头面、目鼻九窍之病变。

⑥治皮肤疮疡风热，当用蝉蜕祛风，因其性而为用

《本草纲目·虫部·第四十一卷》蚱蝉记载蝉蜕："【发明】〔好古曰〕蝉蜕去翳膜，取其蜕义也。蝉性蜕而退翳，蛇性窜而祛风，因其性而为用也。〔时珍曰〕蝉乃土余气所化，饮风吸露，其气清虚。故其主疗，皆一切风热之证，古人用身，后人用蜕，大抵治脏腑经络，当用蝉身；治皮肤疮疡风热，当用蝉蜕，各从其类也。又主哑病、夜啼者，取其昼鸣而夜息也。"

参考王好古之说，认为蝉蜕能祛除翳膜，功效取其蜕之义。故蝉性蜕，而能退翳，蛇性走窜，而能祛风，因其特性而发挥功用。李时珍阐释指出，蝉乃土之余气所化，因其饮风吸露，故而其气清虚，主治风热病证。古人用其身，后人用其蜕。大概治脏腑经络，当用蝉身；而治皮肤疮疡风热，当用蝉蜕，此为各从其类。蝉蜕又主治哑病、夜啼，是取其昼鸣而夜息之自然特性。

⑦蛤蚧补肺，治肺虚劳嗽有功

《本草纲目·鳞部·第四十三卷》蛤蚧："【发明】〔宗奭曰〕补肺虚劳嗽有功。〔时珍曰〕昔人言补可去弱，人参羊肉之属。蛤蚧补肺气，定喘止渴，功同人参。益阴血，助精扶赢，功同羊肉。近世治劳损痿弱，许叔微治消渴，皆用之，俱取其滋补也。刘纯云：气液衰、阴血竭者，宜用之。何大英云：定喘止嗽，莫佳于此。"

参考寇宗奭之说，认为蛤蚧有补肺虚、疗劳嗽之功。李时珍阐释指出，古人言补可祛虚弱，如人参、羊肉之类。蛤蚧补肺气，定喘止渴，其功用同人参。蛤蚧补益阴血，助精扶赢，功用同羊肉。近世用以治疗劳损痿弱。许叔微治消渴，皆用蛤蚧，乃是取其滋补之功用。参考刘纯之言，认为治疗气液虚衰、阴血衰竭者，宜使用蛤蚧。参考何大英之言，蛤蚧乃是定喘止嗽之佳品。

⑧白花蛇为治风痹惊搐、癫癣恶疮要药

《本草纲目·鳞部·第四十三卷》白花蛇："【发明】〔敩曰〕蛇性窜，能引药至于有风疾处，故能治风。〔时珍曰〕风善行数变，蛇亦善行数蜕，而花蛇又食石南，所以能透骨搜风，截惊定搐，为风痹惊搐、癫癣恶疮要药。取其内走脏腑，外彻皮肤，无处不到也。"

参照雷敩之说，认为蛇性走窜，能引药至有风疾之处，故能治风。李时珍阐发指出，风善行数变，因蛇有善行而数蜕皮之特点，而白花蛇又食石南，故能透骨搜风，截惊定搐，为治疗风痹惊搐、癫癣恶疮之要药。药用取其内走脏腑、外透皮肤、无处不到之性。

⑨魂游不定，治之以龙齿

《本草纲目·鳞部·第四十三卷》龙记载龙齿："【发明】〔时珍曰〕龙

者东方之神，故其骨与角、齿皆主肝病。许叔微云：肝藏魂，能变化，故魂游不定者，治之以龙齿。即此义也。"

李时珍阐释指出，龙者乃是东方之神，故其骨与角、齿皆主肝病。参考许叔微之说，认为肝藏魂，能主其变化，故魂游不定之病变，治疗时用龙齿，即取此义。

（3）阐发药物性状及功用之区别

阐释药物性状及功用区别，深入论述药物与主治，探究药物的性能特点，对于药物作用的认识与临床运用均有启发。

①玄参与地黄同功，其消瘰亦散火

《本草纲目·草部·第十二卷》玄参记载根："【发明】〔元素曰〕玄参乃枢机之剂，管领诸气上下，清肃而不浊，风药中多用之。故《活人书》治伤寒阳毒，汗下后毒不散，及心下懊侬，烦不得眠，心神颠倒欲绝者，俱用玄参。以此论之，治胸中氤氲之气，无根之火，当以玄参为圣剂也。〔时珍曰〕肾水受伤，真阴失守，孤阳无根，发为火病。法宜壮水以制火，故玄参与地黄同功，其消瘰亦是散火。"

参考张元素之说，认为玄参乃枢机之药，其管领诸气之上下，清肃而不浊，风药中多用该药。故《类证活人书》治疗伤寒阳毒，汗下后毒气不散，心下懊侬，心烦不得眠，心神颠倒难以入眠，都选用玄参。以此观点看，治胸中之气失常，无根之火，当以玄参为圣药。李时珍进而指出，肾水受伤，真阴失守，孤阳无根，故发为火病。治法宜壮水以制火，故而玄参与地黄同功，其消瘰也是散火。

②姜黄、郁金、莸药形态功用有相近

《本草纲目·草部·第十四卷》姜黄："【发明】〔时珍曰〕姜黄、郁金、莸药三物，形态功用皆相近。但郁金入心治血；而姜黄兼入脾，兼治气；莸药则入肝，兼治气中之血，为不同尔。古方五痹汤用片子姜黄，治风寒

湿气手臂痛。戴原礼《要诀》云：片子姜黄能入手臂治痛，其兼理血中之气可知。"

李时珍阐发指出，姜黄、郁金、莛药（莪术）3 种药物，其形态、功用相近。但是郁金入心，主治血；姜黄入脾，兼治其气；蓬莪术入肝，兼治气中之血，为其不同之处。古方五痹汤用片姜黄，可治疗风寒湿气手臂痛。参考戴原礼《证治要诀》记载，片姜黄能入手臂治疼痛，可知其具有兼调血中之气的功效。

③谷精草明目退翳，似在菊花之上

《本草纲目·草部·第十六卷》谷精草："【发明】〔时珍曰〕谷精体轻性浮，能上行阳明分野。凡治目中诸病，加而用之，甚良。明目退翳之功，似在菊花之上也。"

李时珍解释指出，谷精草体轻性浮，能上行阳明分部。凡是治疗目中各种病变，加用谷精草，效果较好。其明目退翳之功优于菊花。

④生熟之功殊别，不可不详

《本草纲目·草部·第十六卷》生地黄："【发明】〔好古曰〕生地黄入手少阴，又为手太阳之剂，故钱仲阳泻丙火与木通同用以导赤也。诸经之血热，与他药相随，亦能治之。溺血、便血皆同。〔权曰〕病患虚而多热者，宜加用之。〔戴原礼曰〕阴微阳盛，相火炽强，来乘阴位，日渐煎熬，为虚火之证者，宜地黄之属，以滋阴退阳。〔宗奭曰〕《本经》只言干、生二种，不言熟者。如血虚劳热，产后虚热，老人中虚燥热者，若与生干，当虑太寒，故后世改用蒸曝熟者。生熟之功殊别，不可不详。〔时珍曰〕《本经》所谓干地黄者，乃阴干、日干、火干者，故又云生者尤良。《别录》复云生地黄者，乃新掘鲜者，故其性大寒。其熟地黄乃后人复蒸晒者。诸家本草皆指干地黄为熟地黄，虽主治证同，而凉血、补血之功稍异，故今别出熟地黄一条于下。"

　　参考王好古之说，认为生地黄入手少阴，又为手太阳之剂，故钱仲阳泻丙火，生地黄与木通配伍使用组成导赤散。治疗诸经之血热，与其他药物配伍，亦能治之，如治疗尿血、便血皆可用。参考甄权之说，患者若属虚而多热，宜加用生地黄。参考戴原礼之论，认为阴微阳盛，相火炽盛，乘袭阴位，日渐煎熬，形成虚火病证，治宜地黄之属，以滋阴退阳。参照寇宗奭之说，以及《神农本草经》记载，仅言地黄有干、生两种，但未言及熟地黄。如血虚劳热，产后虚热，老人中气虚而燥热，若用生干地黄，考虑其性太寒，故后世改用蒸熟晒干的地黄。生地黄与熟地黄之功效有区别，不可不详知。继而，李时珍明确指出，《神农本草经》所介绍的干地黄乃是阴干、晒干、火干之品，说明其生者效佳。参照《名医别录》记载，生地黄乃是鲜品，故其性大寒；而熟地黄乃是后人复蒸晒者。诸家本草皆指干地黄为熟地黄，二者虽主治证同，但其凉血、补血之功有差异，故今另列熟地黄，另行介绍。

⑤龟鳖之属，功各有所主

　　《本草纲目·介部·第四十五卷》鳖记载鳖甲："【发明】〔宗奭曰〕经中不言治劳，惟《药性论》言治劳瘦骨热，故虚劳多用之。然甚有据，但不可过剂耳。〔时珍曰〕鳖甲乃厥阴肝经血分之药，肝主血也。试常思之，龟、鳖之属，功各有所主。鳖色青入肝，故所主者，疟劳寒热，痃瘕惊痫，经水痈肿阴疮，皆厥阴血分之病也。玳瑁色赤入心，故所主者，心风惊热，伤寒狂乱，痘毒肿毒，皆少阴血分之病也。秦龟色黄入脾，故所主者，顽风湿痹，身重蛊毒，皆太阴血分之病也。水龟色黑入肾，故所主者，阴虚精弱，腰脚酸痿，阴疟泄痢，皆少阴血分之病也。介虫阴类，故并阴经血分之病，从其类也。"

　　参考寇宗奭之说，《神农本草经》未言鳖甲治虚劳，唯有《药性论》记载，鳖甲治虚弱消瘦、骨蒸潮热，故虚劳病证多用之。然而用时需有确切证据，但不可过量使用。李时珍进而指出，鳖甲乃是厥阴肝经血分之药，而肝主血。常思考此理，即龟板与鳖甲之类，其功效不同，各有所主治。其一，鳖色青入肝，故主治疟劳寒热、癥瘕肿块、惊痫、月经失调、痈肿及阴疮，皆为厥阴血分之病也。其二，玳瑁色赤入心，故主治心风惊热、伤寒狂乱、痘毒肿毒，皆属少阴血分之病。其三，秦龟色黄入脾，故主治顽风湿痹、身重蛊毒，皆为太阴血分之病。其四，水龟色黑入肾，故主治阴虚精弱、腰脚酸痿、阴疟泄痢，皆为少阴血分之病也。介虫属阴类，故可治阴经血分之病，其原理则以类相从。

（4）阐发药物配伍相须、相使、相反、相成之理

"发明"项列举前人相关药物配伍的理论，联系临床应用经验，阐发药物的相须、相使、相反、相成之配伍机制。

①补五脏须佐本脏药，随其所引而相辅之

《本草纲目·草部·第十二卷》沙参："【发明】〔元素曰〕肺寒者，用人参；肺热者，用沙参代之，取其味甘也。〔好古曰〕沙参味甘微苦，厥阴本经之药，又为脾经气分药。微苦补阴，甘则补阳，故洁古取沙参代人参。盖人参性温，补五脏之阳；沙参性寒，补五脏之阴。虽云补五脏，亦须各用本脏药相佐，使随所引而相辅之可也。〔时珍曰〕人参甘苦温，其体重实，专补脾胃元气，因而益肺与肾，故内伤元气者宜之。沙参甘淡而寒，其体轻虚，专补肺气，因而益脾与肾，故金能受火克者宜之。一补阳而生阴，一补阴而制阳，不可不辨之也。"

参考张元素之说，肺寒者用人参，肺热者用沙参代之，是取沙参味甘之意。参考王好古之言，沙参味甘微苦，是厥阴本经之药，又为脾经气分药。其微苦补阴，甘则补阳。故而张洁古以沙参代替人参。人参性温，补五脏之阳；沙参性寒，补五脏之阴。虽言其补五脏，亦须配用本脏药相佐，使其随所引而达其相辅之功。李时珍进而阐发指出，人参味甘、苦，性温，

其体重实，专补脾胃元气，因而补益肺与肾，故内伤元气者宜用之。沙参甘淡而寒，其体轻虚，故专补肺气，因而补益脾与肾，故金能受火克者宜用之。总之，一补阳而生阴，一补阴而制阳，用药不可不辨。

②真水不足，无阴则阳无以化，法当用黄柏、知母

《本草纲目·草部·第十二卷》知母记载根："【发明】〔权曰〕知母治诸热劳，患人虚而口干者，加用之。〔杲曰〕知母入足阳明、手太阴。其用有四：泻无根之肾火，疗有汗之骨蒸，止虚劳之热，滋化源之阴。仲景用此入白虎汤治不得眠者，烦躁也。烦出于肺，躁出于肾。君以石膏，佐以知母之苦寒，以清肾之源；缓以甘草、粳米，使不速下也。又凡病小便塞而渴者，热在上焦气分，肺中伏热不能生水，膀胱绝其化源，宜用气薄味薄淡渗之药，以泻肺火、清肺金而滋水之化源。若热在下焦血分而不渴者，乃真水不足，膀胱干涸，乃无阴则阳无以化，法当用黄柏、知母大苦寒之药，以补膀与膀胱，使阴气行而阳自化，小便自通。方法详载木部黄柏下。〔时珍曰〕肾苦燥，宜食辛以润之。肺苦逆，宜食苦以泻之。知母之辛苦寒凉，下则润肾燥而滋阴，上则清肺金而泻火，乃二经气分药也。黄柏则是肾经血分药。故二药必相须而行，昔人譬之虾与水母，必相依附。"

援引甄权之说，认为知母治疗各种热劳，患者体弱而口干，可加用知母。参考李杲之说，知母入足阳明、手太阴经。其能泻无根之肾火，治疗骨蒸汗出，退虚热，滋补肾阴。张仲景用知母入白虎汤，治疗心烦不得眠。因烦出自于肺，躁出自于肾，君药用石膏，佐以苦寒之知母，以清利肾源；以甘缓之甘草、粳米，使之不致泄泻。又有癃闭而口渴，是热在上焦气分，肺中伏热不能生水，膀胱绝其化源，宜用气薄味薄淡渗之药，以泻肺火、清肺金，滋水之化源。若热在下焦血分而不口渴，乃是真水不足，膀胱干涸，乃是无阴则阳无以化，当用黄柏、知母苦寒之药，以补肾与膀胱，使阴气行而阳自化，其便自通。李时珍进而指出，肾脏苦燥，宜食辛味药物以润燥。肺苦于气上逆，宜食用苦味药以泻之。知母味辛、苦，性寒凉，下行则润肾燥而滋阴，上行则清肺金而泻火，属于肺肾二经之气分药。黄柏则是肾经之血分药。故二者必相须使用，古人将黄柏与知母的配伍，比喻为虾与水母，必须相互依附。

③苏叶合橘皮，砂仁行气安胎，合藿香、乌药温中止痛

《本草纲目·草部·第十四卷》苏记载茎叶："【发明】〔颂曰〕若宣通风毒，则单用茎，去节尤良。〔时珍曰〕紫苏，近世要药也。其味辛，入气分；其色紫，入血分。故同橘皮、砂仁，则行气安胎；同藿香、乌药，则温中止痛；同香附、麻黄，则发汗解肌；同川芎、当归，则和血散血；同木瓜、厚朴，则散湿解暑，治霍乱、脚气；同桔梗、枳壳，则利膈宽肠；同杏仁、莱菔子，则消痰定喘也。久则泄人真气焉。〔机曰〕宋仁宗命翰林院定汤饮。奏曰：紫苏熟水第一。以其能下胸膈浮气也。盖不知其久则泄人真气焉。〔宗奭曰〕紫苏其气香，其味微辛甘能散。今人朝暮饮紫苏汤，甚无益。医家谓芳草致豪贵之疾者，此有一焉。若脾胃寒人，多致滑泄，往往不觉。"

援引苏颂之说，若是宣通风毒，则单用其茎，以去节尤良。李时珍阐释指出，紫苏其味辛，入气分；其色紫，入血分。故配伍橘皮、砂仁，可行气安胎；配伍藿香、乌药，可温中止痛；配伍香附、麻黄，可发汗解肌；配伍川芎、当归，可和血散血；配伍木瓜、厚朴，可散湿解暑，治霍乱、脚气；配伍桔梗、枳壳，可利膈宽肠；配伍苦杏仁、莱菔子，可消痰定喘。久服易泄人真气。参考张仲景解说，宋仁宗命翰林院制定消暑止汤饮，以紫苏熟水为首选药，以其下胸膈之浮气。大概不知其久服则泄人真气。参考寇宗奭之说，紫苏其气香，其味微辛甘能散。当今之人朝暮饮服紫苏汤，的确无益。医家说芳草致豪贵之疾患，此为之一。若脾胃寒之人，多导致滑泄，往往无明显感觉。

④麦门冬滋燥金而清水源，有君无使，是独行无功

《本草纲目·草部·第十六卷》麦门冬："【发明】〔宗奭曰〕麦门冬治肺热之功为多，其味苦，但专泄而不专收，寒多人禁服。治心肺虚热及虚劳。与地黄、阿胶、麻仁，同为润经益血、复脉通心之剂；与五味子、枸杞子，同为生脉之剂。〔元素曰〕麦门冬治肺中伏火、脉气欲绝者，加五味子、人参二味为生脉散，补肺中元气不足。〔杲曰〕六七月间湿热方旺，人病骨乏无力，身重气短，头旋眼黑，甚则痿软。故孙真人以生脉散补其天元真气。脉者，人之元气也。人参之甘寒，泻热火而益元气。麦门冬之苦寒，滋燥金而清水源。五味子之酸温，泻丙火而补庚金，兼益五脏之气也。〔时珍曰〕按赵继宗《儒医精要》云：麦门冬以地黄为使，服之令人头不白，补髓，通肾气，定喘促，令人肌体滑泽，除身上一切恶气不洁之疾，盖有君而有使也。若有君无使，是独行无功矣。此方惟火盛气壮之人服之相宜。若气弱胃寒者，必不可饵也。"

援引寇宗奭之说，认为麦冬善治肺热，其味苦，但是专泄而不专收，寒多之人禁服。主治心肺虚热及虚劳。与地黄、阿胶、麻仁配伍，润经益血，为复脉通心之剂；与五味子、枸杞子配伍，为生脉之剂。参考张元素之说，麦冬治肺中伏火、脉气欲绝，加五味子、人参则为生脉散，补肺中元气不足。参考李杲所说，六七月间湿热方盛，患骨乏无力，身重气短，头旋眼花，甚则痿软。故孙真人用生脉散补其天元真气之脉，补益人之元气。人参甘寒，泻热火而益元气。麦冬苦寒，滋燥金而清水源。五味子酸温，泻丙火而补庚金，兼益五脏之气。李时珍进而阐述指出，参照赵继宗《儒医精要》记载，麦冬以地黄为使药，服之令人头发不白，其补骨髓，通肾气，定喘促，令人肌体滑泽，能除身上恶气不洁之疾患。大概其配伍有君亦有使，若是有君无使，则是独行无功。此方适宜于火盛气壮之人。若气弱胃寒者，则必不可服。

⑤用补药必兼泻邪，邪祛则补药得力

《本草纲目·草部·第十九卷》泽泻："【发明】〔时珍曰〕泽泻气平，味甘而淡。淡能渗泄，气味俱薄，所以利水而泄下。脾胃有湿热，则头重而目昏耳鸣。泽泻渗去其湿，则热亦随去，而土气得令，清气上行，天气明爽，故泽泻有养五脏、益气力、治头旋、聪明耳目之功。若久服，则降令太过，清气不升，真阴潜耗，安得不目昏耶？仲景地黄丸用茯苓、泽泻者，乃取其泻膀胱之邪气，非引接也。古人用补药必兼泻邪，邪去则补药得力，一辟一阖，此乃玄妙。后世不知此理，专一于补，所以久服必致偏胜之害也。"

李时珍阐述指出，泽泻气平，其味甘而淡，淡能渗泄，气味俱薄，故能利水而泄下。脾胃有湿热，症见头重而目昏耳鸣。泽泻渗出其湿，则热亦随之而去，而土气当令，清气上行，天气明爽，故而泽泻有养五脏、补益气力、治疗头目眩晕、耳聪明目之功用。若久服用，则降泻太过，使清气不升，真阴损耗，导致目昏。参考张仲景之地黄丸，使用茯苓、泽泻乃是取其泻膀胱之邪气。古人用补药必兼泻邪，邪祛则补药得力，此乃用药配伍之玄妙之处。后世不懂此理，而专于补法，故久服必产生偏胜之危害。

⑥鹅不食草解毒，青黛祛热，川芎大辛破留除邪

《本草纲目·草部·第二十卷》石胡荽："【发明】〔时珍曰〕鹅不食草，气温而升，味辛而散，阳也，能通于天。头与肺皆天也，故能上达头脑，而治顶痛目病，通鼻气而落息肉；内达肺经，而治痀齁痰疟，散疮肿。其除翳之功，尤显神妙。人谓陈藏器本草惟务广博，鄙俚之言也。若此药之类，表出殊功，可谓务博已乎。案倪维德《原机启微集》云：治目翳嚼鼻碧云散，用鹅不食草解毒为君，青黛去热为佐，川芎大辛，破留除邪为使，升透之药也。大抵如开锅盖法，常欲邪毒不闭，令有出路。然力小而锐，宜常嗜以聚其力。凡目中诸病，皆可用之。"

鹅不食草首载于《四声本草》，在《本草纲目》中的正名为石胡荽。李时珍阐述指出，鹅不食草气温而性升，味辛而散，属阳药，能通于天。头与肺皆属天，故鹅不食草能上达头脑，而治颠顶头痛及目病，通利鼻气而使息肉脱落；内达肺经，而治喘息痰疟，消散疮肿。其除翳之功，尤显神妙。参照倪维德《原机启微集》记载，治疗目翳嗜鼻的碧云散，用鹅不食草解毒为君药，青黛祛热为佐药，川芎大辛，破滞除邪为使药。因是升透之药，一般如开锅盖煎药法，使邪毒不内闭，从而使邪有出路。但因其力小而锐利，宜常嗜以聚其药力。凡是眼部疾患者，皆可使用。

（5）辨析前人之正误，关注毒副作用及禁忌

阐发辨析前人论述药物之观点的正误，并关注药物的毒副作用，以及服药禁忌，亦为"发明"项的重要内容之一。

①砒乃大热大毒，而砒霜之毒尤烈

《本草纲目·石部·第十卷》砒石："【发明】〔时珍曰〕砒乃大热大毒之药，而砒霜之毒尤烈。鼠雀食少许死，猫犬食鼠雀亦殆，人服至一钱许亦死。虽钩吻、射罔之力，不过如此，而宋人着本草不甚言其毒，何哉？此亦古者礜石之一种也，若得酒及烧酒，则腐烂肠胃，顷刻杀人，虽绿豆、冷水亦难解矣。今之收瓶酒者，往往以砒烟熏瓶，则酒不坏，其亦嗜利不仁者哉？饮酒潜受其毒者，徒归咎于酒耳。此物不入汤饮，惟入丹丸。凡痰疟及齁喘用此，真有劫病立地之效。但须冷水吞之，不可饮食杯勺之物，静卧一日或一夜，亦不作吐；少物引发，即作吐也。"

李时珍阐释指出，砒石是大热大毒之药，而砒霜的毒性尤为峻烈。鼠、雀吃少许即可致死，猫、狗吃被毒死的鼠、雀亦可被毒死，人服一钱左右亦可被毒死。即使是钩吻（断肠草）、射罔（乌头）之毒力，也不过如此。然而，宋人所著之本草，未说明其毒性。砒石也是古人所说的礜石的一种，若与酒及烧酒吞服，则腐烂肠胃，迅速致命，虽用绿豆、冷水亦难解其毒。

继而，认为当今做瓶酒之商人，以砒烟熏酒瓶，则酒不坏，其实质乃是见利忘义。喝酒之人则是暗受砒霜之毒害，仅归咎于酒。砒霜不入汤剂，入丹丸。凡患痰疟及齁喘者用此药，有药到病除之功效。但须用冷水吞服，如进食少量食物，则可引发呕吐。

②寒苦之药，使人不能长生，久则气增偏胜

《本草纲目·草部·第十三卷》黄连记载根："【发明】〔时珍曰〕《本经》《别录》并无黄连久服长生之说，惟陶弘景言道方久服长生。《神仙传》载封君达、黑穴公，并服黄连五十年得仙。窃谓黄连大苦大寒之药，用之降火燥湿，中病即当止。岂可久服，使肃杀之令常行，而伐其生发冲和之气乎？《素问》载岐伯言：五味入胃，各归所喜攻。久而增气，物化之常也。气增而久，夭之由也。王冰注云：酸入肝为温，苦入心为热，辛入肺为清，咸入肾为寒，甘入脾为至阴而四气兼之，皆增其味而益其气，故各从本脏之气为用。所以久服黄连、苦参反热，从火化也，余味皆然。久则脏气偏胜，即有偏绝，则有暴夭之道。是以绝粒服饵之人不暴亡者，无五味偏助也。又《秦观与乔希圣论黄连书》云：闻公以眼疾饵黄连，至十数两犹不已，殆不可也。医经有久服黄连、苦参反热之说。此虽大寒，其味至苦，入胃则先归于心，久而不已，心火偏胜则热，乃其理也。况眼疾本于肝热，肝与心为子母。心火也，肝亦火也，肾孤脏也，人患一水不胜二火。岂可久服苦药，使心有所偏胜，是以火救火，其可乎？秦公此书，盖因王公之说而推详之也。我明荆端王素多火病，医令服金花丸，乃芩、连、栀、檗四味，饵至数年，其火愈炽，遂至内障丧明。观此，则寒苦之药，不但使人不能长生，久则气增偏胜，速夭之由矣。当以《素问》之言为法，陶氏道书之说，皆谬谈也。"

李时珍阐述指出，《神农本草经》《名医别录》并无黄连久服长生之记载，只有陶弘景曾说道方久服长生。继而，引述《神仙传》记载封君达、

黑穴公坚持服黄连 50 年。李时珍进而指出，黄连是大苦大寒之药，用之降火燥湿，宜中病即停服。久服可导致肃杀之令常行，而克伐人之生发冲和之气。参照《素问》记载，五味入胃，各归所喜入，久而增气，物化之常理。气增而久，乃为夭折之由。王冰注释认为，酸入肝为温，苦入心为热，辛入肺为清，咸入肾为寒，甘入脾为至阴，而四气兼之，皆增其味而益其气，各从本脏之气为用。久服则导致脏气偏胜，即有偏绝，则为夭折之原因。《秦观与乔希圣论黄连书》记载，传说闻公因眼病而服黄连，至十多两还不停用，不可如此。进而解析，医籍记载有久服黄连、苦参反热之说。认为黄连虽属大寒，其味至苦，入胃则先归于心，久服不停止，可致心火偏胜则热。况且眼疾本于肝热，肝与心为子母关系。心火，肝亦火，肾是孤脏，人因一水不胜二火。岂可久服苦药，致使心有所偏胜，此乃以火救火。随后，李时珍再次说明，明代荆端王素多患火病，医者让其服金花丸，此丸由黄芩、黄连、栀子、黄柏四味组成，服用达数年，其火病反而更重，导致内障而失明。最后总结认为，寒苦之药，不但使人不能长生，久服则气增偏胜，乃是因其迅速夭折之原因。指出此理当遵循《素问》之言，而陶氏等道书之说，皆为谬谈。

③言前胡与柴胡同功，非矣

《本草纲目·草部·第十三卷》前胡："【发明】〔时珍曰〕前胡味甘、辛，气微平，阳中之阴，降也。乃手足太阴、阳明之药，与柴胡纯阳上升入少阳、厥阴者不同也。其功长于下气，故能治痰热喘嗽、痞膈呕逆诸疾，气下则火降，痰亦降矣。所以有推陈致新之绩，为痰气要药。陶弘景言其与柴胡同功，非矣。治证虽同，而所入所主则异。"

李时珍阐释指出，前胡味甘、辛，气微平，属阳中之阴药，其性降，是手足太阴、阳明之药。其与柴胡纯阳上升入少阳、厥阴有不同。前胡长于下气，故能治痰热喘嗽、痞膈呕逆诸疾，气下降则火降，痰亦随之为降。

故前胡有推陈致新之功，为治疗痰气之要药。陶弘景曾说，前胡与柴胡同功，此说不正确。前胡与柴胡其所入与所主有不同。

④见其能止诸血，见其热气上冲，遂谓性寒有毒，误矣

《本草纲目·草部·第十五卷》艾记载叶："【发明】〔时珍曰〕艾叶生则微苦太辛，熟则微辛太苦，生温熟热，纯阳也。可以取太阳真火，可以回垂绝元阳。服之则走三阴，而逐一切寒湿，转肃杀之气为融和。灸之则透诸经，而治百种病邪，起沉疴之人为康泰，其功亦大矣。苏恭言其生寒，苏颂言其有毒。一则见其能止诸血，一则见其热气上冲，遂谓其性寒有毒，误矣。盖不知血随气而行，气行则血散，热因久服致火上冲之故尔。夫药以治病，中病则止。若素有虚寒痼冷，妇人湿郁带漏之人，以艾和归、附诸药治其病，夫何不可？而乃妄意求嗣，服艾不辍，助以辛热，药性久偏，致使火躁，是谁之咎欤，于艾何尤？艾附丸治心腹、少腹诸痛，调女人诸病，颇有深功。胶艾汤治虚痢，及妊娠产后下血，尤着奇效。老人丹田气弱，脐腹畏冷者，以熟艾入布袋兜其脐腹，妙不可言。寒湿香港脚，亦宜以此夹入袜内。"

李时珍阐述指出，艾叶生则微苦太辛，熟则微辛太苦，生温熟热，属于纯阳药。用之可获取太阳真火，可回厥脱之元阳。服用则能走三阴，而祛寒湿，将肃杀之气转为融和之气。灸用则通透诸经，而治多种病邪，功效较大。苏敬认为其生寒，而苏颂则认为其有毒。一则见其能止诸血，一则见其热气上冲，因而认为其性寒有毒，乃错误之言。恐怕是不知血随气而行，气行则血散，热因久服而导致火上冲之故。用药以治病，中病则停用。若平素有虚寒顽冷之疾，湿郁、带下、崩漏之人，以艾配伍当归、附子诸药治其病，如何不可。而偏执意为求子，服艾不辍，则反助以辛热，药性久偏，而致火燥，此是谁之咎，与艾叶有何相干，如艾附丸治心腹、少腹诸痛，调治女人诸病，功效较好。胶艾汤治虚痢、妊娠产后下血效果显著。老人丹田之气虚弱，脐腹畏寒怕冷，以熟艾放入布袋，兜住脐腹，作用甚妙。寒湿脚气，亦可用艾叶夹在袜内，以温散其寒湿。

⑤葶苈用之不节，乃反成病

《本草纲目·草部·第十六卷》葶苈记载葶苈子："【发明】〔时珍曰〕甘苦二种，正如牵牛，黑白二色，急、缓不同；又如壶芦，甘苦二味，良毒亦异。大抵甜者，下泄之性缓，虽泄肺而不伤胃；苦者，下泄之性急，既泄肺而易伤胃，故以大枣辅之。然肺中水气膹满急者，非此不能除。但水去则止，不可过用剂尔。既不久服，何至杀人。《淮南子》云：大戟去水，葶苈愈胀，用之不节，乃反成病。亦在用之有节。"

李时珍阐释指出，甜苦两种葶苈子，正如牵牛，有黑白两种，其作用有急缓之不同；又如壶芦，有甜苦两种，其有好坏之不同。一般甜者，下泄之性较缓，虽然泻肺但不伤胃；苦者，下泄之性较急，既泻肺又易伤胃，故用大枣辅佐。然而肺中水气郁积喘息，非此药则不能除，但水邪祛除后即停用，不可超用剂量。既然不是长期服用，何至于杀人。《淮南子》记载，大戟祛水邪，葶苈子治胀满，如使用时不节制，反而招致疾病。其使用要点在于有节制。

⑥知病在何经何脏方可用，若误投之则害深

《本草纲目·草部·第十七卷》芫花："【发明】〔时珍曰〕芫花、大戟、甘遂之性，逐水泄湿，能直达水饮窠囊隐僻之处。但可徐徐用之，取效甚捷。不可过剂，泄人真元也。陈言《三因方》以十枣汤药为末，用枣肉和丸，以治水气喘急浮肿之证，盖善变通者也。杨士瀛《直指方》云：破癖须用芫花，行水后便养胃可也。〔好古曰〕水者，肺、肾、脾三经所主，有五脏六腑十二经之部分。上而头，中而四肢，下而腰脚，外而皮毛，中而肌肉，内而筋骨。脉有尺寸之殊，浮沉之别。不可轻泻。当知病在何经何脏，方可用之。若误投之，则害深矣。芫花与甘草相反，而《胡洽居士

方》，治痰癖饮癖，以甘遂、大戟、芫花、大黄、甘草同用。盖欲其大吐以泄湿，因相反而相激也。"

李时珍明确指出，芫花、大戟、甘遂之特性乃逐水泄湿，直达水饮停聚隐藏之处。缓缓服用，取效很快。但是服用不可过量，若过量使用，则泄人真元。如陈言《三因极一病证方论》，十枣汤用于治疗水气喘急水肿之病证，其用属善于变通之法。参考杨士瀛《仁斋直指方》记载，破癥块须用芫花，祛除水邪后须养胃，能愈。参考王好古之说，不可轻易使用泻利之法。当知其病在何经何脏，方可用之。若误投泻利之法，则危害很大。芫花与甘草相反，故《胡洽居士百病方》记载，治疗痰饮积聚，以甘遂、大戟、芫花、大黄、甘草同用。原要使其大吐以泄湿邪，因相反为用，而达到迅速泻利水邪之目的。

⑦甘遂苦性泄，泄水之圣药，但有毒不可轻用

《本草纲目·草部·第十七卷》甘遂："【发明】〔宗奭曰〕此药专于行水，攻决为用。〔元素曰〕味苦气寒。苦性泄，寒胜热，直达水气所结之处，乃泄水之圣药。水结胸中，非此不能除，故仲景大陷胸汤用之。但有毒不可轻用。〔时珍曰〕肾主水，凝则为痰饮，溢则为肿胀。甘遂能泄肾经湿气，治痰之本也。不可过服，但中病则止可也。张仲景治心下留饮，与甘草同用，取其相反而立功也。刘河间《保命集》云：凡水肿服药未全消者，以甘遂末涂腹，绕脐令满，内服甘草水，其肿便去。"

参照寇宗奭之说，甘遂专于行水，以攻下为用。参考张元素之言，甘遂味苦气寒，苦性泄下，寒性胜热，直达水气所结之处，乃泄水之圣药。水结聚胸中，非甘遂不能祛除，如张仲景大陷胸汤用甘遂。但甘遂有毒，不可常用。李时珍进而指出，肾主水，水凝聚则为痰饮，泛溢肌肤则为肿胀。甘遂能泄肾经之湿气，是治痰之本，但不可过服，中病则停用。又如，张仲景治心下留饮，将甘遂与甘草同用，取其相反为用而获效。再如，刘河间《保命集》记载，凡水肿病服药未能全消，用甘遂末涂腹部，绕脐以药填满，再内服甘草水，则水肿可消。

⑧牵牛丸服，治大肠风秘壅结，不可久服

《本草纲目·草部·第十八卷》牵牛子："【发明】〔宗奭曰〕牵牛丸服，治大肠风秘壅结。不可久服，亦行脾肾气故也。〔好古曰〕牵牛以气药引则入气；以大黄引则入血。利大肠，下水积。色白者，泻气分湿热上攻喘满，破血中之气。〔震亨曰〕牵牛属火善走，黑者属水，白者属金。若非病形与证俱实，不胀满、不大便秘者，不可轻用。驱逐致虚，先哲深戒。"

首先，参考寇宗奭之说，服用牵牛丸可治大肠风所致便秘壅结，但不可久服，因其有损脾肾之气。其后，参考王好古之言，牵牛用气药为引药则入气分；用大黄为引药则入血分。牵牛通利大肠，下水积。其色白，泄气分湿热，上于肺治疗喘满，破血中之气。再者，参考朱震亨之论，牵牛属火，其性善行。如不是病之症状与证候俱属实，无胀满，无便秘，不可轻易使用。否则用其祛邪气，攻伐而致虚。

《本草纲目》"发明"项之论，既继承了前贤之理论观点，亦反映了当今用药经验的发展。内容涉及药物机制的古今沿革，药物的主治功效及治疗机制的深入解析，药物功效作用及特点的分析比较，药物配伍的作用，对前人药物论述观点的正误予以辨析，药物毒性的分析与使用禁忌等。对于中药理论的发展及中药的临床运用均有重要的意义。

7. 正误，以辨药物正其谬误

"正误"项，秉持《本草纲目》凡例"以辨疑、正误，辨其可疑，正其谬误"之立意，重在辨析前人对药物性能功用论述的可疑之处，以及与其观点之谬误，论证其正确认识，以明其事理，告知正道，对药物功效的认识、药物的正确选择及临床运用均具有参考价值。

（1）芫花为下品毒物，岂能久服

《本草纲目·草部·第十七卷》芫花："【正误】〔慎微曰〕《三国志》云：魏初平中，有青牛先生，常服芫花，年百余岁，常如五六十人。〔时珍曰〕芫花乃下品毒物，岂堪久服？此方外迂怪之言，不足信也。"

参考许慎微之说，《三国志》记载，魏初平定中原，有青牛先生，其常服芫花，已是年余百岁之人，看上去就像五六十岁。李时珍进而指出，芫花乃为下品，是有毒之药，岂能长期服用，此乃方士之外的迂腐怪诞之言，不值得相信。

（2）羊蹄大黄与大黄相似，但实非一类

《本草纲目·草部·第十七卷》大黄："【正误】〔颂曰〕鼎州出一种羊蹄大黄，治疗瘑甚效。其初生苗叶形如羊蹄，累年长大，即叶似商陆而狭尖。四月内抽条出穗，五七茎相合，花叶同色。结实如荞麦而轻小，五月熟即黄色，呼为金荞麦。三月采苗，五月采实，阴干。九月采根，破之亦有锦纹。亦呼为土大黄。〔时珍曰〕苏说即老羊蹄根也。因其似大黄，故谓之羊蹄大黄，实非一类。又一种酸模，乃山大黄也。状似羊蹄而生山上，所谓土大黄或指此，非羊蹄也。"

参考苏颂之说，鼎州产羊蹄大黄，治疗疥疮、瘙痒疗效较好。其初生苗叶如羊蹄，多年生长，叶像商陆而狭尖。四月抽条出穗，五七茎相合，花与叶同色。结实如荞麦而轻小，五月熟即为黄色，称金荞麦。三月采苗，五月采实，阴干。九月采根，切破可见有锦纹，亦称为土大黄。李时珍进而指出，苏颂所云，即是老羊蹄根，因其与大黄相似，故称为羊蹄大黄，其实二者并非一类。又有酸模，乃是山大黄。其形状像羊蹄而生长在山上，其所言之土大黄或许指此。李时珍之论，对于土大黄与大黄的辨识具有参考意义。

（3）斥责巴豆谬误之传说

《本草纲目·木部·第三十五卷》巴豆："【正误】〔弘景曰〕道家亦有炼饵法，服之云可神仙。人吞一枚便死，而鼠食之三年重三十斤，物性乃有相耐如此。〔时珍曰〕汉时方士言巴豆炼饵，令人色好神仙，《名医别录》采入本草。张华《博物志》言鼠食巴豆重三十斤。一谬一诬，陶氏信为实语，误矣。又言人吞一枚即死，亦近过情，今并正之。"

参考陶弘景之说，道家亦有炼饵之法，据说服巴豆可成仙，解说人吞一枚便致死，而鼠食之3年则增重30斤，可见，物性竟有如此之耐性。李时珍进而指出，汉代方士认为用巴豆炼饵服食，令人气色好似神仙。而《名医别录》将其写入本草。张华《博物志》亦有相似记载。皆是谬误之言，而陶弘景信以为真，此乃错误之论。又说，人吞一枚巴豆即死，亦是夸大其词，故而当今予正其误。

（4）乌鲗主肝伤血闭不足

《本草纲目·鳞部·第四十四卷》乌贼鱼记载骨（一名海螵蛸）："【正误】〔鼎曰〕久服，绝嗣无子。〔时珍曰〕按《本经》云：主癥瘕，无子。《别录》云：令人有子。孟诜亦云久服益精，而张鼎此说独相背戾，亦误矣。若云血病无多食咸，乌鲗亦主血闭，故有此说。然经闭有有余、不足二证。有余者血滞，不足者肝伤。乌鲗所主者，肝伤血闭不足之病，正与《素问》相合，岂有令人绝嗣之理？当以《本经》《别录》为正。恐人承误，故辨正之。"

李时珍指出，参照《神农本草经》记载，乌贼骨主治癥瘕、不孕。《名医别录》记载，服之令人有子。参考孟诜之言，久服乌贼益精，而张鼎此说与其之前所说相同，也是错误的。若说血病者，无多食咸，乌贼骨亦主血闭，故有此说。然经闭之病，有余者血滞，不足者则肝伤。乌贼骨主治肝伤血闭不足，此说与《素问》相符，岂有令人绝嗣之理。当以《神农本草经》《名医别录》为正。李时珍告诫，恐人承袭而误，故而在此辨析其错误。

（5）纠正獐中得香之错误

《本草纲目·兽部·第五十一卷》獐："【正误】〔诜曰〕獐中往往得香，如栗子大，不能全香，亦治恶病。〔时珍曰〕獐无香，有香者麝也，俗称土麝，呼为香獐是矣。今正之。"

参考孟诜之说，獐中有香，形如栗子大，不能全香，亦治恶病。李时珍进而指出，獐本来就无香，有香者是麝，俗称为土麝，或称为香獐。故而在此纠正其错误。李时珍通过简短的描述明确了獐与麝的区别，亦明确了麝香的来源。

综上，李时珍参考前贤之论，结合药物之特性、功用与其生长特点，以及自身实践之所得，其于《本草纲目》立"正误"项，以纠正药物功用认识及药物形状等辨析之谬误等，对药物的辨识及运用具有重要意义。

8. 附方，以彰著药物之用

"附方"，开宗明义，表明为本书载录之方剂。为深入阐发药物的功效作用，李时珍直接将方附于每味药之后，故名为"附方"，共计11096首。此乃参考历代医家之论述，且师古而不泥古，结合临床实践运用，亦不乏收录验方，可谓载之有据。而且《本草纲目》一改以往医家以方为主的旧制，而专列"附方"，且采用病证后附之以方，即将病证作为附方的标题，并将病证以黑体大字书写，其后列出方子的出处、用量、用法及注意事项。其附方所治病证，以常见病、多发病为主，阐释条理清晰，切合临床实际。此外，其所选附方之剂型多样，药物既有生用，亦有熟用，使用灵活多变，既有内服，又有外用。可谓方法多端，方便实用，是值得发掘的宝贵财富。本次研究选择三七、礞石、海金沙、谷精草、沙参、紫花地丁、姜黄、莱菔子、柴胡、肉苁蓉、地榆、防己等常用药为例，依次阐发如下。

（1）礞石的附方

《本草纲目·石部·第十卷》礞石："【附方】新四。**滚痰丸**通治痰为百病，惟水泻双娠者不可服。礞石、焰硝各二两。煅过研飞晒干，一两。大黄酒蒸八两，黄芩酒洗八两，沉香五钱。为末，水丸梧子大。常服一二十丸，欲利大便则服一二百丸，温水下王隐君《养生主论》。**一切积病**金宝神丹：治一切虚冷久积，滑泄久痢，癖块，血刺心腹，下痢，及妇人崩中漏下。青礞石半斤为末，硝石末二两。坩锅内铺头盖底，按实。炭火二十斤，煅过取出，入赤石脂末二两，滴水丸芡子大；候干，入坩锅内，小火煅红，收之。每服一丸至二三丸，空心温水下，以少食压之。久病泻痢，加至五七丸《杨氏家藏方》。**急慢惊风**夺命散：治急慢惊风，痰涎壅塞咽喉，命在须臾，服此坠下风痰，乃治惊利痰之圣药也。真礞石一两，焰硝一两。同过为末。每服半钱或一钱。急惊痰热者，薄荷自然汁入生蜜调下；慢惊脾虚者，木香汤入熟蜜调下。亦或雪糕丸绿豆大，每服二三丸汤氏《婴孩宝书》。**小儿急惊**青礞石，磨水服《卫生方》。"

礞石的 4 首附方均是当时的新近常用方。①滚痰丸可通治多种痰邪病证，并提示若水泻双娠者不可服用，若欲通利大便则需服多丸。来源于王隐君《养生主论》。②多种积病，如虚冷久积，滑泄久痢，妇人崩中漏下，选用金宝神丹治疗。来源于《杨氏家藏方》。③急慢惊风使用《婴孩宝书》中的夺命散，其治疗机制为坠下风痰，乃是治惊利痰之要药。若急惊痰热，用薄荷汁入蜜调服；若慢惊脾虚，用木香汤入蜜调服。④小儿急惊使用青礞石，磨水服。来源于《卫生方》。可见，礞石附方中适应证的介绍体现了礞石主治积痰惊痫、咳嗽喘急的功效。并阐明由于病证的表现与治疗目的不同，可以有剂量及配伍服用的不同，并切合临床实际运用。

（2）三七的附方

《本草纲目·草部·第十二卷》三七："【附方】新八。**吐血衄血**山漆一钱，自嚼米汤送下。或以五分，加入八核汤《濒湖集简方》。**赤痢血痢**三七三钱，研末，米泔水调服。即愈。同上。**大肠下血**三七研末，同淡白酒调一二钱服，三服可愈。加五分入四物汤，亦可。同上。**妇人血崩**方同上。**产后血多**山漆研末，米汤服一钱。同上。**男妇赤眼**十分重者，以山漆根磨汁涂四围。甚妙。同上。**虎咬蛇伤**山漆研末，米饮服三钱，仍嚼涂之。并同上。"

三七入药首载于《本草纲目》，三七的附方有 8 首，均为当时的新近常用方。分别治疗吐血衄血、赤痢血痢、大肠下血。治疗妇人血崩用方与大肠下血相同，亦可治疗产后血多。治疗红眼病，涂于眼周。治疗虎咬蛇伤，研末，以米饮调服，或嚼碎涂患处。李时珍对附方的介绍与三七的主治相对应，附方所列之适应证均出自《濒湖集简方》，药物的用量、服用方法清晰，有单用，也有与他方合用。有自嚼、研末用，亦有外用涂于患处。其用法及配伍表达了实用便廉的用药风格。

（3）沙参的附方

《本草纲目·草部·第十二卷》沙参："【附方】旧一，新二。**肺热咳嗽**沙参半两。水煎服之《卫生易简方》。**卒得疝气**小腹及阴中相引痛如绞，自汗出，欲死者。沙参，捣筛为末，酒服方寸匕，立瘥《肘后方》。**妇人白带多**因七情内伤或下元虚冷所致。沙参为末，每服二钱，米饮调下《证治要诀》。"

沙参的附方有 3 首，其中古方 1 首，当时的新近常用方 2 首。①治疗肺热咳嗽，用沙参煎水服。来源于《卫生易简方》。②治疗卒得疝气，小腹及阴中牵引疼痛如绞，自汗出，用沙参为末，酒服。来源于《肘后备急方》。③治疗妇人白带多，因为七情内伤，或下元虚冷，用沙参为末调服。来源于《证治要诀》。沙参附方的治疗病证主要是肺热咳嗽、疝气、带下等。剂型有汤剂、散剂等。

（4）肉苁蓉的附方

《本草纲目·草部·第十二卷》肉苁蓉："【附方】旧一，新四。**补益劳伤**精败面黑。用苁蓉四两，水煮令烂，薄细切，研精羊肉，分为四度，下五味，以米煮粥空心食《**药性论**》。**肾虚白浊**肉苁蓉、鹿茸、山药、白茯苓等分，为末，米糊丸梧子大，每枣汤下三十丸《**圣济总录**》。**汗多便秘**老人虚人皆可用。肉苁蓉酒浸焙二两，研沉香末一两。为末，麻子仁汁打糊，丸梧子大。每服七十丸，白汤下《**济生方**》。**消中易饥**肉苁蓉、山茱萸、五味子为末。蜜丸梧子大。每盐酒下二十丸《**医学指南**》。**破伤风病**口噤身强。肉苁蓉切片晒干，用一小盏，底上穿定，烧烟于疮上熏之，累效《**卫生总微**》。"

肉苁蓉附方有5首，其中古方1首，当时的新近常用方4首。①治疗补益劳伤，精败面黑，用肉苁蓉煮羊肉切片食用。来源于《药性论》。②治疗肾虚白浊，用肉苁蓉、鹿茸、山药、茯苓，研末为丸。来源于《圣济总录》。③治疗汗多便秘，老人及虚人皆可，以肉苁蓉、沉香、麻子仁为丸。来源于《济生方》。④治疗消中易饥，用肉苁蓉、山茱萸、五味子研末为蜜丸。来源于《医学指南》。⑤治疗破伤风病，口噤不开，身体强直，用肉苁蓉切片，烧烟熏疮。来源于《卫生总微》。肉苁蓉附方中的适应证包括劳伤、肾虚白浊、汗多便秘、消渴等。使用方法有丸剂、研末、烟熏。此外，还可与羊肉煮食。

（5）地榆的附方

《本草纲目·草部·第十二卷》地榆："【附方】旧八，新七。**男女吐血**地榆三两。米醋一升，煮十余沸，去滓，食前稍热服一合《**圣惠方**》。**妇人漏下**赤白不止，令人黄瘦。方同上。**血痢不止**地榆晒研。每服二钱，掺在羊血上，炙熟食之，以捻头煎汤送下。一方：以地榆煮汁作饮，每服三合《**圣济**》。**赤白下痢**骨立者。地榆一斤。水三升，煮一升半，去滓，再煎如稠饧，绞滤，空腹服三合，日再服崔元亮《海上方》。**久病肠风痛痒不止。**地榆五钱，苍术一两。水二钟，煎一钟，空心服，日一服《活法机要》。**下血不止二十年者。**取地榆、鼠尾草各二两。水二升，煮一升，顿服。若不断，以水渍屋尘饮一小杯投之《肘后方》。**结阴下血腹痛不已。**地榆四两，炙甘草三两。每服五钱，水一盏，入缩砂仁四七枚，煎一盏半，分二服《宣明方》。**小儿疳痢**地榆煮汁，熬如饧糖，与服便已《肘后方》。**毒蛇螫人**新地榆根捣汁饮，兼以渍疮《肘后方》。**虎犬咬伤**地榆煮汁饮，并为末敷之。亦可为末，白汤服，日三。忌酒《梅师方》。**代指肿痛**地榆煮汁渍之，半日愈《千金方》。**小儿湿疮**地榆煮浓汁，日洗二次《千金方》。**小儿面疮**赤肿痛。地榆八两。水一斗，煎五升，温洗之《卫生总微方》。”

　　地榆附方共 15 首，其中古方 8 首，当时的新近常用方 7 首。①治疗男女吐血，用地榆与米醋煮沸，服用。来源于《太平圣惠方》。②治疗妇人漏下赤白不止，发黄消瘦，方同上。来源于《太平圣惠方》。③治疗黄瘦，用方同上。④治疗血痢不止，用地榆研末，掺羊血，炙熟服。⑤另有方，用地榆煎服。来源于《圣济总录》。⑥治疗赤白下痢，身体消瘦，用地榆煮汁服。来源于《海上方》。⑦治疗久病肠风，痛痒不止，用地榆、苍术，水煎服。来源于《活法机要》。⑧治疗下血日久，取地榆、鼠尾草，煮取服用。来源于《肘后备急方》。⑨治疗结阴下血，腹痛不已，用地榆、炙甘草、缩砂仁煎服。来源于《宣明方》。⑩治疗小儿疳痢，用地榆煮汁服用。来源于《肘后备急方》。⑪治疗毒蛇螫人，用新地榆根捣汁饮用。来源于《肘后备急方》。⑫治疗虎犬等咬伤，用地榆煮汁饮用，并研末内服、外敷。来源于《梅师方》。⑬治疗代指肿痛，用地榆煮汁浸渍患处。来源于《备急千金要方》。⑭治疗小儿湿疮，用地榆煮汁，外洗。来源于《备急千金要方》。⑮治疗小儿面疮，赤肿痛，用地榆煎汤，温洗。来源于《卫生总微方》。地榆附方的适应证涉及多种出血病证，以及疮疡等病证。使用剂型有汤剂、绞汁，使用方法有内服、外用浸渍、外洗、外敷等。

（6）柴胡的附方

《本草纲目·草部·第十三卷》柴胡:"【附方】旧一，新五。**伤寒余热**伤寒之后，邪入经络，体瘦肌热，推陈致新，解利伤寒时气伏暑，仓卒并治，不论长幼。柴胡四两，甘草一两。每用三钱，水一盏煎服许学士《本事方》。**小儿骨热**十五岁以下，遍身如火，日渐黄瘦，盗汗，咳嗽烦渴。柴胡四两，丹砂三两。为末，猪胆汁拌和，饭上蒸熟，丸绿豆大。每服一丸，桃仁、乌梅汤下，日三服《圣济总录》。**虚劳发热**柴胡、人参等分。每服三钱，姜、枣同水煎服《澹寮方》。**湿热黄疸**柴胡一两，甘草二钱半。作一剂，以水一碗，白茅根一握，煎至七分，任意时时服，一日尽《孙尚药秘宝方》。**眼目昏暗**柴胡六铢，决明子十八铢。治筛，人乳汁和敷目上，久久夜见五色《千金方》。**积热下痢**柴胡、黄芩等分。半酒半水煎七分，浸冷，空心服之《济急方》。"

柴胡的附方有6首，其中古方1首，当时的新近常用方5首。①治疗伤寒余热，邪入经络，身体消瘦，肌肤发热，治宜疏解伤寒时气伏暑，用柴胡、甘草，水煎服。来源于《普济本事方》。②治疗小儿骨蒸潮热，遍身如火，日渐黄瘦，盗汗，咳嗽烦渴。用柴胡、丹砂研末，猪胆汁拌，蒸熟为丸。来源于《圣济总录》。③治疗虚劳发热，用柴胡、人参、生姜、大枣，水煎服。来源于《澹寮方》。④治疗湿热黄疸，用柴胡、甘草、白茅根，水煎服。来源于《孙尚药秘宝方》。⑤治疗眼目昏暗，用柴胡、决明子，捣碎，用人乳汁调和后外敷眼部。来源于《千金方》。⑥治疗积热下痢，用柴胡、黄芩，半酒半水煎服。来源于《济急方》。此处不仅有相关附方的适应证，如伤寒时气伏暑、骨蒸潮热、虚劳发热、湿热黄疸、眼目昏暗、积热下痢等，并介绍了方剂的剂型、使用方法及药物化裁使用，切合临床实际。

（7）姜黄的附方

《本草纲目·草部·第十四卷》姜黄："【附方】旧二，新二。**心痛难忍**姜黄一两，桂三两。为末。醋汤服一钱《经验方》。**胎寒腹痛**啼哭吐乳，大便泻青，状若惊搐，出冷汗。姜黄一钱，没药、木香、乳香二钱。为末，蜜丸芡子大。每服一丸，钩藤煎汤化下《和剂方》。**产后血痛**有块，用姜黄、桂心等分，为末，酒服方寸匕。血下尽即愈《昝殷产宝》。**疮癣初生**姜黄末掺之妙《千金翼》。"

姜黄的附方有4首，其中古方2首，当时的新近常用方2首。①治疗心痛难忍，以姜黄、官桂，研末，醋汤送服。来源于《经验方》。②治疗胎寒腹痛，啼哭吐乳，大便泻青，惊恐抽搐，冷汗出。用姜黄、没药、木香、乳香，研末制成蜜丸，钩藤煎汤送服。来源于《太平惠民和剂局方》。③治疗产后血痛，有瘀块。用姜黄、肉桂心，研末，酒服。来源于《昝殷产宝》。④治疗疮癣初生，用姜黄研末，外敷患处。来源于《千金翼方》。附方的介绍有散剂、丸剂等剂型，有醋汤服、酒服、药汤服等方法，内用、外用皆可。

（8）海金沙的附方

《本草纲目·草部·第十六卷》海金沙："【附方】旧一，新五。**热淋急痛**海金沙草阴干为末，煎生甘草汤，调服二钱，此《陈总领方》也。一加滑石《夷坚志》。**小便不通，脐下满闷**海金沙一两，蜡南茶半两，捣碎。每服三钱，生姜甘草煎汤下，日二服。亦可末服《图经本草》。**膏淋如油**海金沙、滑石各一两，甘草梢二钱半，为末。每服二钱，麦门冬煎汤服，日二次《仁存方》。**血淋痛涩**但利水道，则清浊自分。金沙末，新汲水或砂糖水服一钱《普济方》。**脾湿肿满**腹胀如鼓，喘不得卧。海金沙散：用海金沙三钱，白术四两，甘草半两，黑牵牛头一两半，为末。每服一钱，煎倒流水调下，得利为妙东垣《兰室秘藏》。**痘疮变黑**归肾。用竹园荽草煎酒，敷其身，即发起《直指方》。"

海金沙的附方有6首，其中古方1首，当时的新近常用方5首。①热淋急痛，以海金沙草末与生甘草汤调服为主，为《陈总领方》中方剂。加用滑石，来源于《夷坚志》。②小便不通，脐下满闷，治疗方剂来源于《图经本草》，亦可用海金沙末。③膏淋如油，用海金沙、滑石、甘草研末，麦冬煎汤服用。来源于《仁存方》。④血淋痛涩，通利水道，使清浊自分，使用海金沙末。来源于《普济方》。⑤脾湿肿满，腹胀如鼓，喘息不得卧，用海金沙散通利为佳。来源于《兰室秘藏》。⑥痘疮变黑，采用海金沙草煎酒外敷。来源于《仁斋直指方》。可见，海金沙的附方主要治疗热淋急痛、小便不通、膏淋、血淋等病证，用法有内服与外敷。

（9）谷精草的附方

《本草纲目·草部·第十六卷》谷精草："【附方】旧一，新七。**脑痛眉痛**谷精草二钱，地龙三钱，乳香一钱，为末。每用半钱，烧烟筒中，随左右熏鼻《圣济录》。**偏正头痛**《集验方》用谷精草一两为末，以白面糊调摊嗜鼻。**鼻衄不止**谷精草为末，熟面汤服二钱《圣惠方》。**目中翳膜**谷精草、防风等分，为末。米饮服之，其验《明目方》。**痘后目翳**隐涩泪出，久而不退，用谷精草为末，以柿或猪肝片蘸食。一方加蛤粉等分，同入猪肝内煮熟，日食之。又方见夜明沙《邵真人济急方》。**小儿雀盲**至晚忽不见物，用羯羊肝一具，不用水洗，竹刀剖开，入谷精草一撮，瓦罐煮熟，日食之，屡效。忌铁器。如不肯食，炙熟，捣作丸绿豆大。每服三十丸，茶下《卫生家宝方》。**小儿中暑**吐泄烦热，谷精草烧存性，用器覆之，放冷为末。每冷米饮服半钱《保幼大全》。"

谷精草的附方共8首，其中古方1首，当时的新近常用方7首。①治疗脑痛眉痛，用谷精草、地龙、乳香研末，烧烟筒，熏鼻。来源于《圣济总录》。②治疗偏正头痛，《集验方》记载，谷精草为末，嗜鼻。③治疗鼻衄不止，用谷精草研末服。来源于《太平圣惠方》。④治疗目中翳膜，用谷精草、防风，研末服。来源于《明目方》。⑤治疗痘后目翳，眼睛隐涩泪出，久不消退，则以谷精草为末，以柿或猪肝片蘸食。⑥一方，加蛤粉，入猪肝煮熟食用；一方，加夜明沙。来源于《邵真人济急方》。⑦治疗小儿雀盲，羊肝加谷精草。或炙熟，捣碎作丸服。来源于《卫生家宝方》。⑧治疗小儿中暑，吐泄烦热，以谷精草为末，用米汤送服。来源于《保幼大全》。由此可见，谷精草附方的适应证有视物不清、头部疼痛、中暑等病证。剂型既有内服，亦有外用。

（10）紫花地丁的附方

《本草纲目·草部·第十六卷》紫花地丁："【附方】新八。**黄疸内热**地丁末。酒服三钱《乾坤秘韫》。**稻芒粘黏**不得出者。箭头草嚼咽下。同上方。**痈疽恶疮**紫花地丁，连根，同苍耳叶等分。捣烂，酒一钟，搅汁服《杨诚经验方》。**痈疽发背**无名诸肿，贴之如神。紫花地丁草，三伏时收。以白面和成，盐醋浸一夜贴之。昔有一尼发背，梦得此方，数日而痊《孙天仁集效方》。**一切恶疮**紫花地丁根，日干，以罐盛，烧烟对疮熏之。出黄水，取尽愈《卫生易简方》。**瘰疬疔疮**发背诸肿。紫花地丁根去粗皮，同白蒺藜为末，油和涂神效《乾坤秘韫》。**疔疮肿毒**《千金方》用紫花地丁草捣汁服，虽极者亦效。杨氏方用紫花地丁草、葱头、生蜜共捣贴之。若瘤疮，加新黑牛屎。**喉痹肿痛**箭头草叶，入酱少许，研膏，点入取吐《普济方》。"

紫花地丁首载于《本草纲目》，其附方有8首，均为当时的新近常用方。①治疗黄疸内热，用紫花地丁末。来源于《乾坤秘韫》。②治疗稻芒黏咽，不得出，用紫花地丁草嚼后吞咽。来源于《乾坤秘韫》。③治疗痈疽恶疮，紫花地丁连根使用，加苍耳叶捣烂，以酒搅汁服。来源于《杨诚经验方》。④治疗痈疽发背及多种无名肿，用紫花地丁草外用。来源于《孙天仁集效方》。⑤治疗多种恶疮，用紫花地丁根烧烟熏患处。来源于《卫生易简方》。⑥治疗瘰疬、疔疮、发背诸肿，用紫花地丁根同白蒺藜研末，油调涂抹。来源于《乾坤秘韫》。⑦治疗疔疮肿毒，用紫花地丁草捣汁服。来源于《备急千金要方》。⑧治疗喉痹肿痛，用紫花地丁草叶，研为膏，点入取吐。来源于《普济方》。可见，其附方主要治疗痈肿、疮疡、内热等病证。使用方法既有内服，亦有外用。

（11）土茯苓的附方

《本草纲目·草部·第十八卷》土茯苓："【附方】新六。**杨梅毒疮**邓笔峰《杂兴方》：用冷饭团四两，皂角子七个。水煎代茶饮。浅者二七，深者四七，见效。一方：冷饭团一两，五加皮、皂角子、苦参各三钱，金银花一钱。用好酒煎，日一服。**小儿杨梅疮**起于口内，延及遍身。以土草薜末，乳汁调服。月余自愈《外科发挥》。**骨挛痈漏**薛己《外科发挥》云：服轻粉致伤脾胃气血，筋骨疼痛，久而溃烂成痈，连年累月，至于终成废疾者。土草薜一两，有热加芩、连，气虚加四君子汤，血虚加四物汤，水煎代茶。月余即安。《朱氏集验方》用过山龙四两即硬饭，加四物汤一两，皂角子七个，川椒四十九粒，灯心七根，水煎日饮。**瘰疬溃烂**冷饭团切片或为末，水煎服或入粥内食之。须多食为妙。江西所出色白者良。忌铁器、发物陆氏《积德堂方》。"

土茯苓首载于《本草纲目》，其附方有6首，均为当时的新近常用方。①治疗杨梅毒疮，用土茯苓加皂角子，水煎代茶饮。来源于《卫生杂兴方》。②有方用土茯苓加味，酒煎服。③治疗小儿杨梅疮，起于口内，蔓延遍及全身。用土茯苓末，乳汁调服。来源于《外科发挥》。④治疗骨挛痈漏。来源于《外科发挥》。⑤治疗服轻粉致损伤脾胃气血，筋骨疼痛，久而溃烂成为痈疮，经年累月不愈，用土茯苓随症加味，代茶饮或水煎服。来源于《集验方》。⑥治疗瘰疬溃烂，用土茯苓切片或研末，或入粥服食。来源于《积德堂方》。可见，土茯苓附方治疗的适应证有杨梅毒疮、痈疮、瘰疬溃烂等。剂型多样，有汤剂、代茶饮、散剂，还有入粥食用，并介绍用药禁忌等。

（12）防己的附方

《本草纲目·草部·第十八卷》防己："【附方】旧三，新九。**皮水胕肿**按之没指，不恶风，水气在皮肤中，四肢聂聂动者，防己茯苓汤主之。防己、黄芪、桂枝各三两，茯苓六两，甘草二两，每服一两，水一升，煎半升服，日二服张仲景方。**风水恶风**汗出身重，脉浮，防己黄芪汤主之。防己一两，黄芪二两二钱半，白术七钱半，炙甘草半两。剉散。每服五钱，生姜四片，枣一枚，水一盏半，煎八分，温服。良久再服。腹痛加芍药仲景方。**风湿相搏**关节沉痛，微肿恶风。方同上。**小便淋涩**三物木防己汤：用木防己、防风、葵子各二两。咬咀，水五升，煮二升半，分三服《千金方》。**膈间支饮**其人喘满，心下痞坚，面黧黑，其脉沉紧，得之数十日，医吐下之不愈，木防己汤主之。虚者即愈；实者三日，复与之不愈，去石膏，加茯苓、硝主之。用木防己三两，人参四两。桂枝二两，石膏鸡子大十二枚，水流升，煮一升，分服张仲景方。**伤寒喘急**防己、人参等分，为末。桑白汤服二钱，不拘老小。**肺痿喘嗽**汉防己末二钱。浆水一盏，煎七分，细呷《儒门事亲》。**肺痿咯血**多痰者。汉防己、葶苈等分，为末。糯米饮每服一钱《古今录验》。**鼻衄不止**生防己末，新汲水服二钱，仍以少许之《圣惠方》。**霍乱吐利**防己、白芷等分。为末。新汲水服二钱《圣惠方》。**目睛暴痛**防己酒浸三次，为末。每一服二钱，温酒下《摘玄方》。解雄黄毒，防己，煎汁服之。"

防己附方有 12 首，其中古方 3 首，当时的新近常用方 9 首。①治疗皮水浮肿，按之没指，不恶风，用防己茯苓汤。来源于《金匮要略》。②治疗风水恶风，汗出身重，脉浮，用防己黄芪汤，若腹痛加芍药。来源于《金匮要略》。③治疗风湿相搏，关节沉痛，微肿恶风，以防己黄芪汤治之。

来源于《金匮要略》。④治疗小便淋涩，用三物木防己汤。来源于《千金方》。⑤治疗膈间支饮，喘满，心下痞坚，面部黧黑，其脉沉紧，用木防己汤。来源于《金匮要略》。⑥实者，复与之不愈，减石膏，加茯苓、芒硝主之，或用木防己、人参、桂枝、石膏。来源于《金匮要略》。⑦治疗伤寒喘急，用防己、人参研末，桑白汤调服。⑧治疗肺痿喘嗽，用汉防己末。来源于《儒门事亲》。⑨治疗肺痿咯血多痰，用汉防己、葶苈，研末。来源于《古今录验》。⑩治疗鼻衄不止，用生防己末。来源于《太平圣惠方》。⑪治疗霍乱吐利，用防己、白芷，研末。来源于《太平圣惠方》。⑫治疗目睛暴痛，用防己酒浸，研末。温酒服。来源于《摘玄方》。解雄黄毒，用防己煎汁服用。可见，防己附方的适应证涉及皮水、风水、风湿痹证、小便淋涩、膈间支饮、咳喘等，使用剂型有汤剂、散剂等。

（13）莱菔子的附方

《本草纲目·菜部·第二十六卷》莱菔记载子："【附方】旧二，新十四。**上气痰嗽**喘促唾脓血。以莱菔子一合，研细煎汤，食上服之《食医心镜》。**肺痰咳嗽**莱菔子半升淘净焙干，炒黄为末，以糖和，丸芡子大。绵裹含之，咽汁甚妙《胜金方》。**齁喘痰促**遇厚味即发者。萝卜子淘净，蒸熟晒研，姜汁浸蒸饼丸绿豆大。每服三十丸，以口津咽下，日三服。名清金丸《医学集成》。**痰气喘息**萝卜子炒、皂荚烧存性，等分为末，姜汁和，炼蜜丸梧子大。每服五七十丸，白汤下《简便单方》。**久嗽痰喘**萝卜子炒、杏仁去皮尖炒，等分。蒸饼丸麻子大。每服三五丸，时时津咽《医学集成》。**高年气喘**萝卜子炒，研末，蜜丸梧子大。每服五十丸，白汤下《济生秘览》。**宣吐风痰**《胜金方》：用萝卜子末，温水调服三钱。良久吐出涎沫。如是瘫痪风者，以此吐后用紧疏药，疏后服和气散取瘥。丹溪吐法：用萝卜子半升擂细，浆水一碗滤取汁，入香油及蜜些须，温服。后以桐油浸过晒干鹅翎探吐。**中风口噤**萝卜子、牙皂荚各二钱，以水煎服，取吐丹溪方。**小儿风寒**

萝卜子生研末一钱，温葱酒服之，取微汗大效《卫生易简方》。**风秘气秘**萝卜子炒一合擂水，和皂荚末二钱服，立通《寿域神方》。**气胀气蛊**莱菔子研，以水滤汁，浸缩砂一两一夜，炒干又浸又炒，凡七次，为末。每米饮服一钱，如神《朱氏集验方》。**小儿盘肠气痛**用萝卜子炒黄研末，乳香汤服半钱《仁斋直指方》。**年久头风**莱菔子、生姜等分，捣取汁，入麝香少许，搐入鼻中，立止《普济方》。**牙齿疼痛**萝卜子十四粒生研，以人乳和之。左疼点右鼻，右疼点左鼻。**疮疹不出**萝卜子生研末，米饮服二钱，良《卫生易简方》。"

莱菔子附方有 16 首，其中古方 2 首，当时的新近常用方 14 首。①治疗上气痰嗽、喘促、唾脓血，用莱菔子研细煎汤。来源于《食医心镜》。②治疗肺痰咳嗽，用莱菔子炒黄为末做丸。来源于《胜金方》。③治疗齁喘痰盛，呼吸急促，服食厚味即发，用萝卜子蒸熟晒干研末，姜汁浸蒸，做饼丸，名为清金丸。来源于《医学集成》。④治疗痰气喘息，用萝卜子炒、皂荚烧至外焦黑，为末，姜汁和做蜜丸。来源于《简便单方》。⑤治疗久嗽痰喘，用萝卜子、杏仁，蒸饼为丸。来源于《医学集成》。⑥治疗高年气喘，用萝卜子炒，研末，做蜜丸。来源于《济生秘览》。⑦治疗宣吐风痰，用萝卜子研末。来源于《胜金方》。⑧治疗瘫痪风病，用萝卜子擂末，加香油及蜜，温服。⑨治疗中风口噤，用萝卜子、牙皂荚，煎服。来源于朱丹溪创制的方剂。⑩治疗小儿风寒，用萝卜子研末，酒送服。来源于《卫生易简方》。⑪治疗风秘气秘，用萝卜子炒擂水，与皂荚末合服。来源于《寿域神方》。⑫治疗气胀气蛊，用莱菔子研末，用缩砂浸，炒干又浸泡，反复 7 次，研末。来源于《朱氏集验方》。⑬治疗小儿盘肠气痛，用萝卜子炒黄研末，用乳香汤送服。来源于《仁斋直指方》。⑭治疗年久头风，用莱菔子、生姜，捣碎取汁，加麝香，吸鼻。来源于《普济方》。⑮治疗牙齿疼痛，用萝卜子生研，以人乳调和，点鼻孔。⑯治疗疮疹不出，用萝卜子生研末，米汤送服。来源于《卫生易简方》。可见，其附方依据治疗功用和具体病证，采用了多种服用方法。

综上所述，《本草纲目》中所附之方，经李时珍精心筛选，载录方剂1万多首，较为完备地收集了历代医家创用的方剂，且组方颇具法度准则。附方所记载的适应证、剂量与用法等为后世了解相关药物的应用、学习临床病证的治则治法及遣药组方等，具有借鉴和启迪作用。

纵观《本草纲目》各部相关药物之编撰，诚如王世贞序所云："每药标正名为纲，附释名为目，正始也。次以集解、辨疑、正误，详其土产形状也。次以气味、主治、附方，著其体用也。"其于每味药物下各列其正名为纲，附设释名为目，以正其来源本始；其次是集解、辨疑、正误等，尚有气味、主治、附方等项，对所列药物进行多方面阐发，对于药物历代记载的了解、药物性味功用的认识及临床实际应用皆有参考价值。

李时珍

临证经验

一、百病主治药举隅 🕊

　　《本草纲目》第三卷、第四卷阐述的主题为百病主治药，具体内容分为上、下两个部分。其论以病证为纲，依次列出病证的病机与辨治要点，再根据病证之治疗法则，以相应的药物为目，并依据药物分部，按其主治病证列入。诚如《本草纲目》凡例所云："古本百病主治药，略而不切。""今分病原列之，以便施用，虽繁不紊也。"纵观全文，这两卷阐释了114个病证，以及其常用主治药物。其中，《本草纲目主治·第三卷·百病主治药上》记载的病证有诸风、痉风、项强、癫痫、卒厥、伤寒热病、瘟疫、暑、湿、火热、诸气、痰饮、脾胃、噎膈、反胃、哕、呃逆、霍乱、痢、疟、胀满、诸肿、黄疸、脚气、转筋、喘逆、咳嗽、肺痿肺痈、虚损、吐血衄血、齿衄、血汗、咳嗽血、诸汗、怔忡、健忘、惊悸、狂惑、烦躁、多眠、消渴、遗精梦泄、溲数遗尿、小便血、强中、大便燥结、脱肛、痔漏、瘀血、积聚癥瘕、诸虫、肠鸣、心腹痛、胁痛、腰痛。《本草纲目主治·第三卷·百病主治药下》记载的病证有痛风、头痛、眩运（眩晕）、眼目、面、鼻、唇、口舌、咽喉、音声、须发狐臭、丹毒、风瘙疹痱、疡癞风、九漏、痈、疽、外伤诸疮、金镞竹木伤、跌仆折伤、五绝、诸虫伤、诸兽伤、诸毒、蛊毒、妇人经水、带下、崩中漏下、产难、产后、阴病、小儿初生诸病、惊痫、诸疳、痘疮、小儿惊痫。可见，其论述之病证范围涉及内科、外科、妇科、儿科、五官科、皮肤科等多种疾病。

　　对于具体病证的主治阐释，李时珍依据病证的核心病机、寒热虚实等临床变化，将其治疗用药机制予以注释阐发，其论述简明扼要，并结合自己的用药经验，对于药物的治疗功用、配伍使用及剂型运用进行阐释。在编排体例上，将药物根据金陵版以黑体字显示，阅读时条理清晰，主题醒目突出，明示主治药之主旨要点。此与该书其他各部类药物之下所列主治项，即将病证与药物作用以黑体字书写，既有体例之不同，也体现其所阐发的重点不同。可见前者以主治药为核心，后者则以药物主治的病证为要点。本次研究选择具有代表性的 17 种病证的主治药解析如下。

（一）火热主治药

《本草纲目·第三卷·百病主治药上》火热："有郁火、实火、虚火、气分热、血分热、五脏热、十二经热。"

【升散】〔草部〕**柴胡**平肝胆三焦包络相火，除肌热潮热，寒热往来，小儿骨热疳热，妇人产前产后热。虚劳发热，同人参煎服。**升麻**解肌肉热，散郁火。**葛根**解阳明烦热，止渴，散郁火。**羌活**散火郁发热。**白芷**散风寒身热，浴小儿热。**薄荷**汁骨蒸劳热。**水萍**暴热身痒，能发汗。**香附**散心腹客热气郁。

【泻火】〔草部〕**黄连**泻肝胆心脾火，退客热。**黄芩**泻肺及大肠火，肌肉骨蒸诸热。肺热如火燎，烦躁咳嗽引饮，一味煎服。**胡黄连**骨蒸劳热，小儿疳热，妇人胎蒸。**秦艽**阳明湿热，劳热，潮热骨蒸。**沙参**清肺热。**桔梗**肺热。**龙胆**肝胆火，胃中伏热。**青黛**五脏郁火。**蛇莓** **白鲜皮** **大青**并主时行，腹中大热。**连翘**少阳、阳明三焦气分之火。**青蒿**热在骨间。**恶实**食前吞三枚，散诸结节筋骨烦热毒。**灯笼草**骨热肺热。**积雪草**暴热，小儿热。**虎杖**压一切热毒。**茵陈**去湿热。**景天**身热，小儿惊热。**钩藤**平心肝火，利小便。同甘草、滑石服，治小儿惊热。**酸浆** **防己** **木通** **通草** **灯心** **泽泻** **车前** **地肤** **石韦** **瞿麦**并利小便，泄火热。**乌韭**热在肠胃。**屋游**热在皮肤。**土马鬃**骨热烦败。**大黄**泻诸实热不通，足太阴、手足阳明厥阴五经血分药。〔菜果〕**莙达子** **李叶** **桃叶**

枣叶。〔木部〕楮叶　楝实　羊桃　秦皮　梓白皮并浴小儿身热。栀子心肺胃小肠火，解郁利小便。鼠李根皮身皮热毒。木兰皮身热面疱。桑白皮虚劳肺火。地骨皮泻肺火肾火胞中火，补正气，去骨间有汗之蒸，同防风、甘草煎服。溲疏皮肤热，胃中热。竹叶　竹茹　竹沥并主烦热有痰。荆沥热痰。〔水石〕雪水　冰水　井水并除大热。石膏除三焦肺胃大肠火，解肌发汗退热。潮热骨蒸发热，为丸散服。食积痰火，为丸服。小儿壮热，同青黛丸服。长石胃中热，四肢寒。理石营卫中大热烦毒。方解石胸中留热。玄精石风热。凝水石身热，皮中如火烧，烦满，水饮之。凉血降火。食盐　卤碱除大热。消石五脏积热。朴硝胃中结热。紫雪、碧雪、红雪、金石凌，皆解热结药也。玄明粉胃中实热，肠中宿垢。〔虫部〕白颈蚯蚓解热毒狂烦。雪蛆　玳瑁凉心解毒。〔兽部〕犀角泻肝凉心清胃，解大热诸毒气。牛黄凉心肝。羚羊角风热寒热。象牙骨蒸热。牛胆　猪胆　熊胆并除肝火。白马胫骨煅过，降火可代芩、连。〔人部〕人中白降三焦、膀胱、肝经相火。人溺滋降火甚速。人屎大解五脏实热，骨蒸劳热。

【缓火】〔草部〕甘草生用，泻三焦五脏六腑火。黄芪泻阴火，补元气，去虚热。无汗则发，有汗则止。人参与黄芪、甘草三味，为益气泻火、除肌热燥热之圣药，甘温除大热也。麦门冬降心火，清肺热虚劳客热，止渴。五味子与人参、麦门冬三味，为清金滋水、泻火止渴、止汗生脉之圣药。天门冬肺劳风热，丸服。阴虚火动有痰热，同五味子丸服。妇人骨蒸，同生地黄丸服。葳蕤五劳七伤虚热。煎服，治发热口干小便少。白术除胃中热、肌热，止汗。妇人血虚发热，小儿脾虚骨蒸，同茯苓、甘草、芍药煎服。茅根　地筋客热在肠胃。甘蕉根　菰根　芦根　天花粉并主大热烦渴。栝楼根润肺降火化痰。饮酒发热，同青黛、姜汁丸服。妇人月经不调，夜热痰嗽，同青黛、香附末服。〔菜谷〕山药除烦热，凉而补。小麦客热烦渴，凉心。**粱米**脾胃客热。**麻仁**虚劳客热，水煎服。〔果部〕**梨**消痰降火，凉心肺。**柿**凉肺，压胃热。**李**曝食，去骨间劳热。**乌梅**下气除热。**马槟榔**热病，嚼食。**蕉子**凉心。**甘蔗**解热。〔介禽〕**鳖肉**同柴胡诸药，丸服，治骨蒸。**鸭肉　鸽肉**并解热。〔兽人〕**兔肉**凉补。**豪猪肉　猪肉**肥热人宜食之。**猪乳　酥酪　醍醐　人乳**。

【滋阴】〔草部〕**生地黄**诸经血热，滋阴退阳。蜜丸服，治女人发热成劳。蜜煎服，治小儿壮热，烦渴昏沉。**熟地黄**血虚劳热，产后虚热，老人虚燥。同生地黄为末，姜汁糊丸，治妇人劳热。**玄参**烦躁骨蒸，滋阴降火，与地黄同功。治胸中氤氲之气，无根之火，为圣剂。同大黄、黄连丸服，治三焦积热。**当归**血虚发热，困渴引饮，目赤面红，日夜不退，脉洪如白虎证者，同黄芪煎服。**丹参**冷热劳，风邪留热。同鼠屎末服，主小儿中风，身热拘急。**牡丹**治少阴厥阴血分伏火，退无汗之骨蒸。**知母**心烦，骨热劳往来，产后褥劳，热劳。泻肺命火，滋肾水。〔木部〕**黄柏**下焦湿热，滋阴降火。

【各经火药】肝气，柴胡；血，黄芩。**心**气，麦门冬；血，黄连。**脾**气，白芍药；血，生地黄。**肺**气，石膏；血，栀子。**肾**气，知母；血，黄柏。**胆**气，连翘；血，柴胡。**小肠**气，赤茯苓；血，木通。**大肠**气，黄芩；血，大黄。**膀胱**气，滑石；血，黄柏。**胃**气，葛根；血，大黄。**三焦**气，连翘；血，地骨。**包络**气，麦门冬；血，牡丹皮。

【各经发热药】肝气，柴胡；血，当归。**心**气，黄连；血，生地黄。**脾**气，芍药；血，木瓜。**肺**气，石膏；血，桑白皮。**肾**气，知母；血，地黄。**胆**气，柴胡；血，栝楼。**小肠**气，赤茯苓；血，木通。**大肠**气，芒硝；血，大黄。**膀胱**气，滑石；血，泽泻。**胃**气，石膏；血，芒硝。**三焦**气，石膏；血，竹叶。**包络**气，麦门冬；血，牡丹皮。

关于火热主治之论，首先抓住其病因病机，概括为郁火、实火、虚火，气分热、血分热、五脏热、十二经热，即火热病证性质有虚实、寒热之分，病位有气血、脏腑、经脉之别。继而，介绍火热之主治药，从升散、泻火、缓火、滋阴、各经火药、各经发热药6个方面展开对其主治药作用机制的阐发。

1. 升散主治药

草部。如柴胡，平肝胆三焦包络相火，除肌热潮热，寒热往来，小儿骨热疳热，妇人产前产后热，虚劳发热（与人参同服）。升麻，解肌肉热，消散郁火。葛根，解阳明烦热，止渴，散郁火。羌活，散火郁发热。白芷，散风寒身热。薄荷，治骨蒸劳热。水萍，解暴热身痒，发汗。香附，散心腹客热及气郁。

2. 泻火主治药

草部。如黄连，泻肝胆心脾火，退客热。黄芩，泻肺及大肠火，治肌肉骨蒸诸热、肺热如火燎、烦躁咳嗽引饮。胡黄连，治骨蒸劳热、小儿疳热、妇人胎蒸。秦艽，治阳明湿热、劳热、潮热骨蒸。沙参，清肺热。桔梗，治肺热。龙胆草，清肝胆之火，治胃中伏热。青黛，治五脏郁火。蛇莓、白鲜皮、大青叶，主治时行病证、腹中大热。连翘，清少阳、阳明、三焦气分之火。青蒿，治热在骨间，散诸结节筋骨烦热毒。灯笼草，治骨热肺热。积雪草，治暴热及小儿热。虎杖，解一切热毒。茵陈，祛湿热。红景天，治身热、小儿惊热。钩藤，平心肝火，利小便，治小儿惊热。酸浆、防己、木通、通草、灯心草、泽泻、车前、地肤子、石韦、瞿麦，通利小便，泄热。大黄，泄诸实热不通，为足太阴、手足阳明、手足厥阴五经之血分药。

菜果部。如李叶、桃叶、枣叶、秦皮、梓白皮等，可用于洗浴，治小儿身热。栀子，清心、肺、胃、小肠之火，解郁，通利小便。鼠李根皮，治疗身皮热毒。木兰皮，治身热面疱。桑白皮，治虚劳肺火。地骨皮，泻肺火、肾火、胞中火，补正气，祛骨蒸汗出。竹叶、竹茹、竹沥，主治烦热有痰。

水石部。如雪水、冰水、井水，除大热。石膏，除三焦肺胃大肠火，解肌发汗退热，治潮热骨蒸发热。凝水石，治身热，皮中如火烧，烦满，具有凉血降火之功。玄明粉，治胃中实热，清肠中宿垢。

虫部。如蚯蚓，解热毒，治狂烦。雪蛆、玳瑁，凉心解毒。

兽部。如犀角，泻肝、凉心、清胃，可解大热及诸毒气。牛黄，凉心肝。羚羊角，治风热寒热。牛胆、猪胆、熊胆，祛肝火。

3. 缓火主治药

草部。甘草，生用时泻三焦五脏六腑火。黄芪，泻阴火，补元气，祛虚热。人参与黄芪、甘草三味，为益气泻火、除肌热燥热之圣药，有甘温除大热之功。麦冬，降心火，清肺热虚劳客热，止渴。五味子与人参、麦冬三味，为清金滋水、泻火止渴、止汗、生脉之圣药。天冬，治肺劳风热，阴虚火动有痰热（同五味子丸服），妇人骨蒸（同生地黄丸服）。葳蕤，治疗五劳七伤、虚热、发热口干、小便少。白术，祛除胃中热及肌热，止汗，治妇人血虚发热、小儿脾虚骨蒸。茅根、地筋，治热客肠胃。甘蕉根、菰根、芦根、天花粉，主治大热烦渴。天花粉，润肺降火化痰，治饮酒发热、妇人月经不调、夜热痰嗽。

菜谷部。山药，除烦热。小麦，治疗客热烦渴。粱米，治脾胃客热。麻仁，治虚劳客热。

果部。梨，消痰降火，凉心肺。柿，凉肺，降胃热。乌梅，下气除热。甘蔗，解热。

禽部。鳖肉，治骨蒸。

4. 滋阴主治药

草部。生地黄，除诸经血热，滋阴退阳，治女人发热成劳、小儿壮热、烦渴昏沉。熟地黄，治血虚劳热、产后虚热、老人虚燥、妇人劳热。玄参，治烦躁骨蒸，有滋阴降火之功，善治胸中氤氲之气及无根之火。当归，治血虚发热、困渴引饮、目赤面红、日夜不退。丹参，治冷热劳及风邪留热，主治小儿中风、身热拘急。牡丹皮，治少阴厥阴血分伏火，退无汗之骨蒸。知母，疗心烦，治骨热劳热、往来寒热、产后褥劳，具有泻肺火、滋肾水之功。

木部。黄柏，祛下焦湿热，滋阴降火。

5. 主治各经火药

肝，气病，用柴胡；血病，用黄芩。心，气病，用麦冬；血病，用黄连。脾，气病，用白芍；血病，用生地黄。肺，气病，用石膏；血病，用栀子。肾，气病，用知母；血病，用黄柏。胆，气病，用连翘；血病，用柴胡。小肠，气病，用赤茯苓；血病，用木通。大肠，气病，用黄芩；血病，用大黄。膀胱，气病，用滑石；血病，用黄柏。胃，气病，用葛根；三焦，气病，用连翘；血病，用地骨皮。包络，气病，用麦冬；血病，用牡丹皮。

6. 主治各经发热药

肝，气病，用柴胡；血病，用当归。心，气病，用黄连；血病，用生地黄。脾，气病，用芍药；血病，用木瓜。肺，气病，用石膏；血病，用桑白皮。肾，气病，用知母；血病，用地黄。胆，气病，用柴胡；血病，用瓜蒌。小肠，气病，用赤茯苓；血病，用木通。大肠，气病，用芒硝；血病，用大黄。膀胱，气病，用滑石；血病，用泽泻。胃，气病，用石膏；血病，用芒硝。三焦，气病，用石膏；血病，用竹叶。包络，气病，用麦冬；血病，用牡丹皮。

（二）诸气主治药

《本草纲目·第三卷·百病主治药上》诸气："怒则气逆，喜则气散，悲则气消，恐则气下，惊则气乱，劳则气耗，思则气结，炅则气泄，寒则气收。"

【郁气】〔草部〕**香附**心腹膀胱连胁下气妨，常日忧愁。总解一切气郁，行十二经气分，有补有泻，有升有降。**苍术**消气块，解气郁。**木香**心腹一切滞气。和胃气，泄肺气，行肝气。凡气郁而不舒者，宜用之。冲脉为病，逆气里急。同补药则补，同泻药则泻。中气，竹沥、姜汁调灌。气胀，同诃子丸服。一切走注，酒磨服。**藿香**快气。**鸡苏　紫苏**顺气。**薄荷**去愤气。〔谷菜〕**赤小豆**缩气，散气。**莱菔子**练五脏恶气，化积滞。**葱白**除肝中邪气，通上下阳气。**胡荽**热气结滞，经年数发，煎饮。**莴苣　白苣**开胸膈壅气。**马齿苋**诸气不调，煮粥食。**黄瓜菜**通结气。〔果木〕**杏仁**下结气，同桂枝、橘皮、诃黎勒丸服。**青橘皮**疏肝散滞，同茴香、甘草末服。**槟榔**宣利五脏六腑壅滞，破胸中一切气，性如铁石。**大腹皮**下一切气。**栀子**五脏结气，炒黑煎服。**梨木灰**气积郁冒。**橄榄　毗黎勒**开胃下气。**榆荚仁**消心腹恶气，令人能食。〔石兽〕**铁落**胸膈热气，食不下。**长石**〔人部〕**人尿**一切气块，煎苦参酿酒饮。

【痰气】〔草部〕**半夏**消心腹胸胁痰热结气。**贝母**散心胸郁结之气，消痰。**桔梗　前胡　白前　苏子**并主消痰，一切逆气。**射干**散胸中痰结热气。**芫花**诸般气痛，醋炒，同延胡索服。**威灵仙**宣通五脏，去心腹冷滞，推陈致新。男妇气痛，同韭根、乌药、鸡子煮酒服。**牵牛**利一切气壅滞。三焦壅滞，涕唾痰涎，昏眩不爽，皂角汁丸服。气筑奔冲，同槟榔末服。〔谷菜〕**荞麦**消气宽肠。**黑大豆**调中下气。**生姜**心胸冷热气。暴逆气上，嚼数片即止。**莱菔子　白芥子**消痰下气。〔果部〕**山楂**行结气。**橘皮**痰隔气胀，水煎服。下焦冷气，蜜丸服。**橙皮**消痰下气，同生姜、檀香、甘草作饼服。**柚皮**消痰下气，及愤懑之痰，酒煮蜜拌服。**枸橼皮**除痰，止心下气痛。**金橘**下气快肠。**枇杷叶**下气止呕。**杨梅**除愤愤恶气。**枳实　枳壳　茯苓**破结气，逐痰水。**桑白皮**下气消痰。**皂荚**一切痰气，烧研，同萝卜子、姜汁，蜜丸服。〔介部〕**龟甲**抑结气不散，酒炙，同柏叶、香附丸服。**牡蛎**惊恚怒气，结气老血。**担罗**同昆布作羹，消痰气。

【血气】〔草部〕**当归**气中之血。**川芎**血中之气。**蓬莪术**气中之血。**姜黄**血中之气。**三棱**血中之气。**郁金**血气。〔木部〕**乳香　没药　麒麟竭　安息香**并活血散气。

【冷气】〔草部〕**艾叶**心腹一切冷气恶气，捣汁服。**附子**升降诸气，煎汁入沉香服。**乌头**一切冷气，童尿浸，作丸服。**肉豆蔻　草豆蔻　红豆蔻　高良姜　益智子　荜茇　荜勃　缩砂　补骨脂　胡芦巴　蒟酱**并破冷气。**五味子**奔豚冷气，心腹气胀。〔菜部〕**蒜葫　芸薹　蔓菁　芥　干姜　薤菜　秦荻藜　马芹**并破冷气。**茴香**肾邪冷气，同附子，制为末服。**白芥子**腹中冷气，微炒，为丸服。〔果木〕**蜀椒**解郁结。其性下行通三焦。凡人食饱气上，生吞一二十枚即散。**秦椒　胡椒　荜澄茄　吴茱萸　食茱萸　桂　沉香　丁香　丁皮　檀香　乌药　樟脑　苏合香　阿魏　龙脑树子**并破冷气，下恶气。**厚朴**男女气胀，饮食不下，冷热相攻，姜汁炙，研末饮服。**诃黎勒**一切气疾，宿食不消，每夜嚼咽。〔金石〕**金屑**破冷气。**黑铅**肾脏气发，同石亭脂、木香、麝香，丸服。**铜器**炙熨冷气痛。**车辖**冷气走痛，烧焠水服。**白石英**心胃中冷气。**紫石英**寒热邪气。补心气，养肺气。**灵砂**治冷气。升降阴阳，既济水火。**玄精　石础　石砂**元脏虚冷气痛，同桃仁丸服。又同川乌头丸服。**硫黄**一切冷气积痛，同青盐丸服。同消石、青皮、陈皮丸服。〔鱼禽〕**鳢鱼**下一切气，同胡椒、大蒜、小豆、葱，水煮食。**黄雌鸡　乌雌鸡**并治冷气着床。

此节论述气病之主治用药。首先以怒、喜、悲、恐、惊、思情志，以及劳倦、寒热致病为例，解析多种因素影响气机之发病原理。继而以气逆、气散、气消、气下、气乱、气结、气耗、气泄、气收概括其病机失常的特征，表明气的运行失常是论治须把握之关键。其后，主要从郁气、痰气、血气、冷气4个方面，依次阐发诸气病证的主治药。其治疗蕴含理气解郁、行气化痰、调理气血、活血化瘀、温通行气等法则。

1. 郁气主治药

草部。香附，解一切气郁，行十二经气分，有补有泻，有升有降，用于心腹、膀胱、胁下气郁，解忧愁。苍术，善消气块，解气郁。木香，具有和胃气、泻肺气、行肝气之功。凡气郁而不舒者，皆可使用。治疗心腹一切滞气，以及冲脉为病，逆气里急。若同补药配伍则补，同泻药配伍则泻。藿香，快气。鸡苏、紫苏，顺畅气。薄荷，除愤气。

谷菜部。赤小豆，可缩气、散气。莱菔子，祛五脏恶气，化除积滞。荞麦，消气宽肠。生姜，治心胸冷热气。胡荽，治热气结滞。

果木部。杏仁，下结气。青橘皮，疏肝散滞。槟榔，宣利五脏六腑壅滞，破胸中气结。大腹皮，降气下气。栀子，治五脏结气。榆荚仁，消心腹恶气，令人能食。

石兽部。铁落，治胸膈热气、食不下。

2. 痰气主治药

草部。如半夏，消心腹胸胁痰热结气。贝母，散心胸郁结之气，消痰。桔梗、前胡、白前、紫苏子，主消痰，治逆气。射干，散胸中痰结热气。芫花，治诸般气痛。威灵仙，宣通五脏，祛心腹冷滞，推陈致新。牵牛，利气，祛壅滞。

谷菜部。荞麦，消气宽肠。生姜，疗心胸冷热气，暴逆气上。莱菔子、芥子，消痰下气。山楂，行结气。橘皮，消痰隔气胀。

果部。橙皮、柚皮，消痰下气及消愤懑之痰。枸橼皮，除痰，止心下气痛。金橘，下气快肠。枇杷叶，下气止呕。杨梅，除愤怒恶气。枳实、枳壳、茯苓，破结气，逐痰水。桑白皮，下气消痰。皂荚，治痰气。

介部。龟甲，治结气不散。牡蛎，治惊恚怒气及结气、老血。

3. 血气主治药

草部。如当归，为气中之血药。川芎，为血中之气药。莪术，为气中之血药。姜黄，为血中之气药。三棱，为血中之气药。郁金，治血气瘀滞。

木部。乳香、没药、麒麟竭、安息香，具有活血散气之功。

4. 冷气主治药

草部药。如艾叶，疗心腹冷气、恶气。附子，升降诸气。乌头，治冷气。肉豆蔻、草豆蔻、红豆蔻、高良姜、益智仁、荜茇、缩砂、补骨脂、胡芦巴、蒟酱，具有破除冷气之功。五味子，治奔豚冷气、心腹气胀。

菜部。如蒜葫、芸薹、蔓菁、芥、干姜、薤菜、秦荻藜、马芹，能破除冷气。茴香，治肾邪冷气。芥子，治腹中冷气。

果木部。如蜀椒，解郁结，其性下行，通三焦。秦椒、胡椒、荜澄茄、吴茱萸、食茱萸、肉桂、沉香、丁香、檀香、乌药、樟脑、苏合香、阿魏、龙脑等，能破冷气，下恶气。厚朴，治男女气胀、饮食不下、冷热相攻。

金石部。如白石英，治心胃中冷气。紫石英，治寒热邪气。

（三）呃逆主治药

《本草纲目·第三卷·百病主治药上》呃逆："呃，音噎，不平也。有寒有热，有虚有实。其气自脐下冲上，作呃呃声，乃冲脉之病。世亦呼为咳逆，与古之咳嗽气急之咳逆不同……"

【虚寒】〔草谷菜部〕**半夏**伤寒呃逆，危证也，以一两，同生姜煎服。**紫苏**咳逆短气，同人参煎服。**乌头**阴毒咳逆，同干姜等分，研炒色变，煎服。**缩砂**同姜皮冲酒服。**麻黄**烧烟嗅之立止。**细辛**卒客忤逆，口不能言，同桂安口中。**旋覆花**心痞噫不息，同代赭石服。**高良姜 蒟酱 苏子 荏子 紫菀 女菀 肉豆蔻 刀豆**病后呃逆，连壳烧服。**姜汁**久患咳噫，连至四五十声，以汁和蜜煎服，三次立效。亦擦背。**兰香叶**咳噫，以二两同生姜四两捣，入面四两，椒、盐作烧饼，煨熟食。〔果木〕**橘皮**呃逆，二两，去白煎服，或加丁香。**荔枝**呃噫，七个烧末汤下，立止。**胡椒**伤寒咳逆，日夜不止，寒气攻胃也，入麝煎酒服。**荜澄茄**治上证，同高良姜末煎，入少醋服。**吴茱萸**止咳逆。肾气上筑于咽喉，逆气连属不能出，或至数十声，上下不得喘息，乃寒伤胃脘，肾虚气逆，上乘于胃，与气相并也，同橘皮、附子丸服。**蜀椒**呃噫，炒研糊丸，醋汤下。**梨木灰**三十年结气咳逆，气从脐旁起上冲，胸满气促郁冒，同麻黄诸药丸服。**石莲子**胃虚呃逆，炒末水服。一加丁香、茯苓。**楤子** **丁香**伤寒呃逆及哕逆，同柿蒂末，人参汤下。**沉香**胃冷久呃，同紫苏、白豆蔻末，汤服。**乳香**阴证呃逆，同硫黄烧烟熏之，或煎酒嗅。**桂心** 〔土石〕**伏龙肝**产后咳逆，同丁香、白豆蔻末、桃仁、吴萸煎汤下。**代赭石**心痞噫逆。**硫黄** 〔虫部〕**黄蜡**阴病打呃，烧烟熏之。

【湿热】〔草果〕**大黄**伤寒阳证呃逆，便闭者下之，或蜜兑导之。**人参芦**因气昏瞀呃噫者，吐之。**人参**吐利后，胃虚膈热而咳逆者，同甘草、陈皮、竹茹煎服。**干柿**产后咳逆心烦，水煮呷。**柿蒂**煮服，止咳逆哕气。**青橘皮**伤寒呃逆，末服。〔木石〕**枳壳**伤寒呃噫，同木香末，白汤服。**淡竹叶** **竹茹** **牡荆子** **滑石**病后呃噫，参、术煎服益元散。

本节首先解说呃逆的概念，认为该病证的性质有寒、热、虚、实之不同。其发病机制为气自脐下逆冲而上，因而发为呃呃有声。并指出世人将其称为咳逆，与古人所言之咳嗽气急之咳逆不同。继而，从虚寒、湿热两个方面介绍呃逆的主治药。

1. 虚寒主治药

草谷菜部。半夏，治伤寒呃逆。紫苏，治咳逆短气。乌头，治阴毒咳逆。缩砂，同姜皮冲酒服。麻黄，烧烟嗅，则呃逆立止。细辛，治猝然呃逆，口不能言。旋覆花，治心痞噫不息，与赭石同服。高良姜、蒟酱、紫苏子、紫菀、肉豆蔻、刀豆等，治病后呃逆。姜汁，治久患咳逆噫气。兰香叶，治咳逆噫气。

果木部。橘皮，治呃逆。荔枝核，治呃逆噫气。胡椒，治寒气攻胃之伤寒咳逆。荜澄茄同高良姜末煎煮，加入少许醋服用，治上证。吴茱萸，止咳逆，治寒伤胃脘、肾虚气逆或喘息。蜀椒，治呃逆噫气。石莲子，治胃虚呃逆。榉子、丁香，治伤寒呃逆及哕逆。沉香，治胃冷久呃。乳香，治阴证呃逆。

土石部。伏龙肝，治产后咳逆。赭石，治心痞噫逆。

2. 湿热主治药

草果部。大黄，治伤寒阳证呃逆，使便闭者通下。人参芦，治气昏瞀呃噫。人参，治吐利后胃虚膈热而咳逆。干柿，治产后咳逆心烦。柿蒂，止咳逆哕气。青橘皮，治伤寒呃逆。

木石部。枳壳，治伤寒呃噫。淡竹叶、竹茹、牡荆子、滑石，治病后呃逆噫气。

（四）泄泻主治药

《本草纲目·第三卷·百病主治药上》泄泻："有湿热、寒湿、风暑、积滞、惊痰、虚陷。"

【湿热】〔草部〕**白术**除湿热，健脾胃。湿泄，同车前子末服；虚泄，同肉豆蔻、白芍药丸服；久泄，同茯苓、糯米丸服；小儿久泄，同半夏、丁香丸服；老人脾泄，同苍术、茯苓丸服；老小滑泄，同山药丸服。**苍术**湿泄如注，同芍药、黄芩、桂心煎服；暑月暴泄，同神曲丸服。**车前子**暑月暴泄，炒研服。**秦艽**暴泄引饮，同甘草煎。**黄连**湿热脾泄，同生姜末服。食积脾泄，同大蒜丸服。**胡黄连**疳泻。**泽泻　木通　地肤子　灯心**〔谷菜〕**粟米**并除湿，利小便，止烦渴，燥脾胃。**青粱米　丹黍米　山药**湿泄，同苍术丸服。**薏苡仁**〔木石〕**栀子**食物出，十个微炒，煎服。**黄柏**小儿热泻，焙研米汤服，去下焦湿热。**茯苓　猪苓　石膏**水泄腹鸣如雷，煅研，饭丸服二十丸，二服，愈。**雄黄**暑毒泄痢，丸服。**滑石**〔兽部〕**猪胆**入白通汤，止少阴下利。

【虚寒】〔草部〕**甘草　人参　黄芪　白芍药**平肝补脾，同白术丸服。**防风　藁本**治风泄，风胜湿。**火枕草**风气行于肠胃，泄泻，醋糊丸服。**蘪芜**湿泄，作饮服。**升麻　葛根　柴胡**并主虚泄风泄，阳气下陷作泄。**半夏**湿痰泄，同枣煎服。**五味子**五更肾泄，同茱萸丸服。**补骨脂**水泄日久，同粟壳丸服；脾胃虚泄，同豆蔻丸服。**肉豆蔻**温中消食，固肠止泄。热泄，同滑石丸服；冷泄，同附子丸服；滑泄，同粟壳丸服；久泄，同木香丸服；老人虚泄，同乳香丸服。**木香**煨热，实大肠，和胃气。**缩砂**虚劳冷泄，宿食。**草豆蔻**暑月伤冷泄。**益智子**腹胀忽泄，日夜不止，诸药不效，元气脱也，浓煎二两服。**荜茇**暴泄，身冷自汗脉微，同干姜、肉桂、高良姜丸服，名已寒丸。**附子**少阴下利厥逆，同干姜、甘草煎服。脏寒脾泄，同肉豆蔻丸服；大枣煮丸服；暴泄脱阳，久泄亡阳，同人参、木香、茯苓煎服。老人虚泄，同赤石脂丸服。**草乌头**水泄寒利，半生半炒丸服。**艾叶**泄泻，同吴茱萸煎服。同姜煎服。**莨菪子**久泄，同大枣烧服。**菝葜**〔谷菜〕**陈廪米**涩肠胃，暖脾。**糯米粉**同山药、沙糖食，止久痢泄。**烧酒**寒湿泄。**黄米粉　干糁　干糕**并止老人久泄。**罂粟壳**水泄不止，宜涩之，同乌梅、大枣煎服。**神曲　白扁豆　薏苡仁　干姜**中寒水泄，炮研饮服。**葫蒜　薤白　韭白**〔果木〕**栗子**煨食止冷泄如注。**乌梅**涩肠止渴。**酸榴皮**一二十年久泄，焙研米饮服，便止。**石莲**除寒湿，脾泄肠滑，炒研米饮服。**胡椒**夏月冷泄，丸服。**蜀椒**老人湿泄，小儿水泄，醋煮丸服。久泄飧泄不化谷，同苍术丸服。**吴茱萸**老人脾冷泄，水煎入盐服。**橡斗子　大枣　木瓜　榅桲　都桷　楮子　诃黎勒**止泄实肠。久泄，煨研入粥食。同肉豆蔻末服。长服方，同厚朴、橘皮丸服。**厚朴**止泄浓肠温胃，治腹中鸣吼。**丁香**冷泄虚滑，水谷不消。**乳香**泄澼腹痛。**桂心** **没石子** **毗梨勒** 〔石虫鳞介〕**白垩**土水泄，同干姜、楮叶丸服。**石灰**水泄，同茯苓丸服。**赤石脂**滑泄痔泄，研米饮服。大肠寒泄遗精，同干姜、胡椒丸服。**白石脂**滑泄，同干姜丸服，同龙骨丸服。**白矾**止滑泄水泄，醋糊丸服。老人加诃子。**消石**伏暑泄泻，同硫黄炒，丸服。同硫黄、白矾、滑石、飞面，水丸服。**硫黄**元脏冷泄，黄蜡丸服。久泄加青盐。脾虚下白涕，同炒面丸服。气虚暴泄，同枯矾丸服。伏暑伤冷，同滑石末服，或同胡椒丸服。**禹余粮**冷劳肠泄不止，同乌头丸服。**阳起石**虚寒滑泄，厥逆精滑，同钟乳、附子丸服。**钟乳粉**大肠冷滑，同肉豆蔻丸服。**霹雳砧**止惊泄。**五倍子**久泄，丸服。水泄，加枯矾。**龙骨**滑泄，同赤石脂丸服。**龟甲**久泄。〔禽兽〕**乌鸡骨**脾虚久泄，同肉豆蔻、草果煮食……**鹿茸**饮酒即泄，同苁蓉丸服……

【积滞】**神曲** **麦蘖** **荞麦粉**脾积泄，沙糖水服三钱。**芫荽**气泄久不止，小儿疳泄，同豆蔻、诃子丸服。**楮叶**止一切泄利，同巴豆皮炒研、蜡丸服。**巴豆**积滞泄泻，可以通肠，可以止泄……**黄丹** **百草霜**并治积泄。

【外治】**田螺**敷脐。**木鳖子**同丁香、麝香贴脐上，虚泄。**蛇床子**同熟艾各一两，木鳖子四个，研匀，绵包安脐上，熨斗熨之。**蓖麻仁**七个，同熟艾半两，**硫黄**二钱，如上法用。**猪苓**同地龙、针砂末，葱汁和，贴脐。**椒红**小儿泄，酥和贴囟。**蓖麻**九个贴囟亦可……**大蒜**贴两足心，亦可贴脐。**赤小豆**酒调，贴足心。

该节介绍泄泻之病机为湿热、寒湿、风暑、积滞、惊痰、虚陷。泄泻主治用药主要从湿热、虚寒、积滞、外治4个方面进行阐发。

1. 湿热主治药

草部。如白术，除湿热，健脾胃。苍术，善治湿泄如注。车前子，治暑月暴泄。秦艽，治暴泄引饮。黄连，善治湿热脾泄。胡黄连，善治疳泻。泽泻、木通、地肤子、灯心草，以及谷菜部的粟米，可除湿，利小便，止烦渴，燥脾胃。青粱米、丹黍米、山药，治湿泄。黄柏，治小儿热泻，祛下焦湿热。茯苓、猪苓、石膏，治疗水泄腹鸣如雷。雄黄，治疗暑毒泄痢。滑石及兽部的猪胆入白通汤，止少阴下利。

2. 虚寒主治药

草部。如甘草、人参、黄芪、白芍，平肝补脾。防风、藁本，治风泄，因风能胜湿。火杴草（豨莶草），治疗风气行于肠胃之泄泻。蘼芜，治疗湿泄。升麻、葛根、柴胡并用，主治虚泄、风泄、阳气下陷之泄泻。半夏，治湿痰泄泻。五味子，治五更肾泄。补骨脂，善治水泄日久。肉豆蔻善于温中消食，固肠止泄。木香煨熟，实大肠，和胃气。缩砂，治虚劳冷泄，宿食。草豆蔻，治疗暑月伤冷泄。益智仁，治腹胀忽然泄泻，属元气脱证。荜茇，善治暴泄，身冷自汗脉微。附子，治少阴下利厥逆。草乌头，治疗水泄寒利。艾叶，治疗泄泻。莨菪子（天仙子），治疗久泄。菝葜，涩肠胃，暖脾。

谷菜部。如陈廪米，涩肠胃，暖脾。糯米粉同山药、沙糖食用，止久痢泄。烧酒，治寒湿泄。黄米粉、干糁、干糕并用，止老人久泄。罂粟壳，治水泄不止。神曲、白扁豆、薏苡仁、干姜，治疗中寒水泄。葫蒜、薤白、韭白，治疗冷泄如注。

果木部。如栗子煨食，治疗冷泄如注。乌梅，涩肠止渴。酸榴皮，善治久泄。石莲，除寒湿，脾泄肠滑。胡椒，治疗夏月冷泄。蜀椒，治老人湿泄及小儿水泄。吴茱萸，治老人脾冷泄。橡斗子、大枣、木瓜、榅桲、都桷子、楮子、诃黎勒，止泄实肠，治久泄。厚朴，止泄浓肠温胃，治疗腹中鸣吼。丁香，善治冷泄虚滑、水谷不消。乳香，治泄澼腹痛。桂心、没石子、毗梨勒，治水泄，与干姜、楮叶为丸服。

石虫鳞介部。如白垩土，治水泄，与干姜、楮叶为丸服。石灰，治水泄，与茯苓为丸服。赤石脂，治滑泄、疳泄。白石脂，治疗滑泄。白矾，止滑泄，治疗水泄。硝石，治疗伏暑泄泻。硫黄，治元脏冷泄。禹余粮，治冷劳肠泄不止。阳起石，治虚寒滑泄、厥逆滑精。钟乳粉，治大肠冷滑。霹雳砧，善止惊泄。五倍子，善治久泄。龙骨，治滑泄。龟甲，治久泄。

禽兽部。如乌鸡骨，治脾虚久泄。鹿茸，治饮酒即泄。

3. 积滞主治药

神曲、麦蘖、荞麦粉，治脾积泄。芜荑，治气泄久不止。楮叶，止泄利。巴豆，治积滞泄泻，可通肠止泄。

4. 外治药

田螺，敷脐。木鳖子与丁香、麝香贴脐，治虚泄。蛇床子与熟艾、木鳖子研匀，用绵包贴脐。蓖麻仁与熟艾、硫黄，使用方法如上。猪苓与地龙、针砂末，葱汁调和，贴脐。椒红，治小儿泄，以酥和贴囟。蓖麻，贴囟亦可。大蒜，贴两足心，亦可贴脐。赤小豆，酒调，贴足心。

（五）咳嗽主治药

《本草纲目·第三卷·百病主治药上》咳嗽："有风寒，痰湿，火热，燥郁。"

【风寒】〔草菜〕**麻黄**发散风寒，解肺经火郁。**细辛**去风湿，泄肺破痰。**白前**风寒上气，能保定肺气，多以温药佐使。久咳唾血，同桔梗、桑白皮、甘草煎服。**百部**止暴嗽，浸酒服。三十年嗽，煎膏服。小儿寒嗽，同麻黄、杏仁丸服。**款冬花**为温肺治嗽要药。**牛蒡根**风寒伤肺壅咳。**飞廉**风邪咳嗽。**佛耳草**除寒嗽。同款冬花、地黄，烧烟吸，治久近咳嗽。**缩砂　紫苏　芥子**并主寒嗽。**生姜**寒湿嗽，烧含之。久嗽，以白饧或蜜煮食。小儿寒嗽，煎汤浴之。**干姜**　〔果木〕**蜀椒　桂心**并主寒嗽……

【痰湿】〔草部〕**半夏**湿痰咳嗽，同南星、白术丸服。气痰咳嗽，同南星、官桂丸服。热痰咳嗽，同南星、黄芩丸服。肺热痰嗽，同栝楼仁丸服。**天南星**气痰咳嗽，同半夏、橘皮丸服。风痰咳嗽，炮研煎服。**莨菪子**久嗽不止，煮炒研末，同酥煮枣食。三十年呷嗽，同木香、熏黄烧烟吸。**葶苈**肺壅痰嗽，同知母、贝母、枣肉丸服。**芫花**卒得痰嗽，煎水煮枣食。有痰，入白糖，少少服。**延胡索**老小痰嗽，同枯矾和饧食。**旋覆花 白药子 千金藤 黄环 荛花 大戟 甘遂 草犀 苏子 荏子 〔菜谷〕白芥子 蔓荆子**并主痰气咳嗽。**莱菔子**痰气咳嗽，炒研和糖含。上气痰嗽，唾脓血，煎汤服。**莱菔**痨瘦咳嗽，煮食之。**丝瓜**化痰止嗽，烧研，枣肉丸服。**烧酒**寒痰咳嗽，同猪脂、茶末，香油、蜜浸服。〔果木〕**白果 榧子 海枣 楤子 都念子 盐麸子**并主痰嗽。**香橼**煮酒，止痰嗽。**橘皮**痰嗽，同甘草丸服。经年气嗽，同神曲、生姜，蒸饼丸服。**枳壳**咳嗽痰滞。**皂荚**咳嗽囊结。卒寒嗽，烧研，豉汤服。咳嗽上气，蜜炙丸服。又同桂心、干姜丸服。**淮木**久嗽上气。**楮白皮**水气咳嗽。**桑白皮**去肺中水气。咳血同糯米末服。**厚朴**〔金石〕**矾石**化痰止嗽，醋糊丸服，或加人参，或加建茶。或同炒栀子丸服。**浮石**清金，化老痰。咳嗽不止，末服或丸。**雌黄**久嗽，过丸服。**雄黄**冷痰劳嗽。**密陀僧 礞石 硇砂**〔介虫〕**马刀 蛤蜊粉**并主痰嗽。**鲨鱼壳**积年咳嗽，同贝母、桔梗、牙皂丸服。**蚌粉**痰嗽面浮，炒红，甑水入油服。**鬼眼睛 白蚬壳**卒嗽不止，为末酒服。**海蛤 白僵蚕**酒后痰嗽，焙研茶服。

【痰火】〔草部〕**黄芩 桔梗 荠苨 前胡 百合 天门冬 山豆根 白鲜皮 马兜铃**并清肺热，除痰咳。**甘草**除火伤肺咳。小儿热嗽，猪胆汁浸炙，蜜丸服。**沙参**益肺气，清肺火，水煎服。**麦门冬**心肺虚热，火嗽，嚼食甚妙。寒多人禁服。**百部**热咳上气，火炙，酒浸服。暴咳嗽，同姜汁煎服。三十年嗽，汁和蜜炼服。小儿寒嗽，同麻黄、杏仁丸服。**天花粉**虚热咳嗽，同人参末服。**栝楼**润肺，降火，涤痰，为咳嗽要药。干咳，汁和蜜炼含。痰嗽，和明矾丸服。痰咳不止，同五倍子丸噙。热咳不止，同姜、蜜蒸含。肺热痰嗽，同半夏丸服。酒痰咳嗽，同青黛丸服。妇人夜咳，同香附、青黛末服。**灯笼草**肺热咳嗽喉痛，为末汤服，仍敷喉外。**贝母**清肺消痰止咳，沙糖丸食。又治孕嗽。小儿晬嗽，同甘草丸服。**知母**消痰润肺，滋阴降火。久近痰嗽，同贝母末，姜汁蘸食。**石韦**气热嗽，同槟榔，姜汤服。**射干**老血在心脾间，咳唾气臭。散胸中热气。**马勃**肺热久嗽，蜜丸服。**桑花**〔谷菜〕**丹栗米**并止热咳。**百合**肺热咳嗽，蜜蒸含之。**土芋**〔果木〕**枇杷叶**并止热咳。**杏仁**除肺中寒热咳嗽，童尿浸，研汁熬，酒丸服。**巴旦杏** 梨汁消痰降火，食之良。卒咳，以一碗入椒四十粒，煎沸入黑饧一块，细服。又以一枚刺孔，纳椒煨食。又切片酥煎冷食。又汁和酥、蜜、地黄汁熬稠含。**干柿**润心肺，止热咳。嗽血，蒸熟，掺青黛食。**柿霜** **余甘子** 丹石伤肺咳嗽。**甘蔗汁**虚热咳嗽涕唾，入青粱米煮粥食。**大枣** **石蜜** **刺蜜** **桑叶**并主热咳。〔金石〕**金屑**风热咳嗽。**石膏**热盛喘咳，同甘草末服。热嗽痰涌如泉，煅过，醋糊丸服。**浮石**热咳，丸服。**石灰木**肺热，同玄精石诸药末服。**玄精石** **硼砂**消痰止咳。**五倍子**敛肺降火，止嗽。**百药煎**清肺化痰，敛肺劫嗽，同诃子、荆芥丸含。化痰，同黄芩、橘皮、甘草丸含。

【虚劳】〔草部〕**黄芪**补肺泻火，止痰嗽、自汗及咳脓血。**人参**补肺气。肺虚久嗽，同鹿角胶末煎服。化痰止嗽，同明矾丸服。喘嗽有血，鸡子清五更调服。小儿喘嗽，发热自汗，有血，同天花粉服。**五味子**收肺气，止咳嗽，乃火热必用之药。久咳肺胀，同粟壳丸服。**紫菀**止咳脓血，消痰益肺。肺伤咳嗽，水煎服。吐血咳嗽，同五味子丸服。久嗽，同款冬花、百部末服。小儿咳嗽，同杏仁丸服。**款冬花**肺热劳咳，连连不绝，涕唾稠黏，为温肺治嗽之最。痰嗽带血，同百合丸服。以三两烧烟，筒吸之。**仙灵脾**劳气，三焦咳嗽，腹满不食，同五味子、覆盆子丸服。**地黄**咳嗽吐血，为末酒。**柴胡**除劳热胸胁痛，消痰止嗽。**牛蒡子**咳嗽伤肺。**鬼臼**咳劳。〔谷果〕**罂粟壳**久咳多汗，醋炒，同乌梅末服。**阿芙蓉**久劳咳，同牛黄、乌梅诸药丸服。同粟壳末服。**寒具**消痰润脾止咳。**桃仁**急劳咳嗽，同猪肝、童尿煮，丸服。**胡桃**润燥化痰。久咳不止，同人参、杏仁丸服。**金果**补虚，除痰嗽。**仲思枣　乌梅**……**诃黎勒**敛肺降火，下气消痰，久咳。**赤石脂**咳则遗屎，同禹余粮煎服。〔诸虫鳞介〕**蜜蜡**虚咳，发热声嘶，浆水煮，丸服。**蛇含蛙**久劳咳嗽，吐臭痰，连蛇煅末，酒服。**鲫鱼**头烧研服。**鳖**骨蒸咳嗽，同柴胡诸药煮食。**生龟**一二十咳嗽，煮法酿酒服。**龟甲　蛤蚧**〔禽兽人〕……**五灵脂**咳嗽肺胀，同胡桃仁丸服，名敛肺丸……**阿胶**并主劳咳。**黄明胶**久嗽，同人参末、豉汤日服……

【外治】**木鳖子**肺虚久咳，同款冬花烧烟，筒吸之。**榆皮**久嗽欲死，以尺许出入喉中，吐脓血愈。**熏黄**三十年呷嗽，同木通、莨菪子烧烟，筒熏之。**钟乳粉**一切劳嗽，同雄黄、款冬花、佛耳草烧烟，吸之。

首先阐述咳嗽的病因病机，将其分为风寒、痰湿、火热、燥郁。其主治用药从风寒、痰湿、痰火、虚劳、外治5个方面进行论述，对于药物功用的阐发切合临床病证，提纲挈领。

1. 风寒主治药

草菜部。如麻黄，发散风寒，具有解肺经火郁之功。细辛，能祛风湿，泻肺化痰。白前，治风寒上气，能保定肺气，多以温药作为佐使。百部，止暴嗽。款冬花，为温肺、治嗽之要药。牛蒡根，善治风寒伤肺壅咳。飞廉，治风邪咳嗽。佛耳草，除寒，治咳嗽。缩砂、紫苏、芥子，主治寒嗽。生姜，治疗寒湿嗽。干姜及果木部的蜀椒、桂心，主治寒嗽。

2. 痰湿主治药

草部。半夏，善治湿痰咳嗽。天南星，治气痰咳嗽。莨菪子，治疗久咳不止。葶苈子，治肺壅痰嗽。芫花，治卒得痰嗽。延胡索，治老小痰嗽。旋覆花、白药子、千金藤、黄环、荛花、大戟、甘遂、草犀、紫苏子、荏子、芥子、蔓荆子，主治痰气咳嗽。莱菔子，治疗痰气咳嗽。丝瓜，化痰止嗽。烧酒，治疗寒痰咳嗽。

果木部。如白果、榧子、海枣、樤子、都念子、盐麸子，治痰嗽。香橼煮酒，止痰嗽。橘皮，治痰嗽。枳壳，治咳嗽痰滞。皂荚，治咳嗽囊结。淮木，治久嗽上气。楮白皮，治水气咳嗽。桑白皮，善祛肺中水气。厚朴，化痰止嗽。

金石部。矾石，主化痰止嗽。浮石，能清肺，化老痰。雌黄，治久嗽。雄黄，治冷痰劳嗽。密陀僧、礞石、硇砂，主治痰嗽。

介虫部。如马刀、蛤蜊粉，主治痰嗽。鲎鱼壳，治积年咳嗽。蚌粉，治痰嗽面浮。鬼眼睛、白蚬壳，治卒嗽不止。海蛤、白僵蚕，治酒后痰嗽。

3. 痰火主治药

草部。黄芩、桔梗、荠苨、前胡、百合、天冬、山豆根、白鲜皮、马兜铃，清肺热，除痰咳。甘草，除火，治伤肺咳嗽。沙参，益肺气，清肺火。麦冬，治疗心肺虚热之火嗽。百部，治热咳上气。天花粉，治虚热咳嗽。瓜蒌，润肺降火，涤痰，为治疗咳嗽之要药。灯笼草，治肺热咳嗽喉痛。贝母，清肺消痰止咳，又治孕嗽。知母，消痰润肺，滋阴降火。石韦，治气热嗽。射干，治咳唾气臭，散胸中热气。马勃，治肺热久嗽。

果木部。如枇杷叶，善止热咳。苦杏仁，除肺中寒热咳嗽。巴旦、杏、梨汁，消痰降火。干柿，润心肺，止热咳。柿霜、余甘子，治丹石伤肺之咳嗽。甘蔗汁，治虚热咳嗽涕唾。大枣、石蜜、刺蜜、桑叶，主治热咳。

金石部。如金屑，治风热咳嗽。石膏，治热盛喘咳。浮石，治热咳。石灰木，治肺热。玄精石、硼砂，消痰止咳。五倍子，敛肺降火而止嗽。

4. 虚劳主治药

草部。如黄芪，补肺泻火，止痰嗽、自汗及咳脓血。人参，补肺气，治肺虚久嗽。五味子，收肺气，止咳嗽，为火热必用之药。紫菀，止咳脓血，消痰益肺。款冬花，治肺热劳咳、涕唾黏稠。仙灵脾（淫羊藿），治虚劳气逆、三焦咳嗽、腹满不食。地黄，治咳嗽吐血。柴胡，除劳热，治胸胁痛，消痰止嗽。牛蒡子，治咳嗽伤肺。鬼臼，治咳劳。

谷果部。如罂粟壳，治久咳多汗。阿芙蓉，治久劳咳。寒具，消痰润脾止咳。桃仁，治疗急劳咳嗽。胡桃，润燥化痰，治久咳不止。金果，补虚，除痰嗽。仲思枣、乌梅，主治劳嗽。诃黎勒，敛肺降火，下气消痰，善治久咳。赤石脂，治咳时大小便失禁。

虫鳞介部。如蜜蜡，治疗虚咳、发热声嘶。蛇含蛙，治疗劳咳嗽、吐臭痰。鳖，治疗骨蒸咳嗽。生龟，治咳嗽。龟甲、蛤蚧，治咳嗽、肺胀。

禽兽人部。如五灵脂，治咳嗽肺胀。阿胶，治劳咳。黄明胶，治久嗽。

5. 外治药

木鳖子，治疗肺虚久咳，同款冬花烧烟，吸之。榆皮，治疗久咳。熏黄，治疗呷嗽，同木通、莨菪子烧烟，筒熏。钟乳粉，治疗劳嗽，同雄黄、款冬花、佛耳草烧烟，吸之。

（六）健忘主治药

《本草纲目·第三卷·百病主治药上》健忘："心虚，兼痰，兼火。"

【补虚】〔草木〕**甘草**安魂魄，泻火养血，主健忘。**人参**开心益智，令人不忘，同猪肪炼过，酒服。**远志**定心肾气，益智慧不忘，为末，酒服。**石菖蒲**开心孔，通九窍，久服不忘不惑，为末，酒下。**仙茅**久服通神，强记聪明。**淫羊藿**益气强志，老人昏耄，中年健忘。**丹参 当归 地黄**并养血安神定志。**预知子**心气不足，恍惚错忘，松悸烦郁，同人参、菖蒲、山药、黄精等，为丸服。〔谷菜果木〕**麻勃**主健忘。七夕日收一升，同人参二两为末，蒸熟，每卧服一刀圭，能尽知四方事。**山药**镇心神，安魂魄，主健忘，开达心孔，多记事。**龙眼**安志强魂，主思虑伤脾，健忘怔忡，自汗惊悸，归脾汤用之。**莲实**清心宁神，末服。**乳香**心神不足，水火不济，健忘惊悸，同沉香、茯神，丸服。**茯神 茯苓 柏实 酸枣** 〔鳞兽〕**白龙骨**健忘，同远志末，汤服……

【痰热】〔草果〕**黄连**降心火，令人不忘。**玄参**补肾止忘。**麦门冬　牡丹皮　柴胡　木通**通利诸经脉壅寒热之气，令人不忘。**商陆花**人心昏塞，多忘喜误，为末，夜服，梦中亦醒悟也。**桃枝**作枕及刻人佩之，主健忘。〔金石兽部〕**旧铁铧**心虚恍惚健忘，火烧淬酒浸水，日服。**铁华粉　金薄　银薄　银膏　朱砂　空青　白石英**心脏风热，惊悸善忘，化痰安神，同朱砂为末服。**牛黄**除痰热健忘。

首先将健忘的病机归纳为心虚、兼痰、兼火。将其主治药分为补虚、痰热进行阐发。

1. 补虚主治药

草木部。如甘草，安魂魄，泻火养血，主治健忘。人参，开心益智，令人不忘。远志，定心肾气，益智慧而不忘。石菖蒲，开心孔，通九窍，久服不忘不惑。仙茅，久服增强记忆，耳聪目明。淫羊藿，益气强志，治老人昏耄、中年健忘。丹参、当归、地黄，养血安神定志。预知子，治心气不足、神情恍惚错忘、怔悸烦郁。

谷菜果木部。如麻勃，主治健忘。山药，镇心神，安魂魄，主治健忘。龙眼，安志强魂，主治思虑伤脾、健忘、怔忡、自汗、惊悸。莲实，清心宁神。乳香，主治心神不足、水火不济、健忘、惊悸。茯神、茯苓、柏子仁、酸枣仁及鳞兽部的白龙骨，治健忘。

2. 痰热主治药

草果部。如黄连，降心火，令人不忘。玄参，补肾而止健忘。麦冬、牡丹皮、柴胡、木通，通利诸经脉壅寒热之气，令人不忘。商陆花，治人心昏塞，多忘喜误，梦中亦能醒悟。桃枝，主治健忘。

金石兽部。如旧铁铧，治心虚恍惚健忘。铁华粉、金薄、银薄、银膏、朱砂、空青、白石英，治心脏风热、惊悸善忘，有化痰安神之功。牛黄，除痰热，治健忘。

（七）不眠主治药

《本草纲目·第三卷·百病主治药上》不眠："有心虚，胆虚，兼火。"

【清热】〔草部〕**灯心草**夜不合眼，煎汤代茶。**半夏**阳盛阴虚，目不得瞑，同秫米，煎以千里流水，炊以苇火，饮之即得卧。**地黄**助心胆气。**麦门冬**除心肺热，安魂魄。〔谷菜〕**秫米** **大豆**日夜不眠，以新布火炙熨目，并蒸豆枕之。**干姜**虚劳不眠，研末二钱，汤服取汗。**苦竹笋** **睡菜** **蕨菜** **马蕲子** 〔果木〕**乌梅** **榔榆**并令人得睡。**榆荚仁**作糜羹食，令人多睡。**蕤核**熟用。**酸枣**胆虚烦心不得眠，炒熟为末，竹叶汤下，或加人参、茯苓、白术、甘草，煎服。或加人参、辰砂、乳香，丸服。**大枣**烦闷不眠，同葱白煎服。**木槿叶**炒煎饮服，令人得眠。**郁李仁**因悸不得眠，为末酒服。**松萝**去痰热，令人得睡。**乳香**治不眠，入心活血。**茯神** **知母** **牡丹皮** 〔金石〕**生银** **紫石英** **朱砂** 〔虫兽〕**蜂蜜** **白鸭**煮汁。**马头骨灰**胆虚不眠，同乳香、酸枣，末服。

李时珍将不眠的病因病机归纳为心虚、胆虚、兼火。对于不眠的主治药，主要以清热为主展开阐述。

草部药。如灯心草，治夜不合眼。半夏，治阳盛阴虚、目不得瞑。地黄，助心胆气。麦冬，除心肺热，安魂魄。

谷菜部。如秫米、大豆，治日夜不眠。干姜，治虚劳不眠。苦竹笋、睡菜、蕨菜、马蕲子，以及果木部的乌梅、榔榆，令人得睡。

果木部。如榆荚仁，作糜羹食，令人多睡。蕤核，熟用。酸枣仁，治胆虚、心烦不得眠。大枣，治烦闷不眠。郁李仁，治因悸不得眠。松萝，祛除痰热，令人得睡。乳香，治不眠，入心活血化瘀。茯神、知母、牡丹皮，以及金石部的紫石英、朱砂，以及虫兽部的蜂蜜、马头骨灰等，治胆虚不眠。

（八）遗精梦泄主治药

《本草纲目·第三卷·百病主治药上》遗精梦泄："有心虚，肾虚，湿热，脱精。"

【心虚】〔草木果石〕**远志　小草　益智　石菖蒲　柏子仁　人参　菟丝子**思虑伤心，遗沥梦遗，同茯苓、石莲丸服。又主茎寒精自出，溺有余沥。**茯苓**阳虚有余沥，梦遗，黄蜡丸服。心肾不交，同赤茯苓熬膏，丸服。**莲须**清心，通肾，固精。**莲子心**止遗精，入辰砂末服。**石莲肉**同龙骨、益智等分末服。酒浸，猪肚丸，为水芝丹。**厚朴**心脾不调，遗沥，同茯苓，酒、水煎服。**朱砂**心虚遗精，入猪心煮食。**紫石英。**

【肾虚】〔草菜〕**巴戟天**夜梦鬼交精泄。**肉苁蓉**茎中寒热痛，泄精遗沥。**山药**益肾气，止泄精，为末酒服。**补骨脂**主骨髓伤败，肾冷精流，同青盐末服。**五味子**肾虚遗精，熬膏日服。**石龙芮**补阴气不足，失精茎冷。**葳蕤　蒺藜　狗脊**固精强骨，益男子，同远志、茯神、当归丸服。**益智仁**梦泄，同乌药、山药丸服。**木莲**惊悸遗精，同白牵牛末服。**覆盆子　韭子**宜肾壮阳，止泄精。为末酒服，止虚劳梦泄，亦醋煮丸服。**菩葱子　葱实**〔果木〕**胡桃**房劳伤肾，口渴精溢自出，大便燥，小便或赤或利，同附子、茯苓丸服。**芡实**益肾固精，同茯苓、石莲、秋石丸服。**樱桃　金樱子**固精，熬膏服，或加芡实丸，或加缩砂丸服。**柘白皮**劳损梦交泄精，同桑白皮煮酒服。**乳香**卧时含枣许嚼咽，止梦遗。**棘刺**阴痿精自出，补肾益精。**沉香**男子精冷遗失，补命门。**安息香**男子夜梦鬼交遗失。**杜仲　枸杞　山萸肉**〔金石〕**石硫黄　五石脂　赤石脂**小便精出，大便寒滑，干姜、胡椒丸服。**石钟乳**止精壮阳，浸酒日饮。**阳起石**精滑不禁，大便溏泄，同钟乳、附子丸服。〔虫鳞〕**桑螵蛸**男子虚损，昼寐泄精，同龙骨末服。**晚蚕蛾**止遗精白浊，焙研丸服。**九肋鳖甲**阴虚梦泄，烧末酒服。**龙骨**多寐泄精，同远志丸服。亦同韭子末服。**紫梢花**〔禽兽〕**鸡膍胵　黄雌鸡　乌骨鸡**遗精白浊，同白果、莲肉、胡椒煮食。**鹿茸**男子腰肾虚冷，夜梦鬼交，精溢自出，空心酒服方寸匕，亦煮酒饮。**鹿角**水磨服，止脱精梦遗。酒服，主妇人梦与鬼交，鬼精自出。**白胶**虚遗，酒服。**阿胶**肾虚失精，酒服。**猪肾**肾虚遗精，入附子末，煨食。**狗头骨皮**梦遗，酒服。**獐肉**〔人部〕**秋石**。

【湿热】〔草木〕**半夏**肾气闭，精无管摄妄遗，与下虚不同。用猪苓炒过，同牡蛎丸服。**薰草**梦遗，同参、术等药煮服。**车前草**服汁。**续断　漏芦　泽泻　苏子**梦中失精，炒研服。**黄柏**积热，心忪梦遗，入片脑丸服。**龙脑　五加皮**〔金介〕**铁锈**内热遗精，冷水服一钱。**牡蛎粉**梦遗便溏，醋糊丸服。**蛤蜊粉　烂砚壳　田螺壳　真珠**并止遗精。

此节阐释了遗精梦泄的病因病机，将其分为心虚、肾虚、湿热、脱精。遗精梦泄的主治药主要从心虚、肾虚、湿热3个方面进行介绍。

1. 心虚主治药

草木果石部。如远志、小草（细草）、益智仁、石菖蒲、柏子仁、人参、菟丝子，治思虑伤心、遗沥梦遗。又主治茎寒精自溢出，溺时有余沥。茯苓，治阳虚有余沥、梦遗。莲须，清心，通肾，固精。厚朴，治心脾不调、遗沥。朱砂，治心虚遗精。

2. 肾虚主治药

草菜部。如巴戟天，治夜梦鬼交精泄。肉苁蓉，治茎中寒热痛，泄精遗沥。山药，益肾气，止泄精。补骨脂，主治骨髓伤败、肾冷精流。五味子，治肾虚遗精。石龙芮，补阴气不足，治失精茎冷。葳蕤、蒺藜、狗脊，固精强骨，益男子。益智仁，治梦泄。木莲，治惊悸、遗精。覆盆子、韭子，壮肾阳，止泄精。

果木部。如胡桃，治房劳伤肾、口渴精溢自出、大便干燥、小便或赤或利。芡实，益肾固精。樱桃、金樱子，固精。柘白皮，治劳损梦交泄精。棘刺，治阴痿精自出，补肾益精。沉香，治男子精冷遗失，补命门。安息香，治男子夜梦鬼交遗精。杜仲、枸杞子、山茱肉，治小便精出、大便寒滑。

金石部。如石硫黄、五石脂、赤石脂，治小便精出、大便寒滑。石钟乳，止精壮阳。阳起石，治精滑不禁、大便溏泄。

虫鳞部。如桑螵蛸，治男子虚损、昼寐泄精。晚蚕蛾，止遗精白浊。九肋鳖甲，治阴虚梦泄。龙骨，治多寐、泄精。

禽兽部。如鸡膍胵、黄雌鸡、乌骨鸡，治遗精白浊。鹿茸，治男子腰肾虚冷、夜梦鬼交、精溢自出。鹿角，止脱精梦遗。白胶，治虚遗。阿胶，治肾虚失精。猪肾，治肾虚遗精。狗头骨皮，治梦遗。

3. 湿热主治药

草木部。如半夏，治肾气闭，精无管摄而妄遗。薰草（佩兰），治梦遗。车前草、续断、漏芦、泽泻、紫苏子，治梦中失精。黄柏，治积热，心忪梦遗。

金介部。如铁锈，治内热遗精。牡蛎粉，治梦遗、便溏。蛤蜊粉、烂砚壳、田螺壳、珍珠，止遗精。

（九）溲数遗尿主治药

《本草纲目·第三卷·百病主治药上》溲数遗尿："有虚热，虚寒。肺盛则小便数而欠；虚则欠咳小便遗。心虚则少气遗尿。肝实则癃闭；虚则遗尿。脬遗热于膀胱则遗尿。膀胱不约则遗；不藏则水泉不禁；脬损则小便滴沥不禁。"

【虚热】〔草菜〕**香附**小便数，为末酒服。**白薇**妇人遗尿，同白芍末酒服。**败船茹**妇人遗尿，为末酒服。**菰根汁　麦门冬　土瓜根**并止小便不禁。**牡丹皮**除厥阴热，止小便。**生地黄**除湿热。**续断　漏芦**并缩小便。**桑耳**遗尿，水煮，或为末酒服。**松蕈**食之，治溲浊不禁。〔木石〕**茯苓**小便数，同矾煮山药为散服；不禁，同地黄汁熬膏，丸服。小儿尿床，同茯神、益智，末服。**黄柏**小便频数，遗精白浊，诸虚不足，用糯米、童尿，九浸九晒，酒糊丸服。**溲疏**止遗尿。**椿白皮**　**石膏**小便卒数，非淋，人瘦，煮汁服。**雌黄**肾消尿数不禁，同盐炒干姜，丸服。**乌古瓦**煮汁服，止小便。〔兽部〕**胡粉**　**黄**　**丹象牙**　**象肉**水煮服，通小便；烧服，止小便多。

【虚寒】〔草部〕**仙茅**丈夫虚劳，老人失尿，丸服。**补骨脂**肾气虚寒，小便无度，同茴香丸服，小儿遗尿，为末，夜服。**益智子**夜多小便，取二十四枚入盐煎服；心虚者，同茯苓、白术末服，或同乌梅丸服。**覆盆子**益肾脏，缩小便，酒焙末服。**草乌头**老人遗尿，童尿浸七日，炒盐，酒糊丸，服二十丸。**萆薢**尿数遗尿，为末，盐汤服，或为丸服。**菝葜**小便滑数，为末酒服。**狗脊**主失尿不节，利老人，益男子。**葳蕤**茎中寒，小便数。**人参**　**黄芪**气虚遗精。**牛膝**阴消，老人失尿。**蔷薇根**止小便失禁及尿床，捣汁为散，煎服，并良。**甘草头**夜煎服，止小儿遗尿。**鸡肠草**止小便数遗，煮羹食。**菟丝子**　**五味子**　**肉苁蓉**　**蒺藜**　**菖蒲**并暖水脏，止小便多。**附子**暖丹田，缩小便。〔菜谷〕**山药**矾水煮过，同茯苓末服。**茴香**止便数，同盐蘸糯糕食。**韭子**入命门，治小便频数遗尿，同糯米煮粥食。**山韭**宜肾，主大小便数。**干姜**止夜多小便。**小豆叶**煮食，止小便数。**杵汁**，止遗尿。**豇豆**止小便。**糯米**暖肺，缩小便。**粢糕**〔果木〕**芡实**小便不禁，同茯苓、莲肉、秋石丸服。**莲实**小便数，入猪肚煮过，醋糊丸服。**银杏**小便数，七生七煨食之。温肺益气。**胡桃**小便夜多，卧时煨食，酒下。**蜀椒**通肾，缩小便。**桂**小儿遗尿，同龙骨、雄鸡肝丸服。**乌药**缩小便。叶，煎代茶饮。**山茱萸**〔石虫〕**硇砂**冷病，夜多小便。**桑螵蛸**益精止遗尿，炮熟为末，酒服。**紫梢花**　**青蚨**　**露蜂房**　**海月**〔禽兽〕**雀肉**　**卵**并缩小便。**鸡子**作酒，暖水脏，缩小便。**黄雌鸡**　**雄鸡肝**　**肠**　**嗉**　**膍胵**　**翎羽**并止小便遗失不禁。**鸡屎白**产后遗尿，烧灰酒服。**鹿茸**小便数，为末服。**鹿角**炙末酒服。**鹿角霜**上热下寒，小便不禁，为丸服；频数加茯苓。**麝香**止小便利水，服一钱。**羊肺羊肚作羹食，止小便。羊脬**下虚遗尿，炙熟食。**猪脬**梦中遗尿，炙食。同猪肚盛糯米，煮食。**猪肠** **秋石**并主梦中遗尿数。

【止塞】〔果木〕**酸石榴**小便不禁，烧研，以榴白皮煎汤服二钱，枝亦可，日二……〔禽介〕**牡蛎**不渴而小便大利欲死，童尿煎二两服。〔鳞石〕**龙骨**同桑螵蛸为末服。**白矾**男女遗尿，通牡蛎、盐末，丸服。

关于溲数遗尿的病因病机，本节主要从虚热、虚寒进行阐述。若肺盛则小便数而欠，肺虚则欠咳小便遗。心虚则少气遗尿。肝实则病为癃闭，肝虚则遗尿。因脬遗热于膀胱则遗尿，若膀胱不能制约则遗，不藏则小便不禁，脬损则表现为小便滴沥不禁。溲数遗尿的主治药主要从虚热、虚寒、止塞3个方面进行介绍。

1. 虚热主治药

草菜药。如香附，治小便数。白薇，治妇人遗尿。菰根汁、麦冬、土瓜根，治小便不禁。牡丹皮，祛除厥阴热，止小便。生地黄，祛除湿热。续断、漏芦，缩小便。桑耳，治遗尿。松蕈食之，治溲浊不禁。

木石部。如茯苓，治小便数、小便不禁、小儿遗尿。黄柏，治小便频数、遗精白浊、诸虚不足。椿白皮、石膏，治小便突然频数，而非淋病。

2. 虚寒主治药

草部。如仙茅，治丈夫虚劳、老人失尿。补骨脂，治肾气虚寒、小便无度、小儿遗尿。益智子，治夜多小便。覆盆子，益肾脏，缩小便。草薢，治尿数、遗尿。菝葜，治小便滑数。狗脊，主治失尿不节，有益于老人和男子。人参、黄芪，治疗气虚遗精。牛膝，治老人失尿。菟丝子、五味子、肉苁蓉、蒺藜、石菖蒲，暖水脏，止小便。附子，暖丹田，缩小便。

菜谷部。如山药、茴香，治小便多。韭子，入命门，治小便频数、遗尿。山韭，益肾，主大小便数。干姜，治夜间小便多。

果木部。如芡实，治小便不禁。莲实，治小便数。银杏，温肺益气，治小便数。胡桃，治小便夜多。蜀椒，通肾，缩小便。乌药，缩小便。

石虫部。如硇砂，治冷病、夜尿多。桑螵蛸，益精止遗尿。

禽兽部。如鹿茸，治小便数。鹿角、鹿角霜，治上热下寒、小便不禁。麝香，止小便，利水。羊脬，治下虚遗尿。猪脬，治梦中遗尿。

3. 止塞主治药

果木部。如酸石榴，治小便不禁。

禽介部。如牡蛎，治不渴而小便大利欲死。

鳞石部。如龙骨，同桑螵蛸研末服。

（十）大便燥结主治药

《本草纲目·第三卷·百病主治药上》大便燥结："有热，有风，有气，有血，有湿，有虚，有阴，有脾约、三焦约，前后关格。"

【通利】〔草部〕**大黄　牵牛**利大小便，除三焦壅结，气秘气滞，半生半炒服，或同大黄末服，或同皂荚丸服。**芫花　泽泻　莞花**并利大小便。**射干**汁服，利大小便。**独行根**利大肠。**甘遂**下水饮，治二便关格，蜜水服之，亦敷脐。**续随子**利大小肠，下恶滞物。〔果木〕**桃花**水服，通大便。**桃叶**汁服，通大小便。**郁李仁**利大小肠，破结气血燥，或末或丸，作面食。**乌柏皮**煎服，利大小便；末服，治三焦约，前后大小便关格不通。**巴豆　樗根白皮　雄楝根皮**〔石虫〕**腻粉**通大肠壅结，同黄丹服。**白矾**利大小肠，二便关格，围脐中，滴冷水。**蛞蝓**二便不通，焙末水服。**蝼蛄**二便不通欲死，同蛞蝓末服。

【养血润燥】〔草部〕**当归**同白芷末服。**地黄　冬葵子　吴葵花　羊蹄根　紫草**利大肠，痈疽痘疹闭结，煎服。**土瓜根**汁灌肠。〔谷菜〕**胡麻　胡麻油　麻子仁**老人、虚人、产后闭结，煮粥食之。**粟米　秫　荞麦　大小麦　麦酱汁　马齿苋　百合　葫　苦耽　菠菜　苦荬菜　白苣　菘　首蓿　薇　落葵　笋**〔果木〕血燥，同陈皮服。产后闭，同藕节煎服。**杏仁**气闭，同陈皮服。**苦枣 梨 菱 柿子 柏子仁**老人虚秘，同松子仁、麻仁，丸服。〔石虫〕**食盐**润燥，通大小便，敷脐及灌肛内，并饮之。**炼盐黑丸**通治诸病。**蜂蜜 蜂子 螺蛳 海蛤**并利大小便。**田螺**敷脐。〔禽兽〕**鸡屎白 牛乳 驴乳 乳腐 酥酪 猪脂 诸血 羊胆**下导。**猪胆**下导。**猪肉**冷利。**兔 水獭 阿胶**利大小肠，调大肠圣药也。老人虚闭，葱白汤服；产后虚闭，同枳壳、滑石，丸服。**黄明胶** 〔人部〕**发灰**二便不通，水服。

【导气】〔草部〕**白芷**风闭，末服。**蒺藜**风闭，同皂荚末服。**烂茅节**大便不通，服药不利者，同沧盐，吹入肛内一寸。**生葛 威灵仙 旋覆花 蜈蚣汁**并冷利。**草乌头**二便不通，葱蘸插入肛内，名霹雳箭。**羌活**利大肠。〔菜谷〕**石莼**风闭，煮饮。**萝卜子**利大小肠风闭气闭，炒，擂水服。和皂荚末服。**蔓荆子油**二便闭，服一合。**葱白**大肠虚闭，同盐捣贴脐；二便闭，和酢敷小腹，仍灸七壮。小儿虚闭，煎汤调阿胶末服。仍蘸蜜，插肛内。**生姜**蘸盐，插肛内。**茴香**大小便闭，同麻仁、葱白煎汤，调五苓散服。**大麦蘖**产后闭塞，为末服。〔果木〕**枳壳**利大小肠。同甘草煎服，治小儿闭塞。**枳实**下气破结。同皂荚丸服，治风气闭。**陈橘皮**大便气闭，连白酒煮，焙研，酒服二钱。老人加杏仁，丸服。**槟榔**大小便气闭，为末，童尿、葱白煎服。**乌梅**大便不通，气奔欲死，十枚纳入肛内。**瓜蒂**末，塞肛内。**厚朴**大肠干结，猪脏煮汁丸服。**茶末**产后闭结，葱涎和丸，茶服百丸。**皂荚子**风人虚人脚气人，大肠或闭或利，酥炒，蜜丸服。便闭，同蒜捣，敷脐内……

【虚寒】〔草部〕**黄芪**老人虚闭，同陈皮末，以麻仁浆、蜜煎匀和服。**人参**产后闭，同枳壳、麻仁，丸服。**甘草**小儿初生，大便不通，同枳壳一钱，煎服。**肉苁蓉**老人虚闭，同沉香、麻仁，丸服。**锁阳**虚闭，煮食。**半夏**辛能润燥，主冷闭，同硫黄丸服。**附子**冷闭，为末蜜水服。〔果石〕**胡椒**大小便关格，胀闷杀人，二十一粒煎，调芒硝半两服。**吴茱萸**枝二便卒关格，含一寸自通。**硫黄性热而利，老人冷闭。**

首先，阐释大便燥结的病因病机，认为其有热邪，有风邪，有气病，有血病，有湿邪，有虚损，有属于阴，有属于脾约、三焦约，甚至前后关格。其后，主要从通利、养血润燥、导气、虚寒4个方面，对其主治药进行阐发。

1. 通利主治药

草部。如大黄、牵牛，利大小便，除三焦壅结，治气秘、气滞。芫花、泽泻、荛花，通利大小便。射干，通利大小便。独行根，通利大肠。甘遂，逐下水饮，治二便关格。续随子，通利大小肠，下恶滞物。

果木部。如桃花，通大便。桃叶，通大小便。郁李仁，通利大小肠，破结气血燥。乌桕皮，通利大小便，制约三焦，治大小便关格不通。巴豆、樗根白皮、雄楝根皮，通利大肠壅结。

石虫部。如腻粉，通利大肠壅结。白矾，通利大小肠，治疗二便关格。蛞蝓，治二便不通。蝼蛄，治二便不通。

2. 养血润燥主治药

草部。如当归、地黄、冬葵子、吴葵花、羊蹄根、紫草，通利大肠，治痈疽、痘疹、闭结。土瓜根汁灌肠，可润燥通便。

谷菜部。如胡麻、胡麻油、麻子仁，治老人、虚人、妇人产后闭结。粟米、秫米、荞麦、大小麦、麦酱汁、马齿苋、百合、苜蓿、笋等，治气闭大便燥结。

果木部。如苦杏仁，治气闭大便燥结。苦枣、梨、菱角、柿子、柏子仁，治老人虚秘。

石虫部。如食盐，润燥，通大小便。蜂蜜、蜂子、螺蛳、海蛤，通利大小便。田螺，敷脐。

禽兽部。如牛乳、驴乳、乳腐、酥酪、猪脂、诸血、羊胆，可以下导。

猪胆，亦可下导。猪肉，具有冷利之功。兔、水獭、阿胶，通利大小肠，为调大肠之圣药。

人部。如发灰，治疗二便不通。

3. 导气主治药

草部药。如白芷、蒺藜，治疗风闭。烂茅节，治大便不通。生葛根、威灵仙、旋覆花，具有冷利之功。草乌头，治二便不通。羌活，通利大肠。

菜谷部。如石莼，治风闭。萝卜子，通利大小肠，治风闭、气闭。蔓荆子油，治二便闭。葱白，治大肠虚闭。茴香，治大小便闭。大麦蘖（大麦芽），治产后闭塞。

果木部。如枳壳，通利大小肠。枳实，下气破结。陈橘皮，治大便气闭。槟榔，治大小便气闭。乌梅，治大便不通，气奔欲死。瓜蒂，研末塞肛，治便秘。厚朴，治大肠干结。茶末，治产后闭结。皂荚子，治风人、虚人、脚气人大肠或闭或利。

4. 虚寒主治药

草部。如黄芪，治老人虚闭。人参，治产后便闭。甘草，治小儿初生大便不通。肉苁蓉，治老人虚闭。锁阳，治虚闭。半夏，辛能润燥，主治冷闭。附子，治冷闭。

果石部。如胡椒，治大小便关格。吴茱萸枝，治二便关格。硫黄，性热而通利，治老人冷闭。

（十一）腰痛主治药

《本草纲目·第三卷·百病主治药上》腰痛："有肾虚，湿热，痰气，瘀血，闪肭，风寒。"

【虚损】〔草部〕**补骨脂**骨髓伤败，腰膝冷。肾虚腰痛，为末酒服，或同杜仲、胡桃丸服；妊娠腰痛，为末，胡桃、酒下。**菊花**腰痛去来陶陶。**艾叶**带脉为病，腰溶溶如坐水中。**附子**补下焦之阳虚。**蒺藜**补肾，治腰痛及奔豚肾气，蜜丸服。**萆薢**腰脊痛强，男子腰痛，久冷痹软，同杜仲末，酒服。**狗脊　菝葜　牛膝　肉苁蓉　天麻　蛇床子　石斛**〔谷菜〕**山药**并主男子腰膝强痛，补肾益精。**韭子**同安息香丸服。**茴香**肾虚腰痛，猪肾煨食；腰痛如刺，角茴末，盐汤服，或加杜仲、木香，外以糯米炒熨。**干姜　䔉蓂子　胡麻**〔果木〕**胡桃**肾虚腰痛，同补骨脂丸服。**栗子**肾虚腰脚不遂。风干日食。**山楂**老人腰痛，同鹿茸丸服。**阿月浑子　莲实　芡实　沉香　乳香**并补腰膝命门。**杜仲**肾虚冷痛，煎汁，煮羊肾作羹食。浸酒服。为末酒服。青娥丸。**枸杞根**同杜仲、萆薢，浸酒服。**五加皮**贼风伤人，软脚臂腰，去多年瘀血。**柏实**腰中重痛，肾中寒，膀胱冷脓宿水。**山茱萸　桂**〔介兽〕**龟甲**并主腰肾冷痛。**鳖甲**卒腰痛，不可俯仰，炙研酒服。**猪肾**腰虚痛，包杜仲末煨食。**羊肾**为末酒服。老人肾硬，同杜仲炙食。**羊头蹄　脊骨**和蒜、薤煮食。同肉苁蓉、草果煮食。**鹿茸**同菟丝子、茴香丸服。同山药煮酒服。**鹿茸**炒研酒服，或浸酒。**麋角及茸**酒服。**虎胫骨**酥炙，浸酒饮。

【湿热】〔草部〕**知母**腰痛，泻肾火。**葳蕤**湿毒腰痛。**威灵仙**宿脓恶水，腰膝冷疼，酒服一钱取利。或丸服。**青木香**气滞腰痛，同乳香酒服。**地肤子**积年腰痛时发，为末酒服，日五六次。**蛤蟆草**湿气腰痛，同葱、枣煮酒常服。**牵牛子**除湿热气滞，腰痛下冷脓，半生半炒，同硫黄末，白面做丸，煮食。**桃花**湿气腰痛，酒服一钱，一宿即消。或酿酒服。**槟榔**重作痛，为末酒服。**甜瓜子**腰腿痛，酒浸末服。**皂荚子**腰脚风痛，酥炒丸服。**郁李仁**宣腰胯冷脓。**茯苓**利腰脐间血。**海桐皮**风毒腰膝痛。**桑寄生**〔介兽〕**淡菜**腰痛胁急。**海蛤　牛黄**妊娠腰痛，烧末酒服。

【风寒】**羌活　麻黄**太阳病腰脊痛。**藁本**十种恶风鬼注，流入腰痛。

【血滞】〔草谷〕**延胡索**止暴腰痛，活血利气，同当归、桂心末，酒服。**蘘荷根**妇人腰痛，捣汁服。**甘草　细辛　当归　白芷　芍药　牡丹**

泽兰 **鹿藿**并主女人血沥腰痛。**术**利腰脐间血，补腰膝。**庵闾子**闪挫痛，擂酒服。**甘遂**闪挫痛，入猪肾煨食。**续断**折跌，恶血腰痛。**神曲**闪挫，煅红淬酒服。**莳萝**闪挫，酒服二钱。**莴苣子**闪挫，同粟米、乌梅、乳、没丸服。**丝瓜根**闪挫，烧研酒服。子亦良。渣敷之。**冬瓜皮**折伤，烧研酒服。〔果木〕**西瓜皮**闪挫，干研酒服。**橙核**闪挫，炒末酒服。**橘核**肾痓。**青橘皮**气滞。**桃枭** **干漆** 〔虫介〕**红娘子**并行血。**鳖肉**妇人血瘕腰痛。**鼍甲**腰中重痛。

【外治】**桂**反腰血痛，醋调涂。**白檀香**肾气腰痛，磨水涂。**芥子**痰注及仆损痛，同酒涂……**天麻**半夏、细辛同煮，熨之。**大豆**、**糯米**并炒，熨寒湿痛。

阐发腰痛的主治药，首先概括其病因病机，主要是肾虚、湿热、痰气、瘀血、扭伤、风寒。继而，从虚损、湿热、风寒、血滞、外治5个方面，介绍其主治用药。

1. 虚损主治药

草部。如补骨脂，治疗骨髓伤败、腰膝冷、肾虚腰痛、妊娠腰痛。菊花，治疗腰痛时作时止。艾叶，治疗带脉病，腰部冷重如坐水中。附子，具有补下焦阳虚之功。蒺藜，补肾，治腰痛及奔豚肾气。草薢，治疗腰脊痛强、男子腰痛、久冷痹软。狗脊、菝葜、牛膝、肉苁蓉、天麻、蛇床子、石斛，主治男子腰膝强痛，补肾益精。

谷菜部。如山药，主治男子腰膝强痛，补肾益精。茴香，治疗肾虚腰痛。

果木部。如胡桃，治疗肾虚腰痛。栗子，治疗肾虚腰脚活动不便。山楂，治疗老人腰痛。莲实、芡实、沉香、乳香，具有补腰膝命门之功。杜仲，治疗肾虚冷痛。五加皮，治疗贼风伤人、腰膝酸软，可祛除多年瘀血。柏实，治疗腰中重痛、肾中寒、膀胱冷脓宿水。山茱萸、官桂亦有此功效。

介兽部。如龟甲，主治腰肾冷痛。鳖甲，治疗突然腰痛。

2. 湿热主治药

草部。如知母，治疗腰痛，能泻肾火。葳蕤，治疗湿毒腰痛。威灵仙，治疗宿脓恶水，腰膝冷疼。青木香，治疗气滞腰痛。地肤子，治疗积年腰痛时发。蛤蟆草，治疗湿气腰痛。牵牛子，除湿热气滞，治疗腰痛下冷脓。桃花，治疗湿气腰痛。槟榔，治疗腰痛重作。甜瓜子，治疗腰腿痛。皂荚子，治疗腰脚风痛。郁李仁，治疗腰胯冷脓。茯苓，利腰脐间血。海桐皮，治疗风毒腰膝痛。桑寄生，善治腰痛、胁拘急作痛。

介兽部。如淡菜，治疗腰痛胁急。海蛤、牛黄，治疗妊娠腰痛。

3. 风寒主治药

羌活、麻黄，治疗太阳病腰脊痛。藁本，治疗恶风鬼注、腰痛。

4. 血滞主治药

草谷部。如延胡索，治腰痛，能活血利气。蘘荷根，治疗妇人腰痛。甘草、细辛、当归、白芷、芍药、牡丹、泽兰、鹿藿，主治妇人月经淋漓、腰痛。白术，利腰脐间血，补腰膝。庵闾子，治疗闪挫痛。甘遂，治疗闪挫痛。续断，治疗跌仆损伤、瘀血腰痛。神曲，治疗闪挫伤。莳萝，治疗闪挫伤。莴苣子，治疗闪挫伤。丝瓜根，治疗闪挫伤，其子亦良。冬瓜皮，治疗折伤。

果木部。如西瓜皮，治疗闪挫。橙核，治疗闪挫。橘核，治疗肾痓。青橘皮，治疗气滞。桃枭、干漆，能行血，可治疗腰痛。

虫介部。如红娘子，能行血。鳖肉，治疗妇人血瘕腰痛。鼍甲，治疗腰中重痛。

5. 外治药

官桂，治疗反腰血痛，以醋调涂。白檀香，治疗肾气腰痛，磨水涂。芥子，治疗痰注、跌仆损伤痛，同酒涂。天麻与半夏、细辛同煮，外熨腰部。大豆、糯米并炒，外熨，治疗寒湿痛。

（十二）痛风主治药

《本草纲目·第三卷·百病主治药下》痛风："属风、寒、湿、热、挟痰及血虚、污血。"

【风寒风湿】〔草木谷〕**麻黄**风寒、风湿、风热痹痛，发汗。**羌活**风湿相搏，一身尽痛，非此不除。同松节煮酒，日饮。**防风**主周身骨节尽痛，乃治风去湿仙药。**苍术**散风，除湿，燥痰，解郁，发汗，通治上中下湿气。湿气身痛，熬汁作膏，点服。**桔梗**寒热风痹，滞气作痛，在上者宜加之。**茜根**治骨节痛，燥湿行血。**紫葳**除风热、血滞作痛。**苍耳子**风湿周痹，四肢拘痛，为末煎服。**牵牛子**除气分湿热，气壅腰脚痛。**羊踯躅**风湿痹痛走注，同糯米、黑豆，酒、水煎服，取吐利。风痰注痛，同生南星捣饼，蒸四五次收之，临时焙丸，温酒下三丸，静卧避风。**芫花**风湿痰注作痛。**草乌头**风湿痰涎，历节走痛不止，入豆腐中煮过，晒研，每服五分，仍外敷痛处。**乌头　附子**并燥湿痰，为引经药。**百灵藤酒**、**石南藤酒**、**青藤酒**并主风湿骨痛顽痹。**薏苡仁**久风湿痹，筋急不可屈伸。风湿身痛，日晡甚者，同麻黄、杏仁、甘草煎服。**豆豉　松节**去筋骨痛，能燥血中之湿。历节风痛，四肢如脱，浸酒日服。**桂枝**引诸药横行手臂。同椒、姜浸酒，絮熨阴痹。**海桐皮**腰膝注痛，血脉顽痹，同诸药浸酒服。**五加皮**风湿骨节挛痛，浸酒服。**枸杞根**及苗去皮肤骨节间风。子，补肾。〔虫兽〕**蚕沙**浸酒。**蝎梢**肝风。**蚯蚓**脚风宜用。**穿山甲**风痹疼痛，引经通窍。**守宫**通经络，入血分。历节风痛，同地龙、草乌头诸药丸服。**白花蛇**骨节疼痛。**乌蛇**同上。**水龟**风湿拘挛，筋骨疼痛，同天花粉、枸杞子、雄黄、麝香、槐花煎服。**板**亦入阴虚骨痛方。**五灵脂**散血活血，止诸痛，引经有效。**虎骨**筋骨毒风，走注疼痛，胫骨尤良。白虎风痛膝肿，同通草煮服，取汗。同没药末服。风湿痛，同附子末服。头骨，浸酒饮。

【风痰湿热】〔草部〕**半夏　天南星**并治风痰、湿痰、热痰凝滞，历节走注。右臂湿痰作痛，南星、苍术煎服。**大戟　甘遂**并治湿气化为痰饮，流注胸膈经络，发为上下走注，疼痛麻痹。能泄脏腑、经隧之湿。**大黄**泄脾胃血分之湿热。酥炒，再用水煎服，治腰脚风痛，取下冷脓恶物，即止。**威灵仙**治风湿痰饮，为痛风要药，上下皆宜。腰膝积年冷病诸痛，为末酒下，或丸服，以微利为效。**黄芩**三焦湿热风热，历节肿痛。**秦艽**除阳明风湿、湿热，养血荣筋。**龙胆草　木通**煎服。**防己　木鳖子**并主湿热肿痛，在下加之。**姜黄**治风痹臂痛，能入手臂，破血中之滞气。**红蓝花**活血滞，止痛，瘦人宜之。〔菜果〕**白芥子**暴风毒肿，痰饮流入四肢经络作痛。**桃仁**血滞风痹挛痛。**橘皮**下滞气，化湿痰。风痰麻木，或手木，或十指麻木，皆是湿痰死血。以一斤去白，逆流水五碗，煮烂去滓至一碗，顿服取吐，乃吐痰之圣药也。**槟榔**一切风气，能下行。〔木石〕**枳壳**风痒淋痹，散痰疏滞。**黄柏**除下焦湿热痛肿，下体甚者加之。**茯苓**渗湿热。**竹沥**化热痰。**苏枋木**活血止痛。**滑石**渗湿热。〔禽兽〕**羚羊角**入肝平风，舒筋，止热毒风，历节掣痛效。**羊胫骨**除湿热，止腰脚筋骨痛，浸酒服。

【补虚】〔草部〕**当归　川芎　芍药　地黄　丹参**并养新血，破宿血，止痛。**牛膝**补肝肾，逐恶血，治风寒湿痹，膝痛，不可屈伸，能引诸药下行，痛在下者加之。**石斛**脚膝冷痛痹弱，酒浸酥蒸，服满一镒，永不骨痛。**天麻**诸风湿痹不仁，补肝虚，利腰膝。腰脚痛，同半夏、细辛袋盛，蒸热互熨，汗出则愈。**萆薢　狗脊**寒湿膝痛腰背强，补肝肾。**土茯苓**治疮毒筋骨痛，去风湿，利关节。**锁阳**润燥养筋。〔谷木〕**罂粟壳**收敛固气，能入肾，治骨痛尤宜。**松脂**历节风酸痛，炼净，和酥煎服。**乳香**补肾活血，定诸经之痛。**没药**逐经络滞血，定痛。历节诸风痛不止，同虎胫骨末，酒服。

【外治】**白花菜**敷风湿痛。**芥子**走注风毒痛，同醋涂。**麻油**入膏，拔风邪出外。**鹈鹕油入膏**，引药气入内。**羊脂入膏**，引药气入内，拔邪出外。**野驼脂摩风痛**。**牛皮胶**同姜汁化，贴骨节痛。**驴骨浴历节风**。**蚕沙蒸熨**。

首先，阐发痛风的病因病机，认为主要是由于风、寒、湿、热邪侵袭，兼夹痰及血虚、瘀血等。继而，从风寒风湿、风痰湿热、补虚、外治4个方面，详细介绍痛风的主治用药。

1. 风寒风湿主治药

草木谷部。如麻黄，治疗风寒、风湿、风热痹痛，具有发汗功效。羌活，治疗风湿相搏、身痛。防风，主治周身骨节疼痛。苍术，散风除湿，燥痰，解郁，发汗，通治上中下湿气，治疗湿气身痛。桔梗，治疗寒热风痹，滞气作痛，治疗其病在上者，宜加用之。茜根，治骨节痛，燥湿行血。紫葳（凌霄花），除风热，治血滞作痛。苍耳子，治疗风湿周痹、四肢拘痛。牵牛子，祛除气分湿热，治气壅腰脚痛。羊踯躅，治疗风湿痹痛走注。芫花，治风湿痰注作痛。草乌头，治疗风湿痰涎、关节疼痛。乌头、附子，均可燥湿痰。百灵藤酒、石南藤酒、青藤酒，主治风湿骨痛顽痹。薏苡仁，治久风湿痹、筋急不可屈伸、风湿身痛。豆豉、松节，祛筋骨痛，能燥血中之湿，治历节风痛、四肢如脱。桂枝，引诸药横行手臂。海桐皮，治疗腰膝注痛、血脉顽痹。五加皮，治疗风湿骨节挛痛。枸杞根及苗，祛除皮肤骨节间风。枸杞子，能补肾。

虫兽部。如蚕沙，浸酒服。蝎梢，治肝风。蚯蚓，治疗脚风。穿山甲，治疗风痹疼痛，能引经通窍。守宫，通经络，入血分，治疗历节风痛。白花蛇，治疗骨节疼痛。乌蛇，作用同上。水龟，治疗风湿拘挛，筋骨疼痛。龟板，治疗阴虚骨痛。五灵脂，具有散血活血、止痛、引经之功。虎骨，治疗筋骨毒风、走注疼痛。

2. 风痰湿热主治药

草部。如半夏、天南星，治风痰、湿痰、热痰凝滞及历节走注，以及右臂湿痰作痛。大戟、甘遂，治湿气化为痰饮，流注胸膈经络，发为上下走注，疼痛麻痹，能泄脏腑、经隧之湿。大黄，泄脾胃血分之湿热。威灵仙，治风湿痰饮，为治疗痛风要药，上下皆宜。黄芩，治疗三焦湿热风热、历节肿痛。秦艽，除阳明风湿、湿热，养血荣筋。龙胆草、木通，水煎服。防己、木鳖子，主治湿热肿痛，病位在下加用之。姜黄，治风痹臂痛，能入手臂，破血中之滞气。红蓝花，活血止痛，瘦人宜用。

菜果部。如芥子，治疗暴风毒肿及痰饮流入四肢所致的经络作痛。桃仁，治疗血滞风痹挛痛。橘皮，下滞气，化湿痰，治风痰麻木，或手木，或十指麻木，皆是湿痰、死血所致。槟榔，治一切风气，能下行。

木石部。如枳壳，治疗风痒淋痹，能散痰疏滞。黄柏，除下焦湿热肿痛，下体甚者加之。茯苓，渗湿热。竹沥，化热痰。苏枋木（苏木），活血止痛。滑石，渗利湿热。

禽兽部。如羚羊角，入肝平风，舒筋，止热毒风，治疗关节掣痛效佳。羊胫骨，除湿热，治腰脚筋骨痛。

3. 补虚主治药

草部。如当归、川芎、芍药、地黄、丹参，皆能养新血，破瘀血，止痛。牛膝，补肝肾，逐恶血，治风寒湿痹、膝痛不可屈伸，亦能引诸药下行，痛在下部宜加之。石斛，治疗脚膝冷痛痹弱。天麻，治疗诸风湿痹不仁，能补肝虚，利腰膝。萆薢、狗脊，治疗寒湿膝痛、腰背强直，能补肝肾。土茯苓，治疮毒筋骨痛，能祛风湿，利关节。锁阳，能润燥养筋。

谷木部。如罂粟壳，收敛固气，能入肾，治骨痛尤宜。松脂，治疗历节风酸痛。乳香，补肾活血，定诸经之痛。没药，逐经络滞血，定痛，治疗历节诸风痛。

4. 外治药

白花菜，外敷治风湿痛。芥子，治疗走注风毒痛，同醋涂敷。蓖麻油，入膏，能拔风邪外出。鹈鹕油，入膏，引药气入内。羊脂，入膏，引药气入内，拔邪外出。野驼脂，用以按摩，治风痛。牛皮胶，同姜汁化后贴敷，治疗骨节痛。驴骨，洗浴，治疗历节风。蚕沙，蒸熨。

（十三）头痛主治药

《本草纲目·第三卷·百病主治药下》头痛："有外感，气虚，血虚，风热，湿热，寒湿，痰厥，肾厥，真痛，偏痛。右属风虚，左属痰热。"

【引经】**太阳**麻黄、本、羌活、蔓荆。**阳明**白芷、葛根、升麻、石膏。**少阳**柴胡、川芎。**太阴**苍术、半夏。**少阴**细辛。**厥阴**吴茱萸、川芎。

【湿热痰湿】〔草部〕**黄芩**一味，酒浸晒研，茶服，治风湿、湿热、相火，偏、正诸般头痛。**荆芥**散风热，清头目。作枕，去头项风；同石膏末服，去风热头痛。**薄荷**除风热，清头目，蜜丸服。**菊花**头目风热肿痛，同石膏、川芎末服。**蔓荆实**头痛，脑鸣，目泪。太阳头痛，为末浸酒服。**水苏**风热痛，同皂荚、芫花丸服。**半夏**痰厥头痛，非此不除，同苍术用。**栝楼**热病头痛，洗瓤温服。**香附子**气郁头痛，同川芎末常服；偏头风，同乌头、甘草，丸服。**大黄**热厥头痛，酒炒三次，为末，茶服。**钩藤**平肝风心热。**茺蔚子**血逆，大热头痛。**木通** **青黛** **大青** **白鲜皮** **茵陈** **白蒿** **泽兰** **沙参** **丹参** **知母** **吴蓝** **景天**并主天行头痛。**前胡** **旋覆花**〔菜果〕**竹笋**并主痰热头痛。**东风菜** **鹿藿** **苦茗**并治风热头痛。清上止痛，同葱白煎服；用巴豆烟熏过服，止气虚头痛。**杨梅**头痛，为末茶服。**橘皮**〔木石〕**枳壳**并主痰气头痛。**栎皮**时行头痛，热结在肠。**枸杞**寒热头痛。**竹茹**饮酒人头痛，煎服。**竹叶** **竹沥** **荆沥**并痰热头痛。**黄柏** **栀子** **茯苓** **白垩土**并湿热头痛。合王瓜为末服，止疼。**石膏**阳明头痛如裂，壮热如火。并风热，同竹叶煎；风寒，同葱、茶煎；风痰，同川芎、甘草煎。**铁粉**头痛鼻塞，同龙脑，水服。**光明盐**〔兽人〕**犀角**伤寒头痛寒热，诸毒气痛。**童尿**寒热头痛至极者，一盏，入葱、豉煎服，陶隐居盛称之。

【风寒湿厥】〔草谷菜果〕**川芎**风入脑户头痛，行气开郁，必用之药。风热及气虚，为末茶服；偏头风，浸酒服；卒厥，同乌药末服。**防风**头面风去来。偏正头风，同白芷，蜜丸服。**天南星**风痰头痛，同荆芥丸服；痰气，同茴香丸服；妇人头风，为末酒服。**乌头**风寒痛；同葱汁丸，或同钟乳、全蝎丸，治气虚痛；同全蝎、韭根丸，肾厥痛；同釜墨，止痰厥痛。**天雄**头面风去来痛。**草乌头**偏正头风，同苍术，葱汁丸服。**白附子**偏正头风，同牙皂末服；痰厥痛，同半夏、南星丸服。**地肤子**雷头风肿，同生姜擂酒服，取汗。**杜衡**风寒头痛初起，末服，发汗。**蒴藋**煎酒取汁。**蓖麻子**同川芎烧服，取汗。**萆薢**同虎骨、旋覆花研酒服，治洗头风。**菖蒲**头风泪下。**杜若**风入脑户，痛肿涕泪。**胡芦巴**气攻痛，同三棱、干姜末，酒服。**牛膝**脑中痛。**当归**煮酒。**地黄 芍药**并血虚痛。**葳蕤 天麻 人参 黄芪**并气虚痛。**苍耳 大豆黄卷**并头风痹。**胡麻**头面游风。**百合**头风目眩。**胡荽 葱白 生姜**并风寒头痛。**杏仁**时行头痛，解肌。风虚，痛欲破，研汁，入粥食，得大汗即解。**茱萸**厥阴头痛呕涎，同姜、枣、人参煎服。**蜀椒 枳椇** 〔木石虫兽〕**柏实**并主头风。**桂枝**伤风头痛自汗。**乌药**气厥头痛，及产后头痛，同川芎末，茶服。**山茱萸**脑骨痛。**辛夷 伏牛花 空青 曾青**并风眩头痛。**石硫黄**肾厥头痛、头风，同消石丸服。同胡粉丸服。同食盐丸服。同乌药丸服。**蜂子 全蝎 白僵蚕**葱汤服，或入高良姜，或以蒜制为末服，治痰厥、肾厥痛。**白花蛇**脑风头痛，及偏头风，同南星、羊肉头脑大风，汗出虚劳……

【吐痰】见风及痰饮。

【外治】**谷精草**为末嗜鼻，调糊贴脑，烧烟熏鼻。**延胡索**同牙皂、青黛为丸。**瓜蒂 藜芦 细辛 苍耳子 大黄 远志 荜茇 高良姜 牵牛**同砂仁、杨梅末。**芸苔子 皂荚 白棘针**同丁香、麝香。**雄黄**同细辛。**玄精石消石 人中白**同地龙末，羊胆为丸。**旱莲汁 萝卜汁 大蒜汁 苦瓠汁**

并鼻。**艾叶**揉丸嗅之，取出黄水。**蓖麻仁**同枣肉纸卷，插入鼻内。**半夏烟木槿子　烟龙　脑烟**并熏鼻。

　　阐发头痛主治药，首先阐释其病因病机，主要为外感、气虚、血虚、风热、湿热、寒湿、痰厥、肾厥、真痛、偏痛。一般右属风虚，左属痰热。继而，从引经药、湿热痰湿、风寒湿厥、吐痰、外治5个方面，介绍其主治用药。

1. 引经药介绍

　　太阳引经药：麻黄、藁本、羌活、蔓荆子。阳明引经药：白芷、葛根、升麻、石膏。少阳引经药：柴胡、川芎。太阴引经药：苍术、半夏。少阴引经药：细辛。厥阴引经药：吴茱萸、川芎。

2. 湿热痰湿主治药

　　草部。如黄芩，治风湿、湿热、相火、头痛等。荆芥，具有散风热、清头目之功，作枕，祛头项风。薄荷，除风热，清头目。菊花，治头目风热肿痛。蔓荆子，治头痛、脑鸣、目泪。水苏，治风热痛。半夏，治痰厥头痛。瓜蒌，治热病头痛。香附子，治气郁头痛。大黄，治热厥头痛。钩藤，平肝风心热。茺蔚子，治疗血逆、大热头痛。木通、青黛、大青叶、白鲜皮、茵陈、白蒿、泽兰、沙参、丹参、知母、吴蓝、红景天，具有主治天行头痛之功。前胡、旋覆花，亦可治头痛。

　　菜果部。如竹笋，主治痰热头痛。东风菜、鹿藿、苦苴，治风热头痛。

　　木石部。如枳壳，主治痰气头痛。榉皮，治时行头痛，热结于肠。枸杞子，治疗寒热头痛。竹茹，治疗饮酒人头痛。竹叶、竹沥、荆沥，主治痰热头痛。黄柏、栀子、茯苓、白垩土，治疗湿热头痛。石膏，治疗阳明头痛如裂、壮热。铁粉，治疗头痛鼻塞。

　　兽人部。如犀角，治疗伤寒头痛寒热、诸毒气痛。

3. 风寒湿厥主治药

草谷菜果部。如川芎，治风入脑户头痛，能行气开郁。防风，治头面风。天南星，治风痰头痛。天雄，治头面风去来痛。草乌头，治偏正头风。白附子，治偏正头风。地肤子，治雷头风肿。杜衡，治风寒头痛初起。石菖蒲，治头风泪下。杜若，治风入脑户、痛肿涕泪。胡芦巴，治气攻作痛。牛膝，治脑中痛。当归、地黄、芍药，主治血虚痛。葳蕤、天麻、人参、黄芪，主治气虚痛。苍耳、大豆黄卷，主治头风痹。胡麻，治疗头面游风。百合，治头风目眩。胡荽、葱白、生姜，主治风寒头痛。苦杏仁，治疗时行头痛。吴茱萸，治疗厥阴头痛呕涎。蜀椒、枳椇，亦可治疗头痛。

木石虫兽部。如柏实，主治头风。桂枝，治疗伤风、头痛、自汗。乌药，治疗气厥头痛及产后头痛。山茱萸，治疗脑骨痛。辛夷、伏牛花、空青、曾青，主治风眩头痛。石硫黄，治疗肾厥头痛、头风。白花蛇，治疗脑风头痛及偏头风。

4. 外治药

谷精草，研末噙鼻，调糊贴脑，烧烟熏鼻。延胡索，同牙皂、青黛制成丸。瓜蒂、藜芦、细辛、苍耳子、大黄、远志、荜茇、高良姜、牵牛，同砂仁、杨梅研末。芸苔子、皂荚、白棘针，同丁香、麝香。雄黄同细辛。玄精、石消石、人中白，同地龙末、羊胆制成丸。墨旱莲汁、萝卜汁、大蒜汁、苦瓜汁，滴鼻。艾叶，揉丸，嗅之。蓖麻仁，同枣肉用纸卷，插入鼻内。半夏、烟木槿子、烟龙、脑烟，熏鼻。

（十四）眩运（眩晕）主治药

《本草纲目·第三卷·百病主治药下》眩运："眩是目黑，运是头旋，皆是气虚挟痰，挟火，挟风，或挟血虚，或兼外感四气。"

【风虚】〔草菜〕**天麻**目黑头旋，风虚内作，非此不能除，为治风神药，名定风草。首风旋运，消痰定风，同川芎，蜜丸服。术头忽眩运，瘦削食土，同面丸服。**荆芥**头旋目眩。产后血运欲死，童尿调服。**白芷**头风、血风眩运，蜜丸服。**苍耳子**诸风头旋，蜜丸服；女人血风头旋，闷绝不省，为末酒服，能通顶门。**菊苗**男女头风眩运，发落有痰，发则昏倒，四月收，阴干为末，每酒服二钱。秋月收花浸酒，或酿酒服。**蒴藋根**头风旋运，同独活、石膏煎酒服。产后血运，煎服。**贝母**洗洗恶风寒，目眩项直。**杜若**风入脑户，眩倒，目䀮䀮。**钩藤**平肝风心火，头旋目眩。**排风子**目赤头旋，同甘草、菊花末。**当归**失血眩运。川芎煎服。**川芎**首风旋运。**红药子**产后血晕。**附子　乌头　薄荷　细辛　木香　紫苏　水苏　白蒿　飞廉　卷柏　蘼芜　羌活　藁本　地黄　人参　黄芪　升麻　柴胡　山药**并治风虚眩运。**生姜**〔木虫鳞兽〕**松花**头旋脑肿，浸酒饮。**槐实**如在车船上。**蔓荆实**脑鸣昏闷。**伏牛花　丁香　茯神　茯苓　山茱萸　地骨皮　全蝎　白花蛇　乌蛇**并头风眩运。**鹿茸**眩晕，或见一为二。半两煎酒，入麝服。**驴头**中风头眩，身颤，心肺浮热，同豉煮食。**兔头骨及肝　羚羊角　羊头蹄及头骨　羊肉　牛胃　猪脑　猪血　熊脑**并主风旋瘦弱。

【痰热】〔草菜〕**天南星**风痰眩运吐逆，同半夏、天麻、白面煮丸。**半夏**痰厥昏运，同甘草、防风煎服。风痰眩运，研末水沉粉，入朱砂丸服。金花丸：同南星、寒水石、天麻、雄黄、白面，煮丸服。**白附子**风痰，同石膏、朱砂、龙脑丸服。**大黄**湿热眩运，炒末茶服。**旋覆花　天花粉　前胡　桔梗　黄芩　黄连　泽泻　白芥子**痰烦运，同黑芥子、大戟、甘遂、芒硝、朱砂丸服。〔果木〕**橘皮　荆沥　竹沥**头风旋运目眩，心头漾漾欲吐。**枳壳　黄柏　栀子**〔金石〕**石胆**女人头运，天地转动，名曰心眩，非血风也。以胡饼剂和，切小块焙干，每服一块，竹茹汤下。**云母**中风寒热，如在舟船上。同恒山服，吐痰饮。**石膏**风热。铅、汞结砂。**硫黄　消石**并除上盛下虚，痰涎眩运，同川芎末服。**鸱头**头风旋运，同蔄茹，白术丸服。

【外治】甘蕉油吐痰。**瓜蒂**吐痰。痰门吐法可用。**茶子**头中鸣响，为末嚏鼻。

关于眩晕的概念，眩指目黑，晕指头旋。继而明言其核心病机为气虚挟痰、挟火、挟风，或挟血虚，或兼外感四气。然后，从风虚、痰热、外治3个方面论述眩晕之主治药。

1. 风虚主治药

草菜部。如天麻，治目黑头旋、风虚内作，为治风要药，又名定风草。荆芥，治头旋目眩、产后眩晕。白芷，治头风、血风眩晕。苍耳子，治诸风头旋，治女人血风头旋、烦闷昏厥、不省人事。菊苗，治男女头风眩晕、头发脱落、咽喉有痰，发病则昏倒。莙蕁根，治头风眩晕，调产后血运。贝母，治恶风寒、头晕目眩、颈项强直。杜若，治风入脑户、眩晕昏倒、目昏。钩藤，平肝风心火，治头旋目眩。排风子，治目赤头旋。当归，治失血眩晕。川芎，治头风眩晕。红药子，治产后血晕。附子、乌头、薄荷、细辛、木香、紫苏、水苏、白蒿、飞廉、卷柏、蘼芜、羌活、藁本、地黄、人参、黄芪、升麻、柴胡、山药，治风虚眩晕。

木虫鳞兽部。如松花，治头旋脑肿。槐实，治疗头晕目眩。蔓荆子，治实邪所致脑鸣昏冒。伏牛花、丁香、茯神、茯苓、山茱萸、地骨皮、全蝎、白花蛇、乌蛇，治头风眩晕。鹿茸，治眩晕或视物不清。兔头骨及肝、羚羊角、羊头蹄及头骨、羊肉、牛胃、猪脑、猪血、熊脑，治风证眩晕，以及身体瘦弱。

2. 痰热主治药

草菜部。如天南星，治风痰眩晕吐逆。半夏，治痰厥昏晕、风痰眩晕。大黄，治湿热眩晕。旋覆花、天花粉、前胡、桔梗、黄芩、黄连、泽泻、芥子，治痰烦眩晕。

果木部。如橘皮、荆沥、竹沥，治头风之眩晕目眩、恶心欲吐。

金石部。如石胆，治女人头晕目眩，非血风所为。云母，治中风寒热、头晕目眩。石膏，治风热。硫黄、硝石，除上盛下虚，治痰涎眩晕。鸱头，治头风眩晕。

3. 外治药

甘蕉油，吐痰涎。瓜蒂，吐痰涎，痰病吐法可用。茶子，治头中鸣响，研细末吸入鼻。

（十五）崩中漏下主治药

《本草纲目·第三卷·百病主治药下》崩中漏下："月水不止，五十行经。"

【调营清热】当归漏下绝孕，崩中诸不足。**丹参**功同当归。**川芎**煎酒。**生地黄**崩中及经不止，擂汁，酒服。**芍药**崩中痛甚，同柏叶煎服；经水不止，同艾叶煎服。**肉苁蓉**血崩，绝阴不产。**人参**血脱益阳，阳生则阴长。**升麻**升阳明清气。**柴胡**升少阳清气。**防风**炙研，面糊煮，酒服一钱，经效。**白芷**主崩漏，入阳明经。**香附子**炒焦，酒服，治血如崩山，或五色漏带，宜常服之。**黄芩**主淋漏下血，养阴退阳，去脾经湿热。阳乘阴，崩中下血，研末，霹雳酒服一钱；四十九岁，月水不止，条芩醋浸七次，炒研为丸，日服。**青蘘**汁服半升，立愈。**鸡冠花及子**为末，酒服。**大、小蓟**汁煎服。或浸酒饮。**菖蒲**产后崩中，煎酒服。**蒲黄**止崩中，消瘀血，同五灵脂末炒，煎酒服。**凌霄花**为末，酒服。**茜根**止血内崩，及月经不止。五十后行经，作败血论，同阿胶、柏叶、黄芩、地黄、发灰，煎服。**三七**酒服二钱。**石韦**研末，酒服。**水苏**煎服。**柏叶**月水不止，同芍药煎服；同木贼炒，末服。**槐花**漏血，烧研酒服。血崩不止，同黄芩，烧秤锤酒服。**淡竹茹**崩中，月水不止，微炒，水煎服。**黄麻根**水煎。**甜瓜子**月经太过，研末，水服。**黑大豆**月水不止，炒焦，冲酒。**白扁豆花**血崩，焙研，饮服。蒸饼烧研，饮服。**延胡索**因损血崩，煮酒服。**缩砂**焙研，汤服。**益智子**同上。**椒目**焙研，酒服。**胡椒**同诸药，丸服。**艾叶**漏血，崩中不止，同干姜、阿胶，煎服。**木莓根皮**煎酒，止崩。**续断 石莲子 蠡实 茅根 桃毛 小蓟 冬瓜仁 松香 椿根白皮 鹿角 鹿茸 鹿血 猪肾 乌骨鸡 丹雄鸡 鸡内金 雀肉 鳖尾 蚌壳 文蛤 海蛤 鲍鱼**并主漏下崩中。**毛蟹壳**崩中腹痛，烧研，饮服。**牡蛎**崩中及月水不止，煅研，艾煎醋膏，丸服。**鳖甲**漏下五色，醋炙研，酒服。同干姜、诃黎勒，丸服。**紫铆**经水不止，末服。**鳔胶**崩中赤白，焙研，鸡子煎饼食，酒下。**阿胶**月水不止，炒焦，酒服，和血滋阴。**羊肉**崩中垂死，煮归、芎干姜服。

【止涩】**棕灰**酒服。**莲房**经不止，烧研，酒服；血崩，同荆芥烧服；产后崩，同香附烧服。**败瓢**同莲房，烧服。**丝瓜**同棕烧服。**木耳**炒黑，同发灰服，取汗。**桑耳**烧黑，水服。**槐耳**烧服。**乌梅**烧服。**梅叶**同棕灰服。**荷叶**烧服。**桃核**烧服。**胡桃**十五个，烧研，酒服。壳亦可。**甜杏仁黄皮**烧服……**蚕蜕 纸灰**同槐子末服。**百草霜**狗胆汁服。**松烟墨**漏下五色，水服。**乌龙尾**月水不止，炒，同荆芥末服。**绵花子**血崩如泉，烧存性，酒服三钱。**贯众**煎酒。**丁香**煎酒。**地榆**月经不止，血崩，漏下赤白，煎醋服。**三七**酒服……**鬼箭羽 城东腐木 石胆 代赭石 白垩土 玄精石 硇砂 五色石脂 太乙余粮**并主赤沃崩中，漏下不止。**赤石脂**月水过多，同补骨脂末，米饮服二钱。**禹余粮**崩中漏下五色，同赤石脂、牡蛎、乌贼骨、伏龙肝、桂心，末服。**伏龙肝**漏下，同阿胶、蚕沙末，酒服。**五灵脂**血崩不止，及经水过多，半生半炒，酒服，能行血止血。为末熬膏，入神曲，丸服；烧存性，铁锤烧淬，酒服。**鹊巢**积年漏下，烧研，酒服。**牛角**烧研，酒服。**羊胫骨**月水不止，煅，入棕灰，酒服。**狗头骨**血崩，烧研，糊丸，酒服。

此节阐释崩中漏下的病因病机，归纳为月水不止，五十行经。崩中漏下的主治药从调营清热、止涩两个方面介绍。

1. 调营清热主治药

当归，治漏下绝孕、崩中诸不足病证。丹参，其功用同当归。川芎，煎酒服。生地黄，治崩中及月经不止。芍药，主治崩中疼痛、经水不止。肉苁蓉，主治血崩、绝阴不产。人参，主治血脱，有益阳之功，使其阳生则阴长。升麻，升阳明清气。柴胡，升少阳清气。白芷，主治崩漏，入阳明经。香附子，治血崩或五色漏带。黄芩，主治淋漏下血，以养阴退阳，祛脾经湿热。鸡冠花，与其子为末，用酒服。大蓟、小蓟汁煎服。石菖蒲，治产后崩中。蒲黄，止崩中，消瘀血。凌霄花，研为末，用酒服。茜根，止血内崩，治月经不止。妇人50岁后行经，作为瘀血论治，同阿胶、柏叶、黄芩、地黄、发灰煎服。三七，酒服。石韦研末，酒服。水苏、柏叶，治月水不止。槐花，治漏血、血崩不止。淡竹茹，治崩中、月水不止。黄麻根、甜瓜子，治月经太过。黑大豆，治月经不止。白扁豆花，治血崩。延胡索，治疗因损导致的血崩。艾叶，治漏血、崩中不止。木莓根皮，止崩。续断、石莲子、蠡实、白茅根、桃毛、小檗、冬瓜仁、松香、椿根白皮、鹿角、鹿茸、鹿血、猪肾、乌骨鸡、丹雄鸡、鸡内金、雀肉、鲎尾、蚌壳、文蛤、海蛤、鲍鱼，可治漏下崩中。毛蟹壳，治疗崩中腹痛。牡蛎，主治崩中及月经不止。鳖甲，主治漏下五色。紫铆，治经水不止。鳔胶，治崩中赤白。阿胶，主治月经不止，以和血滋阴。羊肉，治崩中垂死。

2. 止涩主治药

棕灰，酒服。莲房，治月经不止、血崩及产后血崩。丝瓜，同荆芥烧服。木耳，炒黑，与血余炭同服。桑耳，烧黑。槐耳，烧服。乌梅，烧服。梅叶，与棕灰同服。荷叶，烧服。桃核，烧服。胡桃，烧研，酒。甜杏仁（黄皮）烧服。百草霜，用狗胆汁服。松烟墨，治漏下五色。乌龙尾，治月经不止。绵花子，治血崩。贯众，煎酒服。丁香，煎酒服。地榆，治月经不止、血崩、漏下赤白。三七，酒服。鬼箭羽、赭石、玄精石、五色石脂、太乙余粮等，主治下赤白黏液、崩中、漏下不止。赤石脂，治月经过多。禹余粮，治崩中漏下五色。伏龙肝，治漏下。五灵脂，治血崩不止及经水过多。鹊巢，主治积年漏下。牛角、羊胫骨治月经不止。狗头骨，治血崩。

（十六）产后病主治药

《本草纲目·第三卷·百病主治药下》产后：【补虚活血】**人参**血运，同紫苏、童尿，煎酒服。不语，同石菖蒲，石莲肉煎服。发喘，苏木汤服末二钱。秘塞，同麻仁、枳壳，丸服。诸虚，同当归、猪肾煮食。**当归**血痛，同干姜末服。自汗，同黄芪、白芍药，煎服。**蒲黄**血运、血癥、血烦、血痛，胞衣不下，并水服二钱。或煎服。**苏木**血运、血胀、血噤，及气喘欲死，并煎服。**黄芪**产后一切病。**杜仲**诸病，枣肉丸服。**泽兰**产后百病。根，作菜食。**益母草**熬膏，主胎前、产后诸病。**茺蔚子**同上。**地黄**酿酒，治产后百病。酒服，下恶血。**桃仁**煮酒。**薤白** **何首乌**并主产后诸疾。**麻子仁**浸酒，去瘀血，产后余疾。**玄参** **蜀椒** **蚺蛇膏** **蛏** **淡菜** **阿胶**并主产乳余疾。**童尿**和酒，通治产后恶血诸疾。**羊肉**利产妇字乳余疾。腹痛虚弱，腹痛厥逆，同归、芍、甘草，水煎服。**羊脂**上症，同地黄、姜汁，煎食。**黄雌鸡**产后宜食。或同百合、粳米，煮食。**黑雌鸡**同上。**狗头**产后血奔入四肢，煮食。**繁缕**破血，产妇宜食之，或酒炒，或绞汁，或醋糊丸服。**马齿苋**破血，止产后虚汗及血痢。**芸薹子**行滞血，治产后一切心腹痛。

【血运】**红花**煮酒服，下恶血、胎衣。**茜根**煎水。**红曲**擂酒。**神曲**炒研，汤服。**虎杖**煎水。**夏枯草**汁……**接骨木**血运烦热，煎服。**续断**血运寒热，心下硬，煎服。**红药子**血运腹胀厥逆，同红花煎服。**百合**血运狂言。**香附子**血运狂言，生研，姜、枣煎服。**漆器**烧烟熏。**米醋**炭淬熏。**韭菜**沃熏。

【血气痛】**丹参**破宿血，生新血。**败芒箔**止好血，去恶血，煮酒服。**三七**酒服。**川芎** **三棱** **莪术** **甘蔗根** **延胡索**酒服。**鸡冠花**煎酒。**大黄**醋丸。**虎杖**水煎。**蟹菜** **蒴藋**水煎。**红蓝花**酒煎。**赤小豆** **羊蹄实** **败酱**

牛膝 红曲擂酒。槐耳酒服。姜黄同桂，酒服。郁金烧研，醋服。莲薏生研，饮服。生姜水煎。三岁陈枣核烧。山楂水煎。秦椒 桂心酒服。天竺桂 椶木水煎。质汗 芫花同当归末服。桐木水煎。庵蕳苗或子，童尿、酒煎。刘寄奴煎或末。天仙藤炒研，童尿、酒服。没药同血竭、童尿、酒。慈菇汁，服一升，主血闷攻心欲死。荷叶炒香，童尿服。枳实同酒炒芍药，煎服。石刺木煎汁。紫荆皮醋糊丸服。鬼箭愁痛当归、红花煎。或同四物汤。琥珀入丸、散。荣荑根白皮 升麻煎酒。麻黄煎酒。布包盐煅服。釜下墨酒服。伏龙肝酒服立下。户限下土酒服。自然铜煅，淬醋饮之。铁斧烧，淬酒饮。铁秤锤同上。石珇玗磨水。乌金石烧赤淬酒，同煅过寒水石，末服。姜石同代赭石丸服。蟹爪酒、醋煎服。血不下，煮蟹食之。鸡子白醋吞一枚。羊血血闷欲绝，热饮一升。鹿角烧末，豉汁服。羚羊角烧末，酒服。海马 白僵蚕 五灵脂 伏翼 龙胎 兔头炙热，摩腹痛。

【下血过多】贯众心腹痛，醋炙，研末服。艾叶血不止，同老姜煎服，立止；感寒腹痛，焙熨脐上。紫菀水服。石菖蒲煎酒。槠木皮煎水。椿白皮 桑白皮炙，煎水。百草霜同白芷末服。乌毡皮酒服。并止血。鳝鱼宜食。凌霄花并主产后恶漏淋沥。旋覆花同葱煎服。紫背金盘酒服。小蓟同益母草煎服。代赭石地黄汁和服。松烟墨煅研酒服。

【风痉】荆芥产后中风，痉直口噤，寒热不识人，水煎入童尿、酒服。或加当归。白术同泽泻煮服。羌活研末，水煎。黑大豆炒焦冲酒。豆同上。鸡屎炒焦，冲酒。白鲜皮余痛，中风，水煎服。竹沥 地榆并主产乳痉疾。鸡苏产后中风，恶血不止，煎服。井泉石产后搦搐。鹿肉产后风虚邪僻。

【寒热】柴胡 白马通灰水服。羊角灰酒服。并主产后寒热闷胀。苦参主产后烦热。甘竹根烦热，煮汁。松花壮热，同芎、归、蒲黄、红花、石膏，煎服。知母 猪肾煮食。狗肾煮食。并主产后褥劳寒热。

【血渴】黄芩产后血渴，同麦门冬煎服。紫葛烦渴，煎呷。芋根产妇宜食之，破血。饮汁，止渴。

【咳逆】**石莲子**产后咳逆，呕吐心忡，同黄芩末，水煎服。**壁钱窠**产后咳逆，三五日欲死，煎汁呷之。

【下乳汁】**母猪蹄**同通草煮食，饮汁。**牛鼻**作羹食，不过三日，乳大下。**羊肉**作食。**鹿肉**作食。**鼠肉**作羹食。**死鼠**烧末，酒服。**鲤鱼**烧，服二钱。**鳞灰**亦可。**鲍鱼汁**同麻仁、葱豉，煮羹食。**虾汁**煮汁或羹。**胡麻**炒研，入盐食。**麻子仁**煮汁。**赤小豆**煮汁。**豌豆**煮汁。**丝瓜**烧存性，研，酒服取汗。**莴苣**煎汁服。**子**，研，酒服。**白苣**同上。**木馒头**同猪蹄煮食。**通草**同上。**贝母**同知母、牡蛎粉，以猪蹄汤日服。**土瓜根**研末，酒服，日二。**栝楼根**烧研酒服，或酒、水煎服。**栝楼子**炒研，酒服二钱。**胡荽**煮汁或酒。**繁缕** **泽泻** **细辛** **殷蘖**并下乳汁。**石钟乳**粉漏芦汤调服一钱，乳下止。**石膏**煮汁服。**王不留行**通血脉，下乳汁之神品也。**穿山甲**炮研，酒服二钱，名涌泉散。**蜜蜂子**炒治食。**漏芦** **飞廉** **荆三棱**并煎水洗乳。

【回乳】**神曲**产后无子饮乳，欲回转者，炒研，酒服二钱，此李濒湖自制神方也。**大麦**炒研，白汤服二钱。**缴脚布**勒乳一夜，即回。

【断产】**零陵香**酒服二钱，尽一两，绝孕。**薇衔**食之令人绝孕。**凤仙子**产后吞之，即不受胎。**玉簪花根**产后，同凤仙子、紫葳、丹砂作丸服，不复孕。**马槟榔**经水后，常嚼二枚，井水下，久则子宫冷不孕也。**白面**每经行后，以一升浸酒，三日服尽。**印纸灰**产后，以水服二钱，令人断产。**水银、黑铅**并冷子宫。**牛膝** **麝香** **凌霄花**。

关于产后主治药，围绕产后常见病证之特点，将其分为补虚活血、血运、血气痛、下血过多、风痉、寒热、血渴、咳逆、下乳汁、回乳、断产，从 11 个方面进行阐发，而且还结合药食的使用，切合临床实际。

1. 补虚活血主治药

如人参，主治血虚眩晕、产后失语、产后大便秘结、产后各种虚证。

当归，主治产后血虚疼痛。蒲黄，治血虚眩晕、癥瘕、烦躁、疼痛、胞衣不下。苏木，主治血虚眩晕、胀满、口噤、气喘欲死。黄芪，治产后诸病。杜仲，治产后诸病。泽兰，主治产后百病。益母草，熬膏，主治胎前及产后各种病证。茺蔚子，作用同上。地黄，酿酒服，主治产后诸病。桃仁、薤白、何首乌，主治产后诸病。麻子仁，祛瘀血，治产后余疾。玄参、蜀椒、蝌蛇膏、蛭、淡菜、阿胶，主治产乳余疾。羊肉，有助于产妇哺乳期多种病证的治疗。羊脂，主治同上。黄雌鸡，产后宜食。狗头，治产后血虚头晕目眩。繁缕，破血行血，产妇宜食。马齿苋，破血行血，可治产后虚汗及血痢。芸薹子，可活血化瘀，治产后心腹痛。

2. 血运（血晕）主治药

血运，即血晕。红花煮酒服，下恶血、胎衣。茜根、红曲、神曲、虎杖、夏枯草、接骨木，治血晕烦热。续断，治血晕寒热、心下硬满。红药子，治血晕腹胀厥逆。百合，治疗血晕狂言。香附子，治血晕狂言。

3. 血气痛主治药

如丹参，破除宿血，生新血。败芒箔，祛瘀止血。三七、川芎、三棱、莪术、甘蔗根、延胡索、鸡冠花，酒服，活血止痛。红蓝花，酒煎服。赤小豆、羊蹄实、败酱草、牛膝、郁金、莲薏、山楂、秦椒、桂心、芫花、当归、刘寄奴、天仙藤、没药、血竭、慈菇汁，活血行气，主治血闷攻心欲死。

4. 下血过多主治药

如贯众，治心腹痛。艾叶，治下血不止、感寒腹痛。凌霄花，主治产后恶漏淋漓。小蓟，同益母草煎服。赭石，地黄汁和服。

5. 风痉主治药

如荆芥，治产后中风、痉直口噤、寒热不识人。白鲜皮，治余痛、中风。竹沥、地榆，主治产乳痉疾。鸡苏，治产后中风、恶血不止。井泉石，治产后搦搐。鹿肉，治产后易受风邪。

6. 寒热主治药

如柴胡，主治产后寒热闷胀。苦参，主治产后烦热。甘竹根，治烦热。松花，主治壮热。知母、猪肾、狗肾，煮食，主治产后虚弱寒热。

7. 血渴主治药

如黄芩，治产后血渴。紫葛，治烦渴。芋根，产妇宜食，可破血化瘀。

8. 咳逆主治药

如石莲子，主治产后咳逆、呕吐、心悸、怔忡。

9. 下乳汁主治药

如母猪蹄，同通草煮食，饮汁。牛鼻，作羹食，可通乳。羊肉、鹿肉，作食服。鼠肉，作羹食。鲤鱼烧、鳞灰亦可。鲍鱼汁，同麻仁、葱豉，煮羹食。虾汁，煮汁或羹。胡麻，炒研末。麻子仁、赤小豆、豌豆，煮汁服。莴苣，煎汁服。贝母与知母、牡蛎粉，以猪蹄汤同食。天花粉，烧研酒服。瓜蒌子，炒研，酒服。胡荽，煮汁或酒服。繁缕、泽泻、细辛、殷蘖，皆有下乳汁之功。石钟乳粉，漏芦汤调服，至乳下停服。石膏，煮汁服。王不留行，通畅血脉，是下乳汁之神品。穿山甲，炮研，酒服，又称为涌泉散。蜜蜂子，炒治食。

10. 回乳主治药

如神曲，治产后欲回乳，炒研末，酒服，此乃李时珍自制方。大麦，炒研末。

11. 断产主治药

如零陵香，酒服，绝孕。薇衔，食服，使人绝孕。凤仙子，产后吞服，不再受胎。玉簪花根，产后同凤仙子、紫葳、丹砂作丸服，不再孕。马槟榔，月经过后常嚼，井水送服，久则子宫冷不再受孕。水银、黑铅，皆可使子宫寒冷。牛膝、麝香、凌霄花，也具有此类功效。

（十七）小儿惊痫主治药

《本草纲目·第三卷·百病主治药下》小儿惊痫："有阴、阳二症。"

【阳证】**甘草**补元气，泻心火。小儿撮口发噤，煎汁灌之，吐去痰涎。**黄连**平肝胆心火。**胡黄连　黄芩**小儿惊啼，同人参末服。**防风**治上焦风邪，四肢挛急。**羌活**诸风痫痉，去肾间风，搜肝风。**白鲜皮**小儿惊痫。**老鸦蒜**主急惊，同车前贴手足。**龙胆**骨间寒热，惊痫入心。**细辛**小儿客忤，同桂心纳口中。**薇衔**惊痫吐舌。**薄荷**去风热。**荆芥**一百二十惊，同白矾丸服。**牡丹**惊痫阳证。**藁本**痫疾脊厥而强。**莽草**摩风痫，日数十发。**半夏**吹鼻。**青黛**水服。**蓝叶**同凝水石，敷头上。**女萎　女菀　紫菀　款冬花**惊痫寒热。**蜀羊泉**小儿惊。**蛇莓**孩子口噤，以汁灌之。**凌霄花**百日儿无故口青不乳，同蓝叶、消、黄丸服。**葛蔓**小儿口噤，病在咽中，烧灰点之。**钩藤**小儿寒热，十二惊痫阳证，客忤胎风，同甘草煎服。**石菖蒲**客忤惊痫。**李叶**浴惊痫。**杏仁　柏子仁**小儿夜啼惊痫，温水服之。**乳香**同甘遂服。**没药**盘肠气痛，同乳香服。**阿魏**盘肠痛，同蒜炮，丸服。**安息香**烧之，辟惊。**芦荟**镇心除热。**夜合花枝**小儿撮口，煮汁拭洗。**榆花**浴小儿痫热。**芜荑**惊后失音，同曲、蘗、黄连，丸服。**龙脑**入心经，为诸药使。**桑根白皮**汁治天吊惊痫客忤。**枳壳**惊风搐搦痰涎，同豆豉末，薄荷汁服。**荆沥**心热惊痫。**茯苓　茯神**惊痫。**琥珀**胎惊，同防风、朱砂末服；胎痫，同朱砂、全蝎末服。**淡竹叶　青竹茹　竹沥**惊痫天吊，口噤烦热。**天竹黄**惊痫天吊，去诸风热……**腊雪**小儿热啼……**铁粉**惊痫发热多涎，镇心抑肝，水服少许。或加丹砂。**铁精**风痫。**铁华粉**虚痫。**剪刀股**惊风。**马衔**风痫。**白玉**小儿惊啼，同寒水石涂足心。**紫石英**补心定惊。风热瘛疭，同寒水石诸药，煎服。**菩萨石**热狂惊痫。**朱砂**色赤入心，心热非此不除。月内惊风欲死，磨水涂五心；惊热多啼，同牛黄末服；客忤卒死，蜜服方寸匕；惊忤不语，血入心窍，猪心血丸服；急惊搐搦，同天南星、全蝎末服……**磁石**养肾止惊，炼水饮。**玄石　代赭**小儿惊风入腹。急惊搐搦不定，火煅醋淬，金箔汤服一钱。**石绿**同轻粉，吐急惊。**礞石**惊风痰涎，煅研服，亦丸服。**金牙石　蛇黄　雷墨　盐豉**小儿撮口，贴脐灸之。**露蜂房**惊痫瘛疭寒热，煎汁服。**螳螂**定惊搐，同蜈蚣、蛴螬，嗜鼻。**天浆子**急慢惊风，研汁服；同全蝎、朱砂丸服；噤风，同蜈蚣烧，丸服；脐风，同僵蚕、腻粉灌之。**白僵蚕**惊痫客忤，去风痰。撮口噤风，为末蜜服……**全蝎**小儿惊痫风搐，薄荷包灸研服；胎惊天吊，入朱砂、麝香，或丸服；风痫及慢惊，用石榴煅过末服；慢惊，同白术、麻黄末服；脐风，同麝香。**玳瑁**清热，止急惊客忤。**鳖甲**小儿惊痫，灸研乳服。**真珠**小儿惊热。**田螺壳**惊风有痰。**牡蛎**安神去烦，小儿惊痫。**龙骨**小儿热气惊痫，安神定魂魄。**龙齿**小儿五惊十二痫，身热不可近。**龙角**惊痫瘛疭，身热如火。**鲮鲤甲**肝惊。**守宫**风痉惊痫。心虚惊痫。**蛇蜕**小儿百二十种惊痫瘛疭，弄舌摇头。**白花蛇**小儿风热，急慢惊风搐搦。**乌蛇　鲤鱼脂**小儿惊忤诸痫……**鸭肉**小儿热惊。**鸡冠血**小儿卒惊，客忤搐吊。**白雄鸡血**惊风不醒，抹唇、口、脑。亦治惊痫。**鸡子**止惊。**伏翼**小儿惊，酿朱砂烧研服；慢惊，灸焦，同人中白、蝎、麝，丸服。**五灵脂**小儿惊风五痫……**牛胆**治惊风有奇功……**牛黄**惊痫寒热，竹沥调服，或蜜调，或入朱砂。**驼黄**风热惊疾……**牛黄及角　野猪　黄及脂　熊胆**惊痫瘛疭，竹沥化服。**羚羊角**平肝定风。**麝香**惊痫客忤惊啼，通诸窍，开经络，透肌骨，辟邪气。**狐肝　胆**惊痫寒热搐搦……

【阴证】黄芪补脉泻心。**人参**同黄芪、甘草，治小儿胃虚而成慢惊，为泻火补金、益土平木之神剂。**桔梗**主小儿惊痫。

　　关于小儿的惊痫病机，主要归纳为阴证和阳证。其主治药主要从阳证、阴证两个方面展开阐释。

1. 阳证主治药

　　如甘草，补元气，泻心火，治小儿撮口发噤。黄连，平肝胆心火。胡黄连、黄芩，主治小儿惊啼。防风，治上焦风邪、四肢挛急。羌活，治疗诸风痫痓，祛肾间风，搜肝风。白鲜皮，治小儿惊痫。老鸦蒜，主治急惊，同车前草贴敷手足。龙胆草，治骨间寒热、惊痫入心。细辛，治小儿客忤。薇衔，治惊痫吐舌。薄荷，祛风热。荆芥，治惊。牡丹，治惊痫阳证。藁本，治痫疾脊厥而强。莽草，摩治风痫。半夏，吹鼻。青黛，水送服。蓝叶，同凝水石，敷头上。女萎、女菀、紫菀、款冬花，治疗惊痫寒热。蜀羊泉，治小儿惊。蛇莓，治小儿口噤。凌霄花，治疗百日儿无故口青不乳。葛蔓，治小儿口噤。钩藤，治小儿寒热、十二惊痫阳证、客忤胎风。石菖蒲，治客忤惊痫。李叶，浴洗，治惊痫。苦杏仁、柏子仁，治小儿夜啼惊痫。乳香、没药，治盘肠气痛。阿魏，治盘肠痛。安息香，辟惊。芦荟，镇心除热。夜合花枝，治小儿撮口。榆花，浴洗，治小儿痫热。芜荑，治惊后失音。龙脑，入心经，为诸药使药。桑根白皮，磨汁，治天吊惊痫客忤。枳壳，治惊风搐搦痰涎。荆沥，治心热惊痫。茯苓、茯神，治惊痫。琥珀，治胎惊。淡竹叶、青竹茹、竹沥，治惊痫天吊、口噤烦热。天竺黄，治惊痫天吊，祛风热。腊雪，治小儿热啼。铁粉，治惊痫发热多涎，镇心抑肝。铁精，治风痫。铁华粉，治虚痫。剪刀股，治惊风。马衔，治风痫。白玉，治小儿惊啼。紫石英，补心定惊。朱砂，色赤入心，除心热。磁石，养肾止惊。玄石、赭石，治小儿惊风入腹、急惊搐搦不定。礞石，治惊风痰涎。金牙石、蛇黄、雷墨、盐豉，治小儿撮口。露蜂房，治惊痫瘈疭寒热。螳螂，定惊搐。天浆子，治急慢惊风。僵蚕，祛风痰，主治惊痫客忤、撮口噤风。全蝎，治小儿惊痫风搐、风痫及慢惊风。鳖甲，治小儿惊痫。珍珠，治小儿惊热。田螺壳，治惊风有痰。牡蛎，安神祛烦，治小儿惊痫。龙骨，治小儿热气惊痫，安神定魂魄。龙齿，治小儿五惊十二痫，身热不可近。龙角，治惊痫瘈疭、身热如火。鲮鲤甲，治肝惊。守宫，主治风痓惊痫、心虚惊痫。蛇蜕，主治小儿惊痫瘈疭、弄舌摇头。白花蛇，治小儿风热、急慢惊风抽搐。乌蛇、鲤鱼脂，治小儿惊忤诸痫。鸭肉，治小儿热惊。鸡冠血，治小儿卒惊、客忤搐吊。白雄鸡血，治惊风不醒。鸡子，止惊。伏翼（蝙蝠），治小儿惊风。五灵脂，治小儿惊风五痫。牛胆，治惊风。牛黄，治惊痫寒热。羚羊角，平肝定风。麝香，治惊痫客忤惊啼，通诸窍，开经络，透肌骨，辟邪气。

2. 阴证主治药

如黄芪，补脉泻心。人参，与黄芪、甘草同用，治小儿胃虚而成慢惊，为泻火补金、益土平木之剂。桔梗，治小儿惊痫。

总之，《本草纲目》"百病主治药"以病证为纲，依次列出相关病证的辨治要点，再提出病证的治疗法则，然后以所治病证相应的用药为目，将药物按其分部和主治进行分类，其介绍结合用药机制阐释，使用方法有单味及配伍，有内服，有外用，以及汤、散、丸等多种剂型，对临床实际应用颇有启示。

二、《本草纲目》医案研究

《本草纲目》尚无医案的专题论述，有关医案的内容穿插出现于药性理论或药物功用阐发中，如在《本草纲目》药物解说的"发明"、《本草纲目·序例·第一卷》关于药物理论阐释等篇章，常可见与药物功用相关的医案记载，或实际运用举例。其中有前贤的相关陈述，有李时珍的用药所得，亦有援引古代医学著作之记录，还有来自民间的应用经验。可见，医案既是药物作用原理阐述的延伸，又是李时珍将药学理论联系临床、学以致用的典型范例。《本草纲目》所载医案分散，且数量有限，笔者对其医案收集选择，分为11种，医案之后以按语的形式进行解读，有助于药物作用与临床应用的深入理解。

（一）腹泻案

1. 补骨脂补肾温涩治腹泻

《本草纲目·草部·第十四卷》补骨脂："【发明】〔颂曰〕破故纸今人多以胡桃合服，此法出于唐郑相国。自叙云：予为南海节度，年七十有五。越地卑湿，伤于内外，众疾俱作，阳气衰绝，服乳石补药，百端不应。元和七年，有诃陵国舶主李摩诃，知予病状，遂传此方并药。予初疑而未服，摩诃稽首固请，遂服之。经七八日而觉应验。自尔常服，其功神效。十年二月，罢郡归京，录方传之。用破故纸十两，净择去皮，洗过曝，捣筛令细。胡桃瓤二十两，汤浸去皮，细研如泥，更以好蜜和，令如饴糖，瓷器盛之。旦日以暖酒二合，调药一匙服之，便以饭压。如不饮酒人，以暖熟水调之，弥久则延年益气，悦心明目，补添筋骨。但禁芸苔、羊血，余无所忌。此物本自外番随海舶而来，非中华所有。番人呼为补骨脂，语讹为破故纸也。王绍颜续传信方，载其事颇详，故录之。〔时珍曰〕此方亦可作丸，温酒服之。按白飞霞《方外奇方》云：破故纸属火，收敛神明，能使心包之火与命门之火相通。故元阳坚固，骨髓充实，涩以治脱也。胡桃属木，润燥养血。血属阴，恶燥，故油以润之。佐破故纸，有木火相生之妙。故语云：破故纸无胡桃，犹水母之无虾也。又破故纸恶甘草，而瑞竹堂方青娥丸内加之，何也？岂甘草能调和百药，恶而不恶耶？又许叔微学士《本事方》云：孙真人言补肾不若补脾，予曰补脾不若补肾。肾气虚弱，则阳气衰劣，不能熏蒸脾胃。脾胃气寒，令人胸膈痞塞，不进饮食，迟于运化，或腹胁虚胀，或呕吐痰涎，或肠鸣泄泻。譬如鼎釜中之物，无火力，虽终日不熟，何能消化？济生二神丸，治脾胃虚寒泄泻，用破故纸补肾，肉豆蔻补脾。二药虽兼补，但无斡旋。往往常加木香以顺其气，使之斡旋，空虚仓廪。仓廪空虚，则受物矣。屡用见效，不可不知。"

按语： 首先，参考苏颂之言，破故纸（补骨脂）多与胡桃配伍使用。

苏颂任南海节度使时已 75 岁，当地气候潮湿阴冷，病患伤于内外，多种疾患发作，致阳气衰微，而服用乳石等补药无效。诃陵国舶主李摩诃，得知其病状，遂传此方药，服药七八日后其效应验。从此苏颂经常自服其药，感觉功用甚佳。其辞官回京后，将此方抄录传用。提示若是不饮酒之人，以暖熟水调服，长期服用则延年益气，可使心悦目明，补益筋骨。针对补骨脂的显著疗效，李时珍进一步阐发其作用机制：一是此方亦可作丸剂，以温酒服用。二是其作用机制乃收敛神明，能使心包之火与命门之火相通，具有坚固元阳、充实骨髓、收涩治脱之功用。并指出胡桃属木，润燥养血。血属阴，恶燥，故宜滋阴润之。而胡桃佐破故纸，"有木火相生之妙"。三是阐述李时珍的观点，即补脾不如补肾，认为肾气虚弱，则阳气衰微，不能温煦脾胃，则令人胸膈痞塞，不进饮食，运化迟缓，或腹胁虚胀，或呕吐痰涎，或肠鸣泄泻。譬如"鼎釜中之物，无火力，虽终日不熟"，其注解可谓形象生动。四是举例济生二神丸，主治脾胃虚寒泄泻，用补骨脂补肾，肉豆蔻补脾，二药虽兼补，但无斡旋之力，提出临床常加用木香以顺其气，使之得以斡旋，运化得以实施。

2. 车前子通利水道治腹泻

《本草纲目·草部·第十六卷》车前："【发明】〔弘景曰〕车前子性冷利，仙经亦服饵之，云令人身轻，能跳越岸谷，不老长生也。〔颂曰〕车前子入药最多。驻景丸用车前、菟丝二物，蜜丸食下服，古今以为奇方也。〔好古曰〕车前子，能利小便而不走气，与茯苓同功。〔时珍曰〕按神仙服食经车前一名地衣，雷之精也，服之形化，八月采之。今车前五月子已老，而云七、八月者，地气有不同尔。唐·张籍诗云：开州午月皆道有神。惭愧文君怜病眼，三千里外寄闲人。观此亦以五月采开州者为良，又可见其治目之功。大抵入服食，须佐他药，如六味地黄丸之用泽泻可也。若单用则泄太过，恐非久服之物。欧阳公常得暴下病，国医不能治。夫人买市人药一帖，进之而愈。力叩其方，则车前子一味为末，米饮服二钱匕。云此药利水道而不动气，水道利则清浊分，而谷藏自止矣。"

按语： 首先根据前人之论，解说车前子的药性、常用配伍及功能特点。即车前子性冷利，服食可使人身轻。车前子入药，临床使用较多，例如，驻景丸用车前子、菟丝子为丸，古今认为是神奇之方。又如，车前子利小便而不走气，与茯苓功用相同。再如，车前子具有治眼病之功效。认为其入药须佐以他药使用，例如六味地黄丸配用泽泻等。

所列医案中，举例欧阳公常得暴下腹泻之病，医治无效，其夫人购买市售之药，服之而愈。询问其药方，乃是单用车前子研为末服用。以此说明车前子通利水道而不动气，其使水道通利，则清浊分明，故腹泻得以治愈。解读至此，使人联想到利小便即实大便之理念，可谓异曲同工之妙。

3. 蜀椒温脾除湿治腹泻

《本草纲目·果部·第三十二卷》蜀椒："【发明】〔颂曰〕服食方：单服椒红补下，宜用蜀椒乃佳。段成式言椒气下达，饵之益下，不上冲也。〔时珍曰〕椒纯阳之物，乃手足太阴、右肾命门气分之药。其味辛而麻，其气温以热。禀南方之阳，受西方之阴。故能入肺散寒，治咳嗽；入脾除湿，治风寒湿痹，水肿泻痢；入右肾补火，治衰溲数，足弱久痢诸证。一妇年七十余，病泻五年，百药不效。予以感应丸五十丸投之，大便二日不行。再以平胃散加椒红、茴香、枣肉为丸与服，遂瘥。每因怒食举发，服之即止。此除湿消食，温脾补肾之验也。按《岁时记》言：岁旦饮椒柏酒以辟疫疠。椒乃玉衡星精，服之令人体健耐老；柏乃百木之精，为仙药，能伏邪鬼故也。吴猛真人《服椒诀》云：椒禀五行之气而生，叶青、皮红、花黄、膜白、子黑。其气馨香，其性下行，能使火热下达，不致上薰，芳草之中，功皆不及。其方见下。时珍窃谓椒红丸虽云补肾，不分水火，未免误人。大抵此方惟脾胃及命门虚寒有湿郁者相宜。若肺胃素热者，大宜远之。故丹溪朱氏云：椒属火，有下达之能。服之既久，则火自水中生。故世人服椒者，无不被其毒也。又《上清诀》云：凡人吃饭伤饱，觉气上冲，心胸痞闷者，以水吞生椒一、二十颗即散。取其能通三焦，引正气，下恶气，消宿食也。又戴原礼云：凡人呕吐，服药不纳者，必有蛔在膈间。蛔闻药则动，动则药出而蛔不出。但于呕吐药中，加炒川椒十粒良，盖蛔见椒则头伏也。观此，则张仲景治蛔厥乌梅丸中用蜀椒，亦此义也。"

按语： 参引苏颂之论，服食方乃是单服椒红而补下，宜用蜀椒为佳。椒气下达，服之益下，而不上冲。李时珍阐发其药性与功用，指出椒为纯阳之物，乃是手足太阴、右肾命门气分之药。其味辛而麻，其气温热，故能入肺散寒，治疗咳嗽；入脾除湿，治疗风寒湿痹、水肿泄利；入右肾补火，治疗肾衰溲频及足弱久痢诸证。举例李时珍诊治之医案：一妇女70余岁，腹泻5年，百药不效。治之以感应丸，而大便不行；再用平胃散加椒红、茴香、枣肉为丸服用，其病缓解。然而每因厌食而病复发，服此药即止。此即蜀椒除湿消食、温脾补肾之验案。

李时珍亦提示，椒红丸虽为补肾，然而不分水火，则难免误人。提示此方唯有脾胃及命门虚寒有湿郁者方宜使用。若肺胃素热者，则不宜使用。参考朱丹溪之言，蜀椒属火，有下达之功，服之既久，则火自水中生，故而世人服椒，则不被其毒。又有《上清诀》之说，凡吃饭过饱，自觉有气上冲，心胸痞闷，以水吞生椒即可消散，取其通三焦、下恶气、消宿食之功效。提示张仲景在乌梅丸中用蜀椒，亦蕴含蛔虫见椒则伏之意。

4. 巴豆辛热散寒治腹泻

《本草纲目·木部·第三十五卷》巴豆："【发明】〔元素曰〕巴豆乃斩关夺门之将，不可轻用。〔震亨曰〕巴豆去胃中寒积。无寒积者勿用。〔元素曰〕世以巴豆热药治酒病膈气，以其辛热能开肠胃郁结也。但郁结虽开，而亡血液，损其真阴。〔从正曰〕伤寒风湿，小儿疮痘，妇人产后，用之下膈，不死亦危。奈何庸人畏大黄而不畏巴豆，以其性热而剂小耳。岂知以蜡匮之，犹能下后使人津液枯竭，胸热口燥，耗却天真，留毒不去，他病转生。故下药宜以为禁。〔藏器曰〕巴豆主症癖气，痞满积聚，冷气血块，宿食不消，痰饮吐水。取青黑大者，每日空腹服一枚，去壳勿令白膜破，乃作两片并四边不得有损缺，吞之，以饮压令下。少顷腹内热如火，利出恶物。虽利而不虚，若久服亦不利。白膜破者不用。〔好古曰〕若急治为水谷道路之剂，去皮、心、膜、油，生用。若缓治为消坚磨积之剂，炒去烟令紫黑用，可以通肠，可以止泻，世所不知也。张仲景治百病客忤备急丸用之。〔时珍曰〕巴豆峻用则有戡乱劫病之功，微用亦有抚缓调中之妙。譬之萧、曹、绛、灌，乃勇猛武夫，而用之为相，亦能辅治太平。王海藏言其可以通肠，可以止泻，此发千古之秘也。一老妇年六十余，病溏泄已五年，肉食、油物、生冷犯之即作痛。服调脾、升提、止涩诸药，入腹则泄反甚。延余诊之，脉沉而滑，此乃脾胃久伤，冷积凝滞所致。王太仆所谓大寒凝内，久利溏泄，愈而复发，绵历岁年者。法当以热下之，则寒去利止。遂用蜡匮巴豆丸药五十丸与服，二日大便不通亦不利，其泄遂愈。自是每用治泄痢积滞诸病，皆不泻而病愈者近百人。妙在配合得宜，药病相对耳。苟用所不当用，则犯轻用损阴之戒矣。"

按语：首先根据前贤之言，巴豆作用峻猛，不可轻易使用。巴豆可祛除胃中寒积，无寒积者勿用。巴豆为热药，治酒病膈气，因其辛热能开肠胃郁结，然郁结虽开，因其辛热，亦损伤真阴。如伤寒风湿、小儿疮痘、妇人产后等，若用之下膈气，则不死亦危险。认为一般人畏大黄而不畏巴豆，以其性热而用量小。岂知其下后使人津液枯竭，耗损天真之气，出现胸热口燥，留毒不祛，转生他病。提出下药宜以此为禁忌。继而，参考陈藏器、王好古之言，认为巴豆主治癖气、痞满积聚、冷气血瘀、宿食不消、痰饮吐水。使用巴豆时，若急治，为通利之剂，去其皮、心、膜、油，生用；若缓治，为消坚磨积之剂，则需炒至紫黑使用，功能为通肠止泻。并举例张仲景制用备急丸，方中使用了巴豆。故而明示，巴豆峻用有裁乱劫病之功，微用有抚缓调中之妙。

举例医案：一老妇患溏泄 5 年，食用肉食、油物、生冷食物即腹痛泄泻。曾服调脾、升提、止涩诸药，其泄泻反甚。诊治其脉沉而滑，认为乃脾胃久伤、冷积凝滞所致，此乃大寒凝内，久利溏泄，故愈而复发，缠绵数年。治法以热下为主，寒祛而利止。使用蜡封藏的巴豆丸药，患者服后大便不通亦不利，其溏泄得以治愈。此后李时珍用巴豆治泄泻、积滞诸病，皆是不泻而病愈者近百人。结合临床使用体会，李时珍指出其疗效的奇妙在于配合得宜，药病相应。若是用所不当用，乃犯轻用损阴之戒。由此可见，其用药如用兵之实际感悟。

（二）便秘案

1. 小柴胡汤化裁治便秘

《本草纲目·序例·第一卷·神农本经名例》记载："有妇人病温，已十二日。诊其脉，六七至而涩，寸稍大，尺稍小。发寒热，颊赤口干，不了了，耳聋。问之，病后数日，经水乃行。此属少阳热入血室，治不对症，必死。乃与小柴胡汤二日，又加桂枝干姜汤一日，寒热止。但云：我脐下急痛。与抵当丸，微利，痛止身凉，尚不了了，复与小柴胡汤。次日云：我胸中热燥，口鼻干。又少与调胃承气汤，不利，与大陷胸丸半服，利三行。次日虚烦不宁，妄有所见，狂言，知有燥屎，以其极虚，不敢攻之。与竹叶汤，去其烦热，其大便自通，中有燥屎数枚，狂烦尽解。惟咳嗽唾沫，此肺虚也，不治，恐乘虚作肺痿。以小柴胡去人参、姜、枣，加干姜、五味子汤，一日咳减，二日悉痊。"

按语： 此医案患者为一妇人，患温病 12 日。诊其脉来快而涩，寸部稍大，尺部稍小。发寒热，面颊红赤，口干难受，耳聋，且病后数日，月经乃行。分析此属少阳热入血室。首先使用小柴胡汤，然后又加桂枝干姜汤，其寒热止，但脐下急痛，进而使用抵当丸，则大便微利，疼痛止而身凉，然尚未痊愈，再用小柴胡汤。次日胸中热燥，口鼻干，又少予以调胃承气汤，大便不利。继而，予大陷胸丸半服，大便通利。次日虚烦不宁，妄见而狂言，知其有燥屎，然因其极虚，用竹叶汤祛烦热，大便自通，则狂烦尽解。然有咳嗽唾沫，乃肺虚之证。故用小柴胡汤化裁治疗而病愈。故而总结指出，此乃少阳热入血室所致，其大便不利之治，与一般便秘治疗方法不同。

2. 大承气汤治关格便秘

《本草纲目·序例·第一卷·神农本经名例》记载："有妇人病吐逆，大小便不通，烦乱，四肢冷，渐无脉，凡一日半。与大承气汤二剂，至夜半大便渐通，脉渐生，翌日乃安。此关格之病，极难治。经曰关则吐逆，格则不得小便，亦有不得大便者。"

按语：患者症见吐逆，大小便不通，心烦意乱，四肢冷，渐无脉。治用大承气汤，至半夜大便渐通，脉渐生，次日乃愈。分析认为此为关格之病，难以医治。关则出现吐逆，格则小便不通，亦有不得大便，则为二便不通，故二便通畅则诸证得消。病机解析可谓言简意赅，引人深思。

3. 代赭石治便秘

《本草纲目·石部·第十卷》代赭石："【发明】〔好古曰〕代赭入手少阴、足厥阴经。怯则气浮，重所以镇之。代赭之重，以镇虚逆。故张仲景治伤寒汗吐下后心下痞硬，噫气不除者，旋覆代赭汤主之。用旋覆花三两，代赭石一两，人参二两，生姜五两，甘草三两，半夏半斤，大枣十二枚。水一斗，煮六升，去滓，再煎三升，温服一升，日三服。〔时珍曰〕代赭乃肝与包络二经血分药也，故所主治皆二经血分之病。昔有小儿泻后眼上，三日不乳，目黄如金，气将绝。有名医曰：此慢惊风也，宜治肝。用水飞代赭石末，每服半钱，冬瓜仁煎汤调下，果愈。时珍曾治一宗室夫人，苦结肠病，大便旬日一行，甚于生产，迭进养血润燥、硝黄通利之品罔效，时珍详辨病因，此乃三焦气机壅滞，有升无降，津液不能下滋肠腑而化为痰饮使然，与服牵牛末皂荚膏丸，便即通利。"

按语：首先参考王好古之论，说明赭石入手少阴、足厥阴经。因怯则气浮，用重以镇之。取赭石之重，以镇其虚逆。张仲景治伤寒汗吐下后，心下痞硬，噫气不除，以旋覆代赭汤主之。李时珍继而指出，赭石乃是肝与心包络二经血分药，故主治皆为二经血分之病证。

列举 2 则医案：其一，一小儿泻后双目上视，3 日不进食，目黄如金，其气将绝。有医家认为，此是慢惊风，宜治其肝，故用水飞赭石与冬瓜仁煎汤，其病痊愈。其二，一宗室夫人，为便秘所苦，治疗以牵牛末皂荚膏丸，大便即通利。两案并列比较，提示虽皆为便秘患者，然其用药完全不同，皆获效。可见，李时珍治病紧扣病机，务求其本之深意。

4. 牵牛子治便秘

《本草纲目·草部·第十八卷》牵牛子："【发明】〔时珍曰〕牵牛自宋以后，北人常用取快。及刘守真、张子和出，又倡为通用下药。李明之目击其事，故着此说极力辟之。然东汉时此药未入本草，故仲景不知。假使知之，必有用法，不应捐弃。况仲景未用之药亦多矣。执此而论，盖矫枉过中矣。牵牛治水气在肺，喘满肿胀，下焦郁遏，腰背胀肿，及大肠风秘气秘，卓有殊功。但病在血分，及脾胃虚弱而痞满者，则不可取快一时，及常服暗伤元气也。一宗室夫人，年几六十。平生苦肠结病，旬日一行，甚于生产。服养血润燥药则泥膈不快，服硝黄通利药则若罔知，如此三十余年矣。时珍诊其人体肥膏粱而多忧郁，日吐酸痰碗许乃宽，又多火病。此乃三焦之气壅滞，有升无降，津液皆化为痰饮，不能下滋肠腑，非血燥比也。润剂留滞，硝黄徒入血分，不能通气，俱为痰阻，故无效也。乃用牵牛末皂荚膏丸与服，即便通食，且复精爽。盖牵牛能走气分，通三焦。气顺则痰逐饮消，上下通快矣。外甥柳乔，素多酒色。病下极胀痛，二便不通，不能坐卧，立哭呻吟者七昼夜。医用通利药不效。遣人叩予。予思此乃湿热之邪在精道，壅胀隧路，病在二阴之间，故前阻小便，后阻大便，病不在大肠、膀胱也。乃用楝实、茴香、穿山甲诸药，入牵牛加倍，水煎服。一服而减，三服而平。牵牛能达右肾命门，走精隧。人所不知，惟东垣李明之知之。故明之治下焦阳虚天真丹，用牵牛以盐水炒黑，入佐沉香、杜仲、破故纸、官桂诸药，深得补泻兼施之妙。方见医学发明。又东垣治脾湿太过，通身浮肿，喘不得卧，腹如鼓，海金沙散，亦以牵牛为君。则东垣未尽弃牵牛不用，但贵施之得道耳。"

按语： 首先陈述牵牛子自宋以后开始入药，然对其功用认识似有偏颇，故而云北人常用取其快。而参考刘守真、张子和之言，认为其为通下药。李时珍指出，牵牛子可治水气在肺、喘满肿胀、下焦郁遏、腰背胀肿，以及大肠风秘、气秘；若病在血分，脾胃虚弱之痞满者，则不可取一时之快，若常服易暗伤元气。

医案一：一宗室夫人，年近 60 岁，平素苦于大便秘结。曾服养血润燥药，则排便黏滞不利，若服通利之硝黄类药物，则无疗效，如此 30 余年。李时珍诊察患者，见其形体肥胖而神情忧郁，吐酸水、痰涎方感舒畅，并多火病。认为此乃三焦之气壅滞，有升无降，津液皆化为痰饮，不能下滋肠腑，而非血燥之便秘，使用滋润之剂则留滞，而用硝黄则入血分，不能通气，则为痰涎阻滞，治疗无效。故治以牵牛末皂荚膏丸，服后大便通畅，饮食如常，且精神清爽。探究其作用机制，乃是牵牛走气分，通利三焦，使其气顺则痰饮消，而上下通畅。

医案二：患者为李时珍外甥，素多嗜好酒色。患者下腹胀痛，二便不通，坐卧不宁，站立哭泣呻吟 7 日，用通利药治疗无效。李时珍诊治时认为，此乃湿热之邪阻滞精道，壅胀难忍，指出其病在二阴之间，为前阻小便，后阻大便。乃用楝实、茴香、穿山甲，加牵牛子，且用量加倍，一服而病减，三服而病愈。李时珍称赞李东垣深谙牵牛子作用之理，联系其治下焦阳虚拟天真丹，使用牵牛以盐水炒黑，配伍沉香、杜仲、破故纸（补骨脂）、官桂，深得补泻兼施之妙。此外，提示李东垣治脾湿阻滞、通身水肿、喘不得卧、腹胀如鼓，用海金沙散，亦以牵牛为君药。赞叹其并未尽弃牵牛不用，其可嘉之处在于"贵施之得道"，即此药使用之要义。

（三）痛证案

1. 砒石治心痛数年不愈

《本草纲目·石部·第十卷》砒石："【发明】〔宗奭曰〕砒霜疟家用，或过剂，则吐泻兼作，须煎绿豆汁兼冷水饮之。〔刘彦纯曰〕疟丹多用砒霜大毒之药。《本草》谓主诸疟风痰在胸膈，可作吐药。盖以性之至烈，大能燥痰也。虽有燥痰之功，大伤胸气，脾胃虚者，切宜戒之。〔时珍曰〕砒乃大热大毒之药，而砒霜之毒尤烈。鼠雀食少许，即死；猫犬食鼠雀亦殂；人服至一钱许，亦死。虽钩吻、射罔之力，不过如此，而宋人着本草不甚言其毒，何哉？此亦古者礜石之一种也，若得酒及烧酒，则腐烂肠胃，顷刻杀人，虽绿豆、冷水亦难解矣。今之收瓶酒者，往往以砒烟熏瓶，则酒不坏，其亦嗜利不仁者哉！饮酒潜受其毒者，徒归咎于酒耳。此物不入汤饮，惟入丹丸。凡痰疟及駒喘用此，真有劫病立地之效。但须冷水吞之，不可饮食杯勺之物，静卧一日或一夜，亦不作吐；少物引发，即作吐也。其燥烈纯热之性，与烧酒、焰消同气，寒疾湿痰被其劫而怫郁顿开故也。今烟火家用少许，则爆声更大，急烈之性可知矣。此药亦只宜于山野藜藿之人。若嗜酒膏粱者，非其所宜，疾亦再作，不慎口欲故尔。凡头疮及诸疮见血者，不可用，此其毒入经必杀人。李楼《奇方》云：一妇病心痛数年不愈。一医用人言半分，茶末一分，白汤调下，吐瘀血一块而愈。得日华子治妇人血气心痛之旨乎？"

按语： 关于砒霜的毒性与峻烈及禁忌，首先参考寇宗奭之言，有医家用砒霜治疟疾，若使用过量，则吐泻并作，须用绿豆煎汤兼冷水饮服，方能止其吐泻。据记载，砒霜主治各种疟疾，以及风痰停于胸膈，可作为探吐药，因其性味峻猛，作用剧烈，能燥痰。砒霜虽有燥痰之功，但使用时易伤胸中正气，故脾胃虚弱者不可使用。

李时珍进而指出，砒石乃是大热大毒之药，而砒霜之毒尤其峻烈。如鼠、雀吃少许即死；猫、狗吃毒死的鼠、雀也会被毒死；人服 1 钱左右，亦可被毒死。钩吻（断肠草）、射罔（草乌）之毒力，也不过如此，指出宋人写的本草著作中并未特别说明其毒性，究其原因有三：一是其为古人所说的礜石的一种，若合酒及烧酒吞服，则腐烂肠胃，迅速致人死命，虽用绿豆、冷水亦难解其毒。而当今收瓶做瓶酒者，常以砒石烟熏酒瓶，则酒不坏，此乃见利忘义小人之举，饮酒人暗受其毒，只是归咎于酒。二是此物不入汤饮，唯入丹丸剂。凡痰疟及齁喘用此药，有药到病除之效。但须用冷水吞服，静卧，亦不呕吐；进食少量食物即引发，即作呕吐。其燥烈纯热之性，与烧酒、焰消相同，寒疾、湿痰、郁结被其消除。当今之烟火家用少许，则爆声更大，其急烈之性则可知。三是此药宜用于山野藜藿之人，若是嗜酒膏粱之人，则非其所宜。四是头疮及诸疮见血者，不可用此药，因其毒入经，则必杀人。

其后举例医案，据李楼《奇方》记载，一妇人心痛数年不愈。有医生治用此药之半分合茶末，以水调服，则吐痰血而痊愈。李时珍总结认为，此治甚得《日华子本草》治妇人血气心痛之意。

2. 延胡索治疼痛

《本草纲目·草部·第十三卷》延胡索："【发明】〔珣曰〕主肾气，及破产后恶露或儿枕。与三棱、鳖甲、大黄为散甚良，虫蛀成末者尤良。〔时珍曰〕玄胡索味苦微辛，气温，入手足太阴厥阴四经，能行血中气滞，气中血滞，故专治一身上下诸痛，用之中的，妙不可言。荆穆王妃胡氏，因食荞麦面着怒，遂病胃脘当心痛，不可忍。医用吐下行气化滞诸药，皆入口即吐，不能奏功。大便三日不通。因思《雷公炮炙论》云：心痛欲死，速觅延胡。乃以玄胡索末三钱，温酒调下，即纳入，少顷大便行而痛遂止。又华老年五十余，病下痢腹痛垂死，已备棺木。予用此药三钱，米饮服之，痛即减十之五，调理而安。按方勺《泊宅编》云：一人病遍体作痛，殆不可忍。都下医或云中风，或云中湿，或云脚气，药悉不效。周离亨言：是气血凝滞所致。用玄胡索、当归、桂心等分，为末，温酒服三四钱，随量频进，以止为度，遂痛止。盖玄胡索能活血化气，第一品药也。其后赵待制霆因导引失节，肢体拘挛，亦用此数服而愈。"

按语： 援引李珣之论，认为延胡索主肾气，有破除产后恶露或生产时胞衣不下等功效，与三棱、鳖甲、大黄配伍，制为散剂，疗效甚良，其药材以虫蛀成末者为佳。李时珍解释其作用机制，指出其味苦微辛、气温，入手足太阴、手足厥阴四经，故能"行血中气滞，气中血滞"，而"专治一身上下诸痛"，其效俱佳。

列举3个医案：其一，荆穆王妃胡氏，因食荞麦面时动怒，而发胃脘当心而痛，痛不可忍。医者用吐下行气化滞诸药，皆入口即吐，且大便3日未行。李时珍诊治时联想《雷公炮炙论》之言"心痛欲死，速觅延胡"，故用延胡索末温酒调服，药下则大便通行，疼痛得止。其二，一老年患者，下痢腹痛，病情严重。李时珍用延胡索治之，服后其痛减半，继之调理而获愈。其三，参考《泊宅编》记载，患者周身疼痛，难以忍受。遇医技低劣者，或云中风，或云中湿，或云脚气，然用药均不见效。而周离亨认为，病属气血凝滞所致。使用延胡索、当归、桂心，并根据其疼痛程度调整用量，以痛止为度，遂疼痛得止。李时珍据此明示延胡索为"活血化气，第一品药"，并介绍其后遇因导引失于节制而致肢体拘挛患者，亦用此药方而获愈。

3. 白芷治头痛

《本草纲目·草部·第十四卷》白芷："【发明】〔杲曰〕白芷疗风通用，其气芳香，能通九窍，表汗不可缺也。〔刘完素曰〕治正阳明头痛，热厥头痛，加而用之。〔好古曰〕同辛夷、细辛用治鼻病，入内托散用长肌肉，则入阳明可知矣。〔时珍曰〕白芷色白味辛，行手阳明庚金；性温气厚，行足阳明戊土；芳香上达，入手太阴肺经。肺者，庚之弟，戊之子也。故所主之病不离三经。如头目眉齿诸病，三经之风热也；如漏带痈疽诸病，三经之湿热也。风热者辛以散之，湿热者温以除之。为阳明主药，故又能治血病胎病，而排脓生肌止痛。按王璆《百一选方》云：王定国病风头痛，至都梁求名医杨介治之，连进三丸，即时病失。恳求其方，则用香白芷一味，洗晒为末，炼蜜丸弹子大。每嚼一丸，以茶清或荆芥汤化下。遂命名都梁丸。其药治头风眩运，女人胎前产后，伤风头痛，血风头痛，皆效。戴原礼《要诀》亦云：头痛挟热，项生磊块者，服之甚宜。又《臞仙神隐书》言：言种白芷能辟蛇，则《夷坚志》所载治腹蛇伤之方，亦制以所畏也，而本草不曾言及。〔宗奭曰〕《药性论》言白芷能蚀脓。今人用治带下，肠有败脓，淋露不已，腥秽殊甚，遂致脐腹冷痛，皆由败脓血所致，须此排脓。白芷一两，单叶红蜀葵根二两，白芍药、白枯矾各半两。为末。以蜡化丸梧子大。每空心及饭前，米饮下十丸或十五丸。俟脓尽，乃以他药补之。"

按语：援引李东垣、刘完素、王好古所述，阐释白芷的功用与主治。认为白芷气味芳香，能通九窍，解表发汗，乃治疗风病通用之药。其入阳明，治阳明经头痛、热厥头痛时，宜加用白芷。其同辛夷、细辛配伍，善治鼻病。李时珍指出，白芷色白味辛，行手阳明庚金；其性温气厚，行足阳明戊土；芳香上达，入手太阴肺经，故而所主之病不离三经。例如头目眉齿多种病变，三经之风热；又如漏带痈疽诸病，三经之湿热；再如治风热病变，宜用辛以散之，湿热病变，宜用温以除之。白芷为阳明经主药，故又可治血病与胎病，并指出其亦有排脓生肌、止痛之功。

引诸家医案以阐发白芷之用。例如《是斋百一选方》记载，患者为风头痛，连进药3丸，则病获愈。其用方乃是用白芷为丸，清茶或荆芥汤化服，故而此方名为都梁丸。指出该药主治头风眩晕、女人胎前产后、伤风头痛、血风头痛。又如《证治要诀》记载，头痛挟热，项生肿块，宜服此药。再如，《夷坚志》记载，治疗腹蛇伤之方使用白芷。此外，《药性论》记载，白芷能排脓消脓，故今人用于治疗带下病及肠有败脓。其主治用药思路清晰，后续调理思路明确，对于白芷功用的阐释，实为生动之实例。

（四）食积案

《本草纲目·果部·第三十卷》山楂："【发明】〔震亨曰〕山楂大能克化饮食。若胃中无食积，脾虚不能运化，不思食者，多服之，则反克伐脾胃生发之气也。〔时珍曰〕凡脾弱食物不克化，胸腹酸刺胀闷者，于每食后嚼二、三枚，绝佳。但不可多用，恐反克伐也。按《物类相感志》言：煮老鸡、硬肉，入山楂数颗即易烂。则其消肉积之功，盖可推矣。珍邻家一小儿，因食积黄肿，腹胀如鼓。偶往羊枕树下，取食之至饱。归而大吐痰水，其病遂愈。羊枕乃山楂同类，医家不用而有此效，则其功应相同矣。"

按语：李时珍指出，凡是脾弱饮食不化，胸腹酸刺胀闷者，每于食后嚼服山楂，效果佳，但也指出山楂不可多食，恐其反克伐脾胃之气。据《物类相感志》记载，若煮老鸡、硬肉，加入山楂数颗即易煮烂，其消肉积之功，由此可知。

其后，李时珍举例，曾治一邻家小儿，因食积而黄肿，腹胀如鼓，其偶在羊枕树下休息，取其果实食之，归家后则大吐痰水，其病遂痊愈。故认为羊杌乃山楂之同类，推而言之，其功用应该相同。

（五）咽哽案

《本草纲目·草部·第十二卷》贯众："【发明】〔时珍曰〕贯众大治妇人血气，根汁能制三黄，化五金，伏钟乳，结砂制汞，且能解毒软坚。王海藏治夏月痘出不快，快斑散用之。云贯众有毒，而能解腹中邪热之毒。病因内感而发之于外者多效，非古法之分经也。又黄山谷煮豆帖，言荒年以黑豆一升挼净，入贯众一斤，剉如骰子大，同以水煮，文火斟酌至豆熟，取出日干，覆令展尽余汁，簸去贯众。每日空心豆五、七粒，能食百草木枝叶有味可饱。又王璆《百一选方》，言滁州蒋教授，因食鲤鱼玉蝉羹，为肋肉所哽，凡药皆不效。或令以贯众浓煎汁一盏半，分三服，连进至夜，一咯而出。亦可为末，水服一钱。观此可知其软坚之功，不但治血、治疮而已也。"

按语： 李时珍在此解释贯众的功用。一是治妇女血气失调病证。二是其根汁能制约三黄，化解 5 种金石的毒性，制钟乳之毒，结砂制汞，能解毒软坚。引用王海藏之医案，治夏月痘出不畅之快斑散，方中有贯众。并说明贯众有毒，能解腹中邪热之毒。三是病因内感而发之于外，使用贯众多有效。

举例医案：患者因食鲤鱼玉蝉羹，被其肋肉所哽，一般药治疗无效。有人劝其用贯众浓煎服用，连服至夜间，咯而使肋肉出，哽则解。提示临床也可用贯众研末服用。

（六）咳嗽案

1. 款冬花治咳嗽

《本草纲目·序例·第一卷·神农本经名例》记载："有人病久嗽，肺虚生寒热。以款冬花焚三两芽，俟烟出，以笔管吸其烟，满口则咽之，至倦乃已。日作五七次，遂瘥。"

按语： 患者咳嗽日久，究其病机，乃是肺虚生寒热。故用款冬花焚烟出，以笔管吸其烟，至其疲惫而停用，治后咳嗽得愈。此案乃治咳嗽药物外熏使用而获效之例。

2. 黄芩治身热咳嗽

《本草纲目·草部·第十三卷》黄芩："【发明】〔元素曰〕黄芩之用有九：泻肺热，一也；上焦皮肤风热风湿，二也；去诸热，三也；利胸中气，四也；消痰膈，五也；除脾经诸湿，六也；夏月须用，七也；妇人产后养阴退阳，八也；安胎，九也。酒炒上行，主上部积血，非此不能除。下痢脓血，腹痛后重，身热久不能止者，与芍药、甘草同用之。凡诸疮痛不可忍者，宜芩、连苦寒之药，详上下，分身、梢及引经药用之。〔震亨曰〕黄芩降痰，假其降火也。凡去上焦湿热，须以酒洗过用。片芩泻肺火，须用桑白皮佐之。若肺虚者，多用则伤肺，必先以天门冬保定肺气而后用之。黄芩、白术乃安胎圣药，俗以黄芩为寒而不敢用，盖不知胎孕宜清热凉血，血不妄行，乃能养胎。黄芩乃上中二焦药，能降火下行，白术能补脾也。〔罗天益曰〕肺主气，热伤气，故身体麻木。又五臭入肺为腥，故黄芩之苦寒，能泻火补气而利肺，治喉中腥臭。〔颂曰〕张仲景治伤寒心下痞满，泻心汤。凡四方皆用黄芩，以其主诸热、利小肠故也。又太阳病下之利不止，喘而汗出者，有葛根黄芩黄连汤，及主妊娠安胎散，亦多用之。〔时珍曰〕洁古张氏言：黄芩泻肺火，治脾湿；东垣李氏言：片芩治肺火，条芩治大肠火；丹溪朱氏言：黄芩治上中二焦火；而张仲景治少阳证小柴胡汤，太阳少阳合病下利黄芩汤，少阳证下后心下满而不痛泻心汤，并用之；成无己言：黄芩苦而入心，泄痞热。是黄芩能入手少阴阳明、手足太阴少阳六经矣。盖黄芩气寒味苦，色黄带绿，苦入心，寒胜热，泻心火，治脾之湿热，一则金不受刑，一则胃火不流入肺，即所以救肺也。肺虚不宜者，苦寒伤脾胃，损其母也。少阳之证，寒热胸胁痞满，默默不欲饮食，心烦呕，或渴或痞，或小便不利。虽曰病在半表半里，而胸胁痞满，实兼心肺上焦之邪。心烦喜呕，默默不欲饮食，又兼脾胃中焦之证。故用黄芩以治手足少阳相火，黄芩亦少阳本经药也。成无己《注伤寒论》但云柴胡、黄芩之苦，以发传邪之热；芍药、黄芩之苦，以坚敛肠胃之气，殊昧其治火之妙。杨士瀛《直指方》云：柴胡退热，不及黄芩。盖亦不知柴胡之退热，乃苦以发之，散火之标也；黄芩之退热，乃寒能胜热，折火之本也。仲景又云：少阳证腹中痛者，去黄芩，加芍药。心下悸，小便不利者，去黄芩，加茯苓。似与别录治少腹绞痛、利小肠之文不合。成氏言黄芩寒中，苦能坚肾，故去之，盖亦不然。至此当以意逆之，辨以脉证可也。若因饮寒受寒，腹中痛，及饮水心下悸，小便不利，而脉不数者，是里无热证，则黄芩不可用也。若热厥腹痛，肺热而小便不利者，黄芩其可不用乎？故善观书者，先求之理，毋徒泥其文。昔有人素多酒欲，病少腹绞痛不可忍，小便如淋，诸药不效。偶用黄芩、木通、甘草三味煎服，遂止。王海藏言有人因虚服附子药多，病小便秘，服芩、连药而愈。此皆热厥之痛也，学人其可拘乎？予年二十时，因感冒咳嗽既久，且犯戒，遂病骨蒸发热，肤如火燎，每日吐痰碗许，暑月烦渴，寝食几废，六脉浮洪。遍服柴胡、麦门冬、荆沥诸药，月余益剧，皆以为必死矣。先君偶思李东垣治肺热如火燎，烦躁引饮而昼盛者，气分热也。宜一味黄芩汤，以泻肺经气分之火。遂按方用片芩一两，水二钟，煎一钟，顿服。次日身热尽退，而痰嗽皆愈。药中肯綮，如鼓应桴，医中之妙，有如此哉。"

按语： 首先援引前贤之论，阐述黄芩的功用、作用特点及临床适应证。如张元素解说，黄芩能泄肺热，治上焦皮肤风热风湿，祛除诸热，利胸中气，消痰膈，除脾经诸湿，夏月须用，治妇人产后养阴退阳，安胎。用酒炒用后可上行，主上部积血。下痢脓血，腹痛后重，身热久不能止，以黄芩与芍药、甘草同用。疮痛不可忍，宜予黄芩、黄连苦寒之药，分析病位之上下，选取不同的药用部位作为引经药。又如，参考朱震亨之言，黄芩降痰，用其降火，但凡祛除上焦湿热，须以酒洗过使用。若以黄芩泻肺火，须用桑白皮佐之；若肺虚，多用则伤肺，必先用天冬保肺气，而后使用黄芩。黄芩、白术为安胎圣药，其原理在于，黄芩乃上中二焦药，能降火下行，白术能补脾。再如，罗天益解释，黄芩苦寒，能泻火补气而利肺，治喉中腥臭。此外，如张仲景治伤寒心下痞满，用泻心汤，其 4 个泻心汤方皆用黄芩，乃取其主泄诸热、利小肠之功。又如太阳病下利不止，喘而汗出，用葛根黄芩黄连汤；主妊娠之安胎散，亦多用黄芩。

　　在引述前人诸多药性理论阐发，以及黄芩作用机制分析的基础上，李时珍联系自身用药体会进行介绍。其 20 岁时，因感冒咳嗽日久，出现骨蒸发热，肌肤热如火燎，每日吐痰，暑月则烦渴，寝食不安，六脉浮洪。服柴胡、麦冬后病情反而加剧。李时珍父亲联想李东垣治肺热如火燎，烦躁引饮而昼盛，认为是气分热，宜用一味黄芩汤，以泻肺经气分之火。故而用黄芩煎汤服用。次日身热尽退，而痰嗽诸症皆愈。可见，若药中肯綮，则效如桴鼓，将药物作用描述于治疗效果中。

（七）喉痹案

　　《本草纲目·石部·第十卷》阳起石："【发明】〔宗奭曰〕男子妇人下部虚冷，肾气乏绝，子脏久寒者，须水飞用之。凡石药冷热皆有毒，亦宜斟酌。〔时珍曰〕阳起石，右肾命门气分药也，下焦虚寒者宜用之，然亦非久服之物。张子和《儒门事亲》云：喉痹，相火急速之病也。相火，龙火也，宜以火逐之。一男子病缠喉风肿，表里皆作，药不能下。以凉药灌入鼻中，下十余行。外以阳起石烧赤、伏龙肝等分细末，日以新汲水调扫百遍。三日热始退，肿始消。此亦从治之道也。"

　　按语：首先介绍阳起石的功用，参考寇宗奭之论，认为阳起石治男子及妇人下部虚冷、肾气乏绝、子脏久寒，阳起石须水飞用。并提示石类药冷热皆有毒，使用时宜斟酌。李时珍进而指出，阳起石是右肾命门气分药，宜用于下焦虚寒，然而其亦非久服之物。

举例医案：一男子患缠喉风肿，表里皆作，诸药不能泻下。用凉药灌入鼻中，泻下 10 余次。外用阳起石（烧红）、伏龙肝等分研末，调匀涂于喉部。此乃用药外涂以外治之例。

（八）风痰案

1. 大承气汤治风痰头痛

《本草纲目·序例·第一卷·神农本经名例》记载："有人苦风痰头痛，颤掉吐逆，饮食减。医以为伤冷物，温之不愈，又以丸下之，遂厥。复与金液丹，后谵言吐逆，颤掉不省人，狂若见鬼，循衣摸床，手足冷，脉伏。此胃中有结热，故昏瞀不省人。以阳气不能布于外，阴气不持于内，即颤掉而厥。遂与大承气汤，至一剂，乃愈。"

按语：患者苦于风痰头痛，症见颤动吐逆，饮食减少。医者以为其伤于冷物，运用温法治疗未愈，再用丸药下之，反出现昏厥。随后予以金液丹，服后谵言吐逆，颤抖抽搐，不省人事，发狂如见鬼之状，循衣摸床，手足寒冷，脉沉伏。诊察后认为，此乃胃中有结热，故而昏瞀不省人。此因阳气不能布于外，阴气不能持于内，导致颤抖昏厥。治以大承气汤，其病乃愈。此例尽管病情复杂危重，然治病紧贴核心病机，药证相符，则药到病除。

2. 藜芦治风痰

《本草纲目·草部·第十七卷》藜芦："【发明】〔颂曰〕藜芦服钱匕一字则恶吐人，又用通顶令人嚏，而别本云治哕逆，其效未详。〔时珍曰〕哕逆用吐药，亦反胃用吐法去痰积之义。吐药不一：常山吐疟痰，瓜丁吐热痰，乌附尖吐湿痰，莱菔子吐气痰，藜芦则吐风痰者也。按张子和《儒门事亲》云：一妇病风痫。自六七岁得惊风后，每一二年一作；至五七年，五七作；三十岁或甚至一日十余作。遂昏痴健忘，求死而已。值岁大饥，采百草食。于野中见草若葱状，采归蒸熟饱食。至五更，忽觉心中不安，吐涎如胶，连日不止，约一、二斗，汗出如洗，甚昏困。三日后，遂轻健，病去食进，百脉皆和。以所食葱访人，乃憨葱苗也，即本草藜芦是矣。《图经》言能吐风病，此亦偶得吐法耳。我朝荆和王妃刘氏，年七十，病中风，不省人事，牙关紧闭。群医束手。先考太医吏目月池翁诊视，药不能入，自午至子。不获已，打去一齿，浓煎藜芦汤灌之。少顷，噫气一声，遂吐痰而苏，调理而安。药弗瞑眩，厥疾弗瘳，诚然。"

按语： 关于藜芦的作用及使用方法，参考苏颂所论，认为服用藜芦可使人恶心呕吐。用藜芦配通顶散之品，吸嗅则令人打喷嚏。而有的本草书中记载，藜芦可治哕逆，但其功效未详细介绍。李时珍进而指出，治哕逆用吐药，乃反胃用吐法，取其祛除痰积之意。并言涌吐药的作用有所不同，如用常山吐疟痰，用瓜蒂吐热痰，用乌附尖吐湿痰，用莱菔子吐气痰，用藜芦吐风痰。

医案一：《儒门事亲》记载，一妇人患风痫，自六七岁得惊风后，每1~2年发作1次，30岁时甚至每日发作10余次，随后昏蒙，痴呆健忘。遇大荒之年，自采野草食用，在野地里见到似葱状之草，采回蒸熟食用，至五更忽觉心中不安，吐出如胶状痰涎，连日吐痰涎不止，身上汗出如水洗，昏沉困乏。3日后，自觉身体轻健，疾患祛除而饮食如常。其拿着所食之物咨询他人，乃知此为憨葱苗，即本草书中所说的藜芦。《图经本草》记载，其能涌吐治风病，此亦藜芦用吐法获效之实例。

医案二：一70岁妇人，患中风病，不省人事，牙关紧闭。诸多医生束手无策。邀李时珍父亲诊视，患者已不能服药，不得已，打去一齿，浓煎藜芦汤灌服。服药后噫气，吐出痰涎而苏醒，之后调理而痊愈。此亦藜芦吐法之应用。

（九）疟疾案

《本草纲目·序例·第一卷·神农本经名例》记载："有人病疟月余，又以药吐下之，气遂弱。观其脉病，乃夏伤暑，秋又伤风。因与柴胡汤一剂安。后又饮食不节，寒热复作，吐逆不食，胁下急痛，此名痰疟。以十枣汤一服，下痰水数升；服理中散二钱，遂愈。"

按语：患者患疟疾反复月余，医者又以药涌吐、泻下。观察其脉病，认为是夏季伤暑，秋季又伤风。故予柴胡汤，则病缓解。其后又因饮食不节，寒热诸证复发，致气吐逆不食，胁下急痛，此为痰疟。故以十枣汤，下痰水数升，再服理中散，而痊愈。此案之诊治可谓一波三折，然其记录之用药轨迹亦示治病求本的重要性。

（十）血证案

1. 白及治出血病证

《本草纲目·草部·第十二卷》白及："【发明】〔恭曰〕山野人患手足皲拆者，嚼以涂之，有效。为其性黏也。〔颂曰〕今医家治金疮不瘥及痈疽方多用之。〔震亨曰〕凡吐血不止，宜加白及。〔时珍曰〕白及性涩而收，得秋金之令，故能入肺止血，生肌治疮也。按洪迈《夷坚志》云：台州狱吏悯一大囚。囚感之，因言：吾七次犯死罪，遭讯拷，肺皆损伤，至于呕血。人传一方：只用白及为末，米饮日服，其效如神。后其囚凌迟，刽者剖其胸，见肺间窍穴数十处，皆白及填补，色犹不变也。洪贯之闻其说，赴任洋州，一卒忽苦咯血，甚危，用此救之，一日即止也。"

按语：关于白及的功用，援引苏敬之叙述，山野之人患手足皲裂，用白及嚼碎涂之，治疗有效，其因在于有黏性。故而当今医家治金疮不瘥及痈疽方中多用白及。参考朱震亨之言，治疗吐血不止宜加用白及。李时珍进而指出，白及性涩而收敛，其得秋金之令，故具有入肺止血、生肌治疮之功效。

列举 2 则医案：其一，据洪迈《夷坚志》记载，台州狱吏怜悯囚犯，一囚犯感谢之，因而告知其曾 7 次犯死罪，遭刑讯拷打，肺皆损伤，甚至呕血，有人传其一方，方中只用白及为末，米汤送服，疗效显著。后此囚犯凌迟，刽子手剖开其胸，则见其肺间窍穴数十处，皆由白及填补，其色犹不变。其二，一卒忽然咯血，病情甚危，使用白及救治，1 日内即止其咯血，可见其效捷。

2. 蓬莪术破血止痛

《本草纲目·草部·第十四卷》蓬莪术："【发明】〔颂曰〕蓬莪术，古方不见用者。今医家治积聚诸气，为最要之药。与荆三棱同用之良，妇人药中亦多使。〔好古曰〕蓬莪色黑，破气中之血，入气药发诸香。虽为泄剂，亦能益气，故孙尚药用治气短不能接续，及大小七香丸、集香丸、诸汤散多用此也。又为肝经血分药。〔时珍曰〕郁金入心，专治血分之病；姜黄入脾，兼治血中之气；莪入肝，治气中之血，稍为不同。按王执中《资生经》云：执中久患心脾疼，服醒脾药反胀。用耆域所载蓬莪术面裹炮熟研末，以水与酒醋煎服，立愈。盖此药能破气中之血也。"

按语：关于蓬莪术（莪术）的临床应用，参考苏颂之论，莪术古方中没有使用。而当今医家用之治积聚诸气之要药，说明莪术与三棱配伍，疗效良好。此外，亦常用于治疗妇人病。援引王好古所言，莪术色黑，能破气中之血，加入气药之中则发其香味，其虽为泄药，亦能益气，用之治疗气短不能接续，大小七香丸、集香丸及诸汤散中亦多用莪术，莪术又是肝经血分药。

继而，李时珍解析郁金、姜黄、莪术的功用特点，如郁金入心，专治血分之病；姜黄入脾，兼治血中之气；蓬莪术入肝，治气中之血，认为其功效有不同。依据王执中《针灸资生经》记录之医案，阐释莪术的功用。即王执中本人久患心脾疼痛，服醒脾药反而腹胀。用莪术面裹炮熟研末，以水与酒、醋调和煎服，心脾疼痛获愈。从其治疗效果归纳莪术之功用为"能破气中之血"，既有原理之阐释，亦有其医案之实践验证，可谓言之有理，征之可信，用之可行。

3. 王不留行治淋病

《本草纲目·草部·第十六卷》王不留行："【发明】〔元素曰〕王不留行，下乳引导用之，取其利血脉也。〔时珍曰〕王不留行能走血分，乃阳明冲任之药。俗有穿山甲、王不留，妇人服了乳长流之语，可见其性行而不住也。按王执中《资生经》云：一妇人患淋卧久，诸药不效。其夫夜告予。予按既效方治诸淋，用剪金花十余叶煎汤，遂令服之。明早来云：病减八分矣。再服而愈。剪金花，一名禁宫花，一名金盏银台，一名王不留行是也。〔颂曰〕张仲景治金疮，有王不留行散；《贞元广利方》治诸风痉，有王不留行汤，皆最妙。"

按语： 关于王不留行的功用，参考张元素之论，认为王不留行可用于引导下乳，取其利血脉之功。李时珍进而指出，王不留行能走血分，乃是阳明冲任之药。如俗语所云"穿山甲、王不留，妇人服了乳长流"，描述了其行而不住之特性，亦说明其具有通经下乳之功效。

援引王执中《针灸资生经》记载医案，一妇人患淋病久卧床，曾服诸药不效。其丈夫将病情告知王执中，故而按既效方治诸淋，用剪金花煎汤服用。次日早上派人告知，其病已减轻大半，故而再服此药则病获愈。剪金花又名禁宫花，亦称金盏银台，即王不留行。此外，指出张仲景曾使用王不留行散治金疮。而《贞元广利方》亦有用王不留行治疗诸风痉病，功用甚佳。

（十一）其他案

1. 足筋急拘挛

《本草纲目·序例·第一卷·神农本经名例》记载："有人年五十四，

素赢，多中寒，少年常服生硫黄数斤，近服菟丝有效。脉左上二部、右下二部弦紧有力。五七年来，病右手足筋急拘挛，言语稍迟。遂与仲景小续命汤，加薏苡仁一两以治筋急；减黄芩、人参、芍药各半，以避中寒；杏仁只用一百五枚。后云：尚觉大冷，因尽去人参、芩、芍，加当归一两半，遂安。小续命汤，今人多用，不能逐证加减，遂至危殆，故举以为例。"

按语： 此患者素来赢弱，多中寒而病，少年时常服生硫黄，近来服菟丝子有效。近年来，右手足筋急拘挛，言语稍迟。予小续命汤加薏苡仁，以治筋急；减黄芩、人参、芍药，以避其中寒。患者服药后，尚觉大冷，复诊减人参、黄芩、芍药，加当归，随后病愈。提示当今之人多用小续命汤，但不能随症加减化裁，而致病情危重，故列举此例，告知随症加减用方的必要性。

2. 其不效者药误新方

《本草纲目·序例·第一卷·神农本经名例》记载："至元庚辰六月，许伯威年五十四，中气本弱，病伤寒八、九日，热甚。医以凉药下之，又食梨，冷伤脾胃，四肢逆冷，时发昏愦，心下悸动，吃噫不止，面色青黄，目不欲开。其脉动中有止，时自还，乃结脉也。用仲景复脉汤加人参、肉桂，急扶正气；生地黄减半，恐伤阳气。服二剂，病不退。再为诊之，脉证相对，因念莫非药欠专精陈腐耶？再市新药与服，其证减半，又服而安。凡诸草、木、昆虫，产之有地；根、叶、花、实，采之有时。失其地，则性味少异；失其时，则气味不全。又况新陈之不同，精粗之不等。倘不择而用之，其不效者药误新方。是矣。"

按语： 本医案治疗过程中的转折之处有三。其一，患者中气本虚弱，且患伤寒已八九日，发热甚重。医者以凉药下之，又食用生梨，而冷伤脾胃，四肢逆冷，时发昏愦，心下悸动，呃逆、噫气不止，面色青黄，目不欲开。切脉则脉动中有止，时自还，乃是结脉。治用仲景复脉汤加人参、肉桂，急扶助其正气。其二，服药后，病不退。医者诊察，得知脉证相应，转而考虑药物，提出其疗效欠佳乃药物欠佳且过于陈腐所致。其三，继而从药市购买新药，服药后其证减半，继服而病愈。

李时珍进而明示，诸草木、昆虫，出产有地域之不同，药物的根、叶、花、实，采集有时节之异。若失其原产地，则其药性及药味有差异；若失其采摘时节，则药物气味不全。又何况新药与陈药亦有不同，药物有精制与粗制之不等，倘若临证不择而用之，则无效果。提示须关注药物的品质与疗效之间的密切关系，值得深思。

3. 误服礞石致死

《本草纲目·石部·第十卷》礞石："【发明】〔时珍曰〕青礞石气平味咸，其性下行，阴也沉也，乃厥阴之药。肝经风木太过，来制脾土，气不运化，积滞生痰，壅塞上中二焦，变生风热诸病，故宜此药重坠。制以硝石，其性疏快，使木平气下，而痰积通利，诸证自除。汤衡《婴孩宝书》，言礞石乃治惊利痰之圣药。吐痰在水上，以石末掺之，痰即随水而下，则其沉坠之性可知。然止可用之救急，气弱脾虚者，不宜久服。杨士瀛谓其功能利痰，而性非胃家所好。如慢惊之类，皆宜佐以木香。而王隐君则谓痰为百病，不论虚实寒热，概用滚痰丸通治百病，岂理也哉？朱丹溪言：一老人忽病目盲，乃大虚证，一医与礞石药服之，至夜而死。吁！此乃盲医虚虚之过，礞石岂杀人者乎？况目盲之病，与礞石并不相干。"

按语： 李时珍指出，青礞石气平，味咸，其性下行，属阴下沉，为厥阴之药。如肝经风木太过，制约脾土，脾气不运化，积滞生痰，壅塞上中二焦，而变生风热诸病，故宜用此药重坠。制以硝石，其性疏快，使木平气下，而痰积通利，则诸证自除。列举汤衡《婴孩宝书》之论，礞石是治疗惊痫、利痰之圣药，具有沉坠之性。并指出只可用之救急，若气弱脾虚，则不宜久服。参考杨士瀛之言，其功能利痰，而其性非胃家所好，如慢惊风之类，皆宜佐以木香。

医案举例：一老人突然患目盲，为大虚之证，医者予礞石让其服之，至夜而死亡。李时珍明示，此乃是医者犯虚虚之戒所致，是医之过。

4. 何首乌养生保健

《本草纲目·草部·第十八卷》何首乌；"【发明】〔时珍曰〕何首乌，足厥阴、少阴药也。白者入气分，赤者入血分。肾主闭藏，肝主疏泄。此物气温，味苦涩。苦补肾，温补肝，涩能收敛精气。所以能养血益肝，固精益肾，健筋骨，乌髭发，为滋补良药。不寒不燥，功在地黄、天门冬诸药之上。气血太和，则风虚、痈肿、瘰诸疾可知矣。此药流传虽久，服者尚寡。嘉靖初，邵应节真人，以七宝美髯丹方上进。世宗肃皇帝服饵有效，连生皇嗣。于是何首乌之方，天下大行矣。宋怀州知州李治，与一武臣同官。怪其年七十余而轻健，面如渥丹，能饮食。叩其术，则服何首乌丸也。乃传其方。后治得病，盛暑中半体无汗，已二年，窃自忧之。造丸服至年余，汗遂浃体。其活血治风之功，大有补益。其方用赤白何首乌各半斤，米泔浸三夜，竹刀刮去皮，切焙，石臼为末，炼蜜丸梧子大。每空心温酒下五十丸。亦可末服。"

按语： 李时珍阐述何首乌之性味与功用，认为何首乌是足厥阴、少阴药，其气温，味苦涩。苦补肾，温补肝，涩能收敛精气。故能养血益肝，固精益肾，健筋骨，乌髭发，为滋补良药。其作用不寒不燥，功效在地黄、天冬之上。可使气血调和，则风虚、痈肿、瘰疬诸疾皆可治。并指出此药流传虽久，但当时服者还尚少。

列举 2 则医案：其一，嘉靖初年，邵应节真人以七宝美髯丹方进贡，皇帝服用有效，连生皇嗣。于是何首乌之方开始流行。其二，宋怀州知州李治，与一武臣同为官员。其人已 70 多岁，而体态轻盈矫健，面色红润，饮食俱佳。询问其养生之术，乃是服用何首乌丸，并传授其方。后李治得病，盛暑中半身无汗已 2 年，而暗自忧虑，故以何首乌为丸服年余，而周身有汗。说明何首乌有活血治风、补益之功效。

5. 蒲黄治舌胀满

《本草纲目·草部·第十九卷》蒲黄："【发明】〔弘景曰〕蒲黄，即蒲厘花上黄粉也。其疗血。仙经亦用之。〔宗奭曰〕汴人初得，罗去滓，以水调为膏，擘为块。人多食之，以解心脏虚热，小儿尤嗜之。过月则燥，色味皆淡，须蜜水和。不可多食，令人自利，极能虚人。〔时珍曰〕蒲黄，手足厥阴血分药也，故能治血治痛。生则能行，熟则能止。与五灵脂同用，能治一切心腹诸痛，详见禽部寒号虫下。按许叔微《本事方》云：有士人妻舌忽胀满口，不能出声。一老叟教以蒲黄频掺，比晓乃愈。又《芝隐方》云：宋度宗欲赏花，一夜忽舌肿满口。蔡御医用蒲黄、干姜末等分，干搽而愈。据此二说，则蒲黄之凉血活血可证矣。盖舌乃心之外候，而手厥阴相火乃心之臣使，得干姜是阴阳相济也。"

按语：蒲黄即蒲厘花上的黄粉，可治疗血病。援引寇宗奭之论，汴人初得蒲黄，滤掉其滓，以水调为膏，瓣成块，人多食用，以解心脏虚热，小儿尤喜食用。存放过月则干燥，色味皆淡，故须用蜜水调和。李时珍解释，蒲黄是手足厥阴血分药，故能治血病而止疼痛，进而将其功效归纳为"生则能行血，熟则能止血"。并指出蒲黄与五灵脂同用，能治"一切心腹疼痛"。

列举 2 则医案：其一，一士人之妻舌忽然肿胀满口，不能出声。一老叟告之用蒲黄频频含入，次日早晨其病乃愈。其二，宋度宗意欲赏花，一夜间忽然舌肿满口。蔡御医予蒲黄、干姜末干搽而愈。

根据 2 则医案的描述，明示蒲黄有凉血活血之功效，故能治"一切心腹诸痛"，其功用特点至今仍是临床使用之重要依据。

6. 枳椇解酒毒

《本草纲目·果部·第三十一卷》枳椇："【发明】〔震亨曰〕一男子年三十余，因饮酒发热，又兼房劳虚乏。乃服补气血之药，加葛根以解酒毒。微汗出，人反懈怠，热如故。此乃气血虚，不禁葛根之散也。必须鸡距子解其毒，遂煎药中加而服之，乃愈。〔时珍曰〕枳椇，本草只言木能败酒，而丹溪朱氏治酒病往往用其实，其功当亦同也。"

按语：引述朱丹溪之言，患者为30多岁的男子，因饮酒发热，又兼房劳而虚弱乏力。乃服用补气血之药，加葛根以解酒毒。药后微汗出，而懈怠乏力，发热如前。此为气血虚，不禁葛根之发散所致，遂煎药中加枳椇解毒，乃愈。李时珍进而指出，关于枳椇之功用，本草中只讲其木能解酒，而朱丹溪治酒病则往往用其实，可见其功用亦当相同。

综上所述，散见于《本草纲目》药物介绍中的医案，或来源于医家论著记载，或源于前贤的讲述，或源于李时珍自己的医疗生活经验，或源于民间的传说，李时珍解说贯穿药物与相关方剂的运用，且与相关药物的性味功效直接联系，不仅有利于理解药物功能，还有助于深刻认识药物的治疗法则及用药原理。

李时珍

后世影响

一、历代评价 🦩

明代文学家、史学家王世贞为《本草纲目》作序云："望龙光，知古剑；觇宝气，辨明珠。故萍实商羊，非天明莫洞。厥后博物称华，辨字称康，析宝玉称倚顿，亦仅仅晨星耳。""兹集也，藏之深山石室无当，盍锲之，以共天下后世味《太玄》如子云者。"首先，引用生动的历史典故，对《本草纲目》之珍贵难得，做出文采飞扬之描述，并将《本草纲目》与西汉杨雄的《太玄》相媲美。继而，从4个方面评价其重要性与学术价值。一是"上自坟典，下及传奇，凡有相关，靡不备采"，表达其涉猎之广泛，内容之恢宏，尽录与本草关联之记载。二是"博而不繁，详而有要，综核究竟，直窥渊海。兹岂仅以医书觏哉？实性理之精微，格物之《通典》"，说明其格物致知，内容丰富而不繁杂，汇集详解而凸显要点，探究求实而透彻。三是"辨专车之骨，必俟鲁儒；博支机之石，必访卖卜……何幸睹兹集哉"，在此借用两个典故，将李时珍与孔子与严君平相提并论，表明该书为治病提供之本草经典。四是"长耽典籍，若啖蔗饴。遂渔猎群书，搜罗百氏。凡子、史、经、传、声韵、农圃、医卜、星相、乐府诸家，稍有得处，辄着数言"，赞叹李时珍熟读典籍，博览群书，搜集百家之言，但凡相关则记录以备撰述。历史证明，王世贞之序言，为金陵版《本草纲目》的流传增添了浓墨重彩的一笔，促成了《本草纲目》的刊印发行与流传。

清·赵学敏《本草纲目拾遗》序亦云："濒湖博极群书，囊括百代，征文考献，自子史迄稗乘，悉详采以成一家之言。且其时不惜工费，延天下医流，遍询土俗。远穷僻壤之产，险探仙麓之华。如癸辛杂识载押不芦，辍耕录载木乃伊芳。濒湖尚皆取之。"

自《本草纲目》首刻问世，很快在全国流传，在国内辗转翻刻 30 余次，并于 1606 年传入日本。《本草纲目》自 1593 年刊行问世之后，在明清之际，上至朝廷，下至乡里，无论官绅士庶，还是医家药肆，皆争相购览，医家以《本草纲目》作为必读之书。特别是清代，《本草纲目》更是家喻户晓。这部医学巨著的广泛流传和深入研究，带来本草学的大普及和大发展。

《四库全书总目提要》云："是编取神农以下诸家本草，荟萃成书，复者芟之，阙者补之，讹者纠之。"对《本草纲目》采撷历代诸家本草之成果，复者予以删之，缺者予以补之，讹者予以纠之等，给予高度概括与充分肯定。

1952 年，郭沫若受周恩来总理委托，为李时珍题词："医中之圣，集中国药学之大成，《本草纲目》乃 1892 种药物说明，广罗博采，曾费 30 年之殚精，造福生民，使多少人延年活命。伟哉夫子，将随民族生命永生！""李时珍乃 16 世纪中国伟大的医药学家，在植物学研究方面，亦为世界前驱。"《中国科学技术史》主编李约瑟博士评价李时珍："李时珍作为科学家，达到了同伽利略、维萨里的科学活动隔绝的任何人所能达到最高水平。"

李约瑟在评价《本草纲目》时写道："毫无疑问，明代最伟大的科学成就，是李时珍那部在本草书中登峰造极的著作《本草纲目》。"并指出"中国博物学家中，'无冕之王'李时珍写的《本草纲目》，至今这部伟大著作仍然是研究中国文化史、化学史和其他各门科学史的一个取之不尽的知识源泉"（《中国科学技术史》）。1986 年 11 月，李约瑟博士到湖北省蕲春县考察，在李时珍陵园留言簿上，借用世界著名科学家培根所说的话，"他在书中留下的渊博知识与才华，将不受时间影响，永葆一新"，表达其对李时珍的赞誉。

美国哥伦比亚大学 1976 年出版英文版《明代名人传》，在 859—864 页有关于"李时珍"的条目，记载"在李时珍的年代，他是被人们推为一位名人，尤其是名医的。作为一位药学家，李时珍的名声早已为《本草纲目》所证实。"该书称李时珍为"博物学家和药物学家"，称《本草纲目》是"中国最重要的药物学专著""具有很高的实用价值"，认为"《本草纲目》对 18 世纪和 19 世纪初欧洲科学思想产生影响"。

英国著名生物学家达尔文在研究物种起源等命题时，曾经参考《本草纲目》，认为此书是"中国的百科全书"。如达尔文在《物种起源》第 1 章"在家养状况下的变异"中说："如果以为选择原理是近代的发现，那就未免和事实相差太远……在一部古代的中国百科全书中已经有关于选择原理的明确记述。"

俄籍学者贝勒对《本草纲目》给予高度评价："植物学上若干问题的解决，大有待于中国植物学典籍之研究；栽培植物之源地这一问题，所赖尤多。""《本草纲目》为中国本草学之名著，有此一书足以代表……本草著作盖无能出其右者。"

此外，《本草纲目》的频繁翻刻亦是其得以广泛流传、具有重要影响的见证。金陵本自 1596 年问世以来，至今约有 420 余年，共计 188 次翻刻，在国内（不计节摘本、学术研究本、衍生本、科普生活本等 300 多部）标准的全版翻刻本有 127 次，在国外（包括节摘译本和全版）共有 61 次翻刻。其中明代（自 1596 年出版后至 1644 年）共有 14 次翻刻，国内翻刻 11 次，国外翻刻 3 次；清代（1645—1911）共有 100 次翻刻，国内翻刻 53 次，国外翻刻 47 次；民国时期（1911—1949）共有 24 次翻刻，国内翻刻 18 次，国外翻刻 6 次；中华人民共和国成立后（1949 年之后）共有 50 次翻刻，国内翻刻 45 次，国外翻刻 5 次。特别是 1992—2013 年共有 34 次翻刻。以上翻刻出版的统计数据表明，《本草纲目》问世后，其翻刻次数和频率，是历史上所有科技著作难以比拟的。随着时代的进步和发展，其翻刻出版频率在逐渐上升，特别是 1993—2015 年，其翻刻次数和频率超过历史上任何时期。可见，在科技高度发达的今天，《本草纲目》仍然是临床、教学、科研的重要参考书籍之一，蕴藏着巨大的科学价值。

金陵本《本草纲目》现存世有 7 部，其中中国 2 部（现分别存于中国中医研究院图书馆和上海图书馆）、日本 3 部、德国 1 部、美国 1 部。2008 年，国务院批准公布第一批《国家珍贵古籍名录》，《本草纲目》被纳入该名录。金陵本为 1593 年金陵胡承龙刊刻的原始木刻本，也是最早的原始版本。《本草纲目》（金陵版）2010 年成功入选《世界记忆亚太地区名录》，亦成为我国被译成外文最多的医学著作之一。《本草纲目》的社会价值不仅体现在本草学方面，同时也是一部中国博物学著作。

此外，以李时珍专题隽永纪念物，诸如雕像塑貌、邮票邮品、印花等。其中最具代表性的作品，如 1952 年根据国画大师蒋兆和绘制的李时珍画像雕刻的大理石雕像，坐落于莫斯科大学长廊；1955 年国家邮电部发行的《中国古代科学家》李时珍头像邮票；1990 年 10 月发行的《中国历史杰出人物》李时珍纪念币；武汉火柴厂等 20 多家企业印制的《中外著名科学家之李时珍》的火柴印花贴等。

二、学派传承

《本草纲目》的撰著源于之前的本草文献，其学派传承可以上溯至《神农本草经》。《神农本草经》（简称《本经》）是我国公认的第一部本草著作，可以说历代的本草文献都是在它的基础上发展而来的。从《神农本草经》至《证类本草》的发展历程归纳为《神农本草经》→《本草经集注》→《新修本草》→《开宝本草》→《嘉祐本草》→《证类本草》。这些本草专著可谓一脉相承。虽然在书的卷数、药物数量、注释及相关内容方面，历代都有发展和增加，但是在总的体例、分类、编排方式等，仍与《神农本草经》相同。如"序文"发展为后世本草的"叙例"，三品药物发展成为后世本草的各类及分卷，而药物条文则保留在《证类本草》等各部本草书中。《证类本草》囊括了上自《神农本草经》，下到北宋《嘉祐本草》以前的历代本草文献精华。故而李时珍编撰《本草纲目》以《证类本草》为蓝本，并涉猎群书，征引多家之说，可谓上承《神农本草经》之精粹，中以《证类本草》为基础，博采百家经史资料于一炉，近则汇集金、元、明诸家本草，如《本草衍义》《洁古珍珠囊》《用药法象》《汤液本草》等要旨，在前代本草基础上，参考百家经验，并结合其实践考证，编撰而成。

三、后世发挥

《本草纲目》刊行之后，其流传影响，大大促进了本草学的进一步发展。譬如，鉴于《本草纲目》卷数繁多，难以通读，为了使读者无阅读之忧，明清时期有一批繁简合宜，以便平时取阅的《本草纲目》之节录本应运而生。例如，明·张三锡《本草发明切要》，精选《本草纲目》最常用之药物而成。清·沈穆《本草洞诠》收载药物665种，多选自《本草纲目》，且重点节录药物功效、主治、用药机制、禁忌、炮制、辨伪等内容。清·何镇《本草纲目类纂必读》，主要节录药物的主治、功效、药论、附方等内容。清·林起龙《本草纲目必读》，记载常用药物647种，并节录气味、主治、发明、附方4项内容。清·莫熺《本草纲目摘要》摘引药物400余种，且节录集解、气味、主治、发明4项内容。清·蒋介繁《本草择要纲目》，主要节录药物气味、主治2项内容。清·王翃《握灵本草》摘引药物共597种，节录序例中"神农本经名例""七方""十剂"，并节录产地、性味、主治、发明等内容。清·王逊《药性纂要》，于《本草纲目》中选择切要之药物 597 种，并增金部神水、水中金等，共记载药物 606 种。清·戴葆元《本草纲目易知录》载药 1208 种，其参照《本草纲目》体例，摘其要旨而编成。清·张叡《修事指南》，从《本草纲目》中选择常用药物 200 余种，并从其"修治"中摘抄各药的炮制内容，并进行汇编，编撰成一部药物炮制学专著。除了有大量对《本草纲目》进行精简节录的著作外，亦有补《本草纲目》之未备者，如清·赵学敏《本草纲目拾遗》，即新增药物 965 种，对疏漏及不当之处进行增补与修改，并收入较多的民间用药经验。清·汪昂撰著《本草备要》，该书取《本草纲目》《本草经疏》两书的精髓，补两书之未备，书中文字精炼，便于临床实用，翻刻刊本众多，亦对后世影响颇深。

四、国外流传

《本草纲目》问世之后，得以在国外传播，并成为被译成外文较多的医学著作之一。如《本草纲目》在中国刊行 13 年后即传入日本，在日本医药学界得到广泛传播。1606 年，林道春将其在中国得到的《本草纲目》带到日本长崎，献给江户幕府创建者德川家康。1608 年，汉方医药学家曲直濑玄朔《药性能毒·跋》云："近《本草纲目》来朝，予阅之，撼至要之语，复加以增添药品。"此可视为《本草纲目》传入日本的明证，亦是日本医家学者参照《本草纲目》著书立说之始。《日本博物学史》记载，曲直濑玄朔在获得《本草纲目》金陵版后，特在书中写跋，后来该版本《本草纲目》于 1875 年被井口直树献给明治天皇，成为东京内阁文库藏本。1612 年，林道春摘录《本草纲目》的部分内容加以训点，编写成《多识篇》。1631 年，日本京都出版《新刊多识篇》五卷，该书又名《古今和名本草》，附有日文药名，是日本研究《本草纲目》的最早专著。1637年，京都刊行《本草纲目》的日本刻本，并在中文旁用日文片假名填注、标音、训点，可以看作是《本草纲目》最早的日文版本。其后，《本草纲目》的多种中文版本陆续传入日本，而日本也逐渐出现多种日文刻本的《本草纲目》(即和刻本)。1669年，冈本为竹的《图画和语本草纲目》将药物以日语解其义，共收药物1834种。同时，日本学术界掀起了"本草热"，大批的汉药物学和本草学著作问世。如1681年，远藤元理的《本草辨疑》；1685年，下津元知的《图解本草》；1709年，贝原益轩的《大和本草》；1715年，稻生若水的《庶物类纂》；1726年，松冈恕庵的《用药须知》；1734年，香月牛山的《药笼本草》；1859年，前田利保的《本草通串证图》等。还有不少日本学者致力于《本草纲目》的学术研究，进行综合述评、专题探讨等。根据有关资料统计，在19世纪70年代以前的250年中，研究《本草纲目》的专著达30种。1934年，白井光太郎、牧野富太郎、铃木真海等译注，东京春阳堂刊行的《头注国译本草纲目》15册，以金陵版《本草纲目》为底本，将全文译为日语，并附有校注及索引。1974年，春阳堂开始刊发第2版，名为《新注校定国译本草纲目》，此书由薮内清、木村康一、宫下三郎、北村四郎等修订，直至1979年刊完，对原来有明显错误的翻译和注释，亦用补注或新注的形式进行校正和补充，且对药材的产地、药用部分、品质优劣等也增加注释，是目前《本草纲目》国外译本中最完整的版本。贝原益轩以《本草纲目》为基础编撰《大和本草》，全书共16卷，附录2卷，诸品图3卷；其效仿《本草纲目》，采取"析族区类，振纲分目"的方法对药物进行分类，基本沿用了《本草纲目》的分类方法，但不如《本草纲目》细致。如《本草纲目》将所有药物分成16大类，而《大和本草》只分了12类。可见，《本草纲目》的药物分类法对日本本草学产生了较大的影响。另外，由于受到近代自然科学的影响，日本学术界在对《本草纲目》进行学习、研究时，偏重于对药物的考证与鉴别。《本草纲目》的传入，促成了日本长达 200 年的"本草热"，推动了和汉药物学的全面发展。

根据三木荣的著作《朝鲜医学史及疾病史》记载，18 世纪初，《本草纲目》的不同版本陆续传入朝鲜，成为朝鲜医药界的重要参考书之一。有的朝鲜医药书籍还引用《本草纲目》的部分内容。如 18 世纪下半叶，担任朝鲜内局首医的康命吉在其 1779 年编撰的《济众新编》中，选取《本草纲目》的内容颇多。随后，朝鲜其他学者编撰的医药学著作，亦不同程度地引用了《本草纲目》的论述。从朝鲜李朝英祖（1725—1776）、正祖（1776—1800）以来，《本草纲目》成为李朝医家的重要参考书目。到李朝末期（1801—1910），随着《本草纲目》的传播，原来作为朝鲜医家主要参考书目的《证类本草》，逐渐被《本草纲目》所取代。迄今为止，并没有看到《本草纲目》在朝鲜的翻刻本，然而不可否认的是，《本草纲目》传入朝鲜半岛之后的 200 多年内，对朝鲜的医药学发展产生了重要的影响。例如，朝鲜李氏王朝时代，朝鲜学者编纂的本草学专著《本草精华》沿用《本草纲目》的分类方法，与《本草纲目》不同的是，在分类方面，《本草精华》没有服器部；在目录编排上，将金石、水、火、土部排在人部之后。此外，《本草精华》中的药物均出自《本草纲目》，具体药物的编排则大致依照《本草纲目》的先后顺序。《本草精华》描述每味药的大字原文，全部来源于《本草纲目》，双行小字则是收集金、元、明时期的本草古籍，并讨论药物的性味归经、相反畏恶、引经报使、采收修治、用法禁忌等。全书主要用汉文撰写，但为了方便朝鲜人阅读和辨识，约有 150 余味药在其药名处用朝鲜文标出该药的朝语读音。朝鲜的本草学分类法在《本草纲目》传入之后也明显受其影响。另外，与日本学界不同的是，朝鲜医药学界在学习、研究《本草纲目》时，偏重于对原书的采编和精简，更注重实用性，以简单、实用为宗旨。

1659 年，波兰学者卜米格首先将《本草纲目》译成拉丁文，开创了欧洲人研究该书的先河。《本草纲目》传入欧洲，最初主要通过欧洲国家派到中国的传教士进行传播。1735 年，法文《中华帝国全志》出版，此书是根据到中国传教的卫匡国、南怀仁、巴多明等 27 位传教士所写的有关中国的资料整理编辑而成。《中华帝国全志》第 1 卷中，载有用法文译述的《本草纲目》部分内容，标题为《本草纲目》节录。其节录《本草纲目》书中的部分内容，译述者在文章开始部分介绍说明《本草纲目》是由明代李时珍撰著，于万历二十四年（1596 年）由李时珍之子奏请明朝皇帝诏令颁行。该文从《本草纲目》中节译的中药有人参、茶、三七、当归、阿胶等。由于《中华帝国全志》记载了中国的地理、历史、文化、科学等多方面内容，此书在巴黎出版后，在欧洲一些地方引起很大反响，第 1 版当年售罄，次年在荷兰海牙发行第 2 版。同时此书还被译为英文，以《中国通史》书名在伦敦刊行。1749 年，该书又被译成德文，书名为《中华帝国及大鞑靼全志》，1774—1777 年又转译为俄文。

通过以上所述法文、英文、德文的《本草纲目》节录译本，欧洲人得以了解《本草纲目》这本著作。值得一提的是，得益于欧洲的汉学学者对中国古代文化科学书籍的引录和记述，英国著名生物学家达尔文在其撰著《进化论》时，曾经多次引用《本草纲目》记载的相关资料。如其研究生物进化的过程，选择了多个品种的鸡进行比较研究，其内容涉及中国的乌骨鸡。达尔文在 1868 年出版的《动物和植物在家养下的变异》一书，阐述了鸡的变种问题，提及从倍契先生处得知，在 1596 年出版的《古代中国百科全书》中曾记载有 7 个品种的鸡，其中包括称为跳鸡（即爬鸡），以及具有黑羽、黑骨、黑肉的鸡，而且其相关文献资料还是从更古老的典籍中搜集而来。倍契对达尔文所介绍的《古代中国百科全书》，正是指 1596 年在中国出版的《本草纲目》。查阅可知，《本草纲目》多处说到乌骨鸡的功效与应用,《本草纲目·禽部·第四十八卷》鸡列有专题介绍乌骨鸡:"乌骨鸡,有白毛乌骨者,黑毛乌骨者,斑毛乌骨者,有骨肉俱乌者;肉白骨乌者。但观鸡舌黑者,则肉骨俱乌,入药更良。"说明乌骨鸡有白、黑、花白等多种毛色,骨肉也有俱乌和肉白而骨乌的不同。同时,李时珍还以按语的形式陈述了宋代《太平御览》记载的关于乌骨鸡的故事。达尔文在《动物和植物在家养下的变异》书中提及在一部中国著作中记载,朱红色鳞的金鱼最初是在宋朝时养育而成,现在许多家庭都养金鱼作为观赏用。达尔文所说的"中国著作"是指《本草纲目》。如《本草纲目·鳞部·第四十四卷》有关于金鱼的记载:"金鱼有鲤、鲫、鳅、鳖数种……晋恒冲游庐山,见湖中有赤鳞鱼,即此也,自宋始有畜者,今则处处人家养玩矣。"将《本草纲目》同达尔文上述论著中有关乌骨鸡及金鱼的记述相对照,显而易见,后者的论述资料引自于前者。可见,《本草纲目》中记载的有关资料,对达尔文阐述其进化论,增加了一份有力的旁证。

1882 年,俄国驻北京使馆医师布米希德详细研究了《本草纲目》,并将其中的 358 种植物药全部收入其著作《中国植物》,对《本草纲目》在俄国的传播起到了积极作用。1953 年,莫斯科大学新校舍落成,李时珍的画像被作为世界著名科学家的代表之一,镶嵌在该校大礼堂的走廊上,苏联《医务工作者报》还刊出了专门的纪念文章。

综上所述,作为中外文化交流的纽带,李时珍所著《本草纲目》已经超越国界和医学的范围,成为全人类瞩目的财富。李时珍既是药学家、医学家,又是博物学家,其所著《本草纲目》《濒湖脉学》《奇经八脉考》《脉诀考证》等书籍,其中《本草纲目》最具代表性,分为 16 部 52 卷,该书吸收历代本草著作之精华,并表述李时珍实地考察验证与应用之见解,其内容涉及药物分类、命名意义、药物产地、入药部位、形态与鉴别、采收及药物炮制、性味功效及病证用药要义,并附列方剂,结合前人之论,阐发药物的认识与临床应用。《本草纲目》刊行之后，流传到日本、朝鲜等国，先后被译成日、朝、拉丁、英、法、德、俄等文字。此外，李时珍博览群书，刻苦精研医药典籍，加之其父亲的精心传授，以及自己的刻苦钻研，医术精湛，用药独辟蹊径，且重视民间经验，擅长用单方治病。《本草纲目》书中亦联系其用药的切身体会，阐明药物的功能与病证主治，其将药学理论联系临床实践的阐发，为后世留下了药物临床应用的宝贵经验。

李时珍

参考文献

一、著作类

［1］封蔚礽，陈延杨．蕲州志［M］.清光绪十年刻本，1884.

［2］唐明邦．李时珍评传［M］.南京：南京大学出版社，1991.

［3］李时珍．明清名医全书大成——李时珍医学全书［M］.北京：中国中医药出版社，1996.

［4］李时珍．本草纲目［M］.王育杰，整理．北京：人民卫生出版社，1999.

［5］王剑．世界文化名人李时珍［M］.上海：上海科学技术文献出版社，2001.

［6］许慎．说文解字［M］.徐铉，校注．上海：上海教育出版社，2003.

［7］钱超尘，温长路．李时珍研究集成［M］.北京：中医古籍出版社，2003.

［8］李时珍．本草纲目［M］.钱超尘，温长路，赵怀舟，等校．上海：上海科学技术出版社，2008.

［9］王剑．李时珍大传［M］.北京：中国中医药出版社，2011.

［10］赖咏．本草纲目(插图白话本)[M].北京：中国书店出版社，2013.

［11］柳长华．李时珍医学全书［M］.北京：中国中医药出版社，2015.

［12］郑金生，张志斌．本草纲目导读［M］.北京：科技出版社，2016.

二、论文类

［1］王吉民．李时珍先生年谱［J］.中国药学杂志，1955（8）：342–346.

［2］黄胜白．李时珍和他的《本草纲目》［J］.中药通报，1957，3（6）：

41–43.

［3］潘吉星.《本草纲目》在朝鲜的传播［J］.情报学刊，1980（2）：45–47.

［4］郑金生.试谈李时珍的本草考辨方法［J］.中国药学杂志，1983，18（10）：7–11.

［5］潘吉星.《本草纲目》之东被及西渐［J］.中国药学杂志，1983，18（10）：11–18.

［6］李钟文.《本草纲目》对中药理论的贡献［J］.湖南中医学院学报，1992，12（2）：5–7.

［7］杨永良.李时珍对药物性能的充实提高［J］.新中医，1985，17（11）：49–50.

［8］谢宗万.李时珍对药材品种辨疑正误的杰出贡献［J］.中国药学杂志，1988，23（11）：650–651.

［9］孙启明.李时珍的中药药性"五性"分类法［J］.中国药学杂志，1988，23（11）：649.

［10］兰毅辉.从《本草纲目·释名》看中国古代动植物命名的方法［J］.自然科学史研究，1989，8（2）：166–170.

［11］孙启明.李时珍的中药药性五用分类法［J］.中国药学杂志，1989，24（5）：312–313.

［12］尚志钧.李时珍十种著作的考察提要［J］.中医临床与保健，1990，2（1）：36–38.

［13］关怀，张世臣.《本草纲目》炮制学成就初探［J］.中国中药杂志，1990，22（1）：26–29.

［14］赵振国.李时珍亦工于训诂兼议《本草纲目·释名》［J］.中医药文化，1990（4）：10–12.

［15］孙启明.李时珍新增药药名的存废问题［J］.中国药学杂志,1990,
　　　25（4）：237-238.

［16］郝近大,谢宗万.对《本草纲目》"集解"用于药物品种考证的体会
　　　［J］.中国药学杂志,1993,28（9）：521-523.

［17］王剑.《本草纲目》"地道药材"思想初探［J］.中国药学杂志,
　　　1993,28（11）：693-694.

［18］吴佐忻.《明代名人传》中的"李时珍"条目质疑［J］.中医药文化,
　　　1993（3）：14-15.

［19］胡爱萍.李时珍本草研究方法探析——比较法［J］.中医杂志,1994,
　　　35（1）：48-50.

［20］金岚.从《本草纲目》"发明"内容浅论李时珍对医药学的贡献［J］.
　　　上海中医药杂志,1994,40（3）：3-7.

［21］黄锦华,赵云锋.李时珍《本草纲目》对中医外治法及外用药的贡献
　　　［J］.时珍国药研究,1996,7（3）：133-134.

［22］刘玉荣,赵冰,王桂荣.李时珍本草比较药物功能及应用异同［J］.
　　　时珍国药研究,1996,7（4）：195-196.

［23］王国清.《本草纲目》"释名"析［J］.湖北中医杂志,1997,19（1）：
　　　49-50.

［24］傅维康.《本草纲目》外传史略——纪念李时珍诞生480周年［J］.
　　　医古文知识,1998（3）：31-33.

［25］成肇智.《本草纲目》和日本汉方医药学［J］.湖北中医学院学报,
　　　1999,1（2）：3-5.

［26］邓先瑜.《本草纲目》新增药物主治的依据及其评价［J］.时珍国医
　　　国药,1997,8（5）：387-388.

［27］刘山永.《本草纲目》版本源流概况——兼论首刻金陵版本特点［J］. 中医文献杂志，2000，18（1）：1-2.

［28］周路红.《本草纲目》释名探析［J］.山西中医学院学报，2001,3（1）： 14-15.

［29］殷平善，郭凯.伟大医药学家李时珍及其在世界上的影响［C］// 全国 李时珍王清任学术思想研讨会论文集，2002：156-160.

［30］钱超尘，温长路.笔耕本草嘉惠后学——纪念《本草纲目》初刻暨李 时珍逝世 410 周年［J］.河南中医，2003，23（9）：15-19.

［31］李载荣.《本草纲目》版本流传研究［D］.北京：北京中医药大学， 2004.

［32］陈国代.从引据书目看朱子对李时珍的影响［J］.中医药学刊，2006， 24（1）：143-144.

［33］林有润.我为李时珍事业鼓与呼——陪同著名科学史家李约瑟博士考 察李时珍家乡 20 周年联想的事［J］.亚太传统医药，2006,2（9）:5-6.

［34］陈红梅.李时珍革新本草文献编撰体例浅析［J］.天津中医药，2006， 23（6）：480-482.

［35］黄潇潇.《本草纲目》释名的训诂特色［J］.中医药文化，2007,2（2）： 46-48.

［36］王蓓.《本草纲目》与传统文化［J］.世界中西医结合杂志，2007,2(1)： 11-13.

［37］黄世瑞.儒家思想对李时珍的影响［J］.华南师范大学学报（社会科 学版），2007，52（6）：14-21.

［38］邓小英.《本草纲目》中药物命名探讨［J］.甘肃中医，2008,21（7）： 44-45.

[39] 周敏.《本草纲目》在日本江户时期的传承及影响研究 [D].北京：中国中医科学院，2009.

[40] 王三虎.李时珍的成功要素 [J].医学争鸣，2010，1（4）：20-22.

[41] 黄巧玲.浅议《本草纲目》释名的名物训诂 [J].湖南中医杂志，2010，26（4）：109，126.

[42] 张登本，孙理军，汪丹.从《神农本草经》到《证类本草》[N].中国中医药报，2010-01-08（004）.

[43] 杨军，王振国.《本草纲目》"发明"中取象比类法的应用 [J].辽宁中医药大学学报，2010，12（12）：26-27.

[44] 肖永芝，李春梅，黄齐霞.朝鲜药学古籍《本草精华》解要 [J].时珍国医国药，2011，22（4）：1030-1031.

[45] 杨军，王振国.《本草纲目》"发明"项药物作用机制阐发 [J].山东中医药大学学报，2011，35（2）：157-158.

[46] 王洋.试析李时珍与林奈在动植物分类学上的异同 [J].自然辩证法研究，2011，27（4）：112-116.

[47] 李梦漪.《本草纲目》的象思维研究 [D].北京：中国中医科学院，2011.

[48] 全瑾，吴佐忻.《本草纲目》文献引用初考 [J].中医文献杂志，2011，29（2）：809-811.

[49] 张达明.李时珍弃文从医的艰难之路 [J].知识就是力量，2012（3）：65-65.

[50] 黄海波，莫德芳.《本草纲目》植物药名的训诂成就——李时珍"释名"音训阐微 [J].时珍国医国药，2012，23（3）：778-779.

[51] 周彭.论名家对《本草纲目》的科学阐释（中）（N）.中国中医药报，

2012-08-10（004）.

［52］周彭.论名家对《本草纲目》的科学阐释（下）（N）.中国中医药报，
2012-08-21（008）.

［53］刘雪荣.千年黄州［N］.湖北日报·东湖（副刊），2013-09-28（001）.

［54］李绍林，李俊德.《本草纲目》"释名"研究综述［J］.世界中西医结
合杂志，2013，8（12）：1284-1287.

［55］沈忱，陈卫平.《本草纲目》对日本、朝鲜医药学界影响的比较研究
［J］.南京中医药大学学报，2014，30（2）：183-185.

［56］陈文学，范沁.从李时珍《本草纲目》看中医药文化与道家养生的关
系［J］.亚太传统医药，2014，10（14）：4-7.

［57］邓小川，陈盛喜，周彭.李时珍与金陵［C］//中华中医药学会第16
次医史文献分会学术年会暨新安医学论坛论文汇编，2014：275-279.

［58］高红勤.亦谈王世贞与李时珍《本草纲目》［J］.世界中西医结合杂志，
2015，10（1）：130-132.

［59］谢海燕.李时珍专题文献特征浅析［J］.河南图书馆学刊，2015，35
（10）：138-140.

［60］翁芳，邢永革.王世贞《本草纲目·序》对该书流传的影响［J］.山
西中医，2015，31（3）：1-4.

［61］程雅群.李时珍《本草纲目》与道教神仙方术［J］.宗教学研究，
2015，34（4）：40-43.

［62］陈向荣.《本草纲目》成书的文化背景研究［J］.时珍国医国药，
2015，26（4）：961-962.

［63］程雅君，程雅群.《本草纲目》药理学的哲学渊源［J］.哲学研究，
2015（9）：38-44，128.

［64］王剑.金陵本《本草纲目》在海内外 420 年翻刻考记［J］.亚太传统
       医药，2015，11（11）：5–11.

［65］王剑.论《本草纲目》的文化内涵［J］.时珍国医国药,2015,26（12）:
       2983–2987.

［66］黄晓华，朱继峰，王枫.本草文献编撰源流梳理［J］.中医文献杂志，
       2016，34（5）：16–20.

［67］鞠芳凝，崔为.《本草纲目》谷部释名项声训研究［J］.吉林中医药，
       2016，36（11）：1175–1180.

［68］许茹，钟凤林，王树彬.中药佛手的本草考证［J］.中药材，2017，
       40（8）：1975–1978.

［69］孙雄杰，李蒙，涂济源，等.试析《本草纲目》对中药炮制研究的贡
       献［J］.中国实验方剂学杂志，2017，23（18）：216–221.

［70］高洁，范璐，陈绍红，等.从《本草纲目》看16世纪前后的中外医
       药交流［J］.中国现代中药，2018，20（11）：1447–1452.

［71］万芳，王娇，郑端新.《本草纲目》引用今佚古医籍初考［J］.中医
       杂志，2018，59（20）：1722–1725.

［72］邱玏.《本草纲目》最早英文节译本及其英译特色探析［J］.中国中
       西医结合杂志，2019，39（5）：618–620.

汉晋唐医家（6名）

张仲景　王叔和　皇甫谧　杨上善　孙思邈　王　冰

宋金元医家（19名）

钱　乙　刘　昉　陈无择　许叔微　陈自明　严用和

刘完素　张元素　张从正　成无己　李东垣　杨士瀛

王好古　罗天益　王　珪　危亦林　朱丹溪　滑　寿

王　履

明代医家（24名）

楼　英　戴思恭　刘　纯　虞　抟　王　纶　汪　机

薛　己　万密斋　周慎斋　李时珍　徐春甫　马　莳

龚廷贤　缪希雍　武之望　李　梴　杨继洲　孙一奎

吴　崑　陈实功　王肯堂　张景岳　吴有性　李中梓

清代医家（46名）

喻　昌　傅　山　柯　琴　张志聪　李用粹　汪　昂

张　璐　陈士铎　高士宗　冯兆张　吴　澄　叶天士

程国彭　薛　雪　尤在泾　何梦瑶　徐灵胎　黄庭镜

黄元御　沈金鳌　赵学敏　黄宫绣　郑梅涧　顾世澄

王洪绪　俞根初　陈修园　高秉钧　吴鞠通　王清任

林珮琴　邹　澍　王旭高　章虚谷　费伯雄　吴师机

王孟英　陆懋修　马培之　郑钦安　雷　丰　张聿青

柳宝诒　石寿棠　唐容川　周学海

民国医家（7名）

张锡纯　何廉臣　陈伯坛　丁甘仁　曹颖甫　张山雷

恽铁樵